U0878970

医学高等专科学校教材
中央广播电视大学医科大专指定教材

组织学与胚胎学

第二版

主　编　唐军民　高俊玲　苏安英
编　委（以姓氏笔画为序）
马太芳　山西医科大学汾阳学院
卫　兰　北京大学医学部
王裕民　大同高等医学专科学校
安长新　新疆医科大学
苏安英　邯郸高等医学专科学校
李　英　北京大学医学部
吴　俊　北京大学医学部
赵淑敏　承德医学院
唐军民　北京大学医学部
高俊玲　华北煤炭医学院
郭顺根　北京中医药大学
袁维中　内蒙古医学院
崔彩莲　北京大学医学部
舒丹毅　北京大学医学部
韩依林　内蒙古医学院
焦丽娅　北京大学医学部

北京大学医学出版社

ZUZHIXUE YU PEITAIXUE

图书在版编目（CIP）数据

组织学与胚胎学/唐军民，高俊玲，苏安英主编．2 版．—北京：北京医科大学出版社，2001.8（2008.2 重印）
医学高等专科学校教材．中央广播电视大学医科大专指定教材
ISBN 978-7-81071-220-0

Ⅰ．组…　Ⅱ．①唐…②高…③苏…　Ⅲ．①人体组织学－电视大学－教材②人体胚胎学－电视大学－教材　Ⅳ．R32

中国版本图书馆 CIP 数据核字（2001）第 055689 号

组织学与胚胎学（第二版）

主　　编：唐军民　高俊玲　苏安英
出版发行：北京大学医学出版社（电话：010-82802230）
地　　址：（100191）北京市海淀区学院路 38 号　北京大学医学部院内
网　　址：http：//www. pumpress. com. cn
E - mail：**booksale@ bjmu. edu. cn**
印　　刷：莱芜市圣龙印务有限责任公司
经　　销：新华书店
责任编辑：娄艾琳　白　玲　**责任校对**：王怀玲　**责任印制**：张京生
开　　本：787mm×1092mm　1/16　**印张**：13　**字数**：326 千字
版　　次：2001 年 8 月第 2 版　2011 年 6 月第 9 次印刷　**印数**：70001－72000 册
书　　号：ISBN 978-7-81071-220-0
定　　价：17. 60 元

前　言

组织学与胚胎学是相关的两门学科，我国的医学教学习惯地将他们列为一门课程——《组织学与胚胎学》。近几十年来，随着细胞生物学的兴起，组织化学、免疫组织化学、电子显微镜、激光共聚焦扫描显微镜等新方法和新技术的应用，大力推动了组织学与胚胎学科的发展。

《组织学与胚胎学》（第二版）是由唐军民、高俊玲、苏安英教授主编，北京大学医学部、华北煤炭医学院、邯郸高等医学专科学校、北京中医药大学、新疆医科大学、承德医学院、内蒙古医学院、山西医科大学汾阳学院、大同高等医学专科学校等9所院校的教师共同参加编写的一本基础医学专科教材。

本书是在吴江声、孙树勋教授主编的第一版的基础上，根据近年来本学科医学专科教学大纲以及教师和学生使用该教材的体会等编写而成。

为了更好地适应教学改革，适用于医学专科学生使用，本教材对某些内容进行适当的文字精减，适当地增加了一些标本图像和模式图（共计280幅），并对所用图像进行了精心的处理和修改，使其更加清晰，适用性更强。

由于编者的水平有限，教材中不足之处或医学错误在所难免，恳请各位同行及学生提出意见，批评指正。

该教材的出版要衷心感谢第一版主编吴江声教授和孙树勋教授的指导和帮助，并感谢北京医科大学出版社给予的大力协助。

编者

2001年6月　北京

出版说明

为了适应学科发展、教学改革的新形势，我社组织北京大学医学部以及首都医科大学、山西医科大学、内蒙古医学院、唐山煤炭医学院、承德医学院、河北省职工医学院、邯郸医学高等专科学校的专家教授对我社 1994 年出版的医学大专教材作了修订，出版第二版，尽可能将最优秀的教材奉献给读者。这套医学大专教材，包括人体解剖学、组织学与胚胎学、医用基础化学、人体生理学、医学生物化学、医学寄生虫学、医学免疫学与微生物学、医学遗传学、病理学、病理生理学、药理学、诊断学基础、预防医学、护理学基础、内科学、外科学、妇产科学、儿科学、五官科学（耳鼻咽喉科学、眼科学、口腔科学）、皮肤病性病学、传染病学、中医学等 22 本。其中 14 门基础医学教材为“中央广播电视大学医科大专指定教材”。

本套教材是根据医学大专学生的培养目标和教学大纲，在总结各校教学经验的基础上编写的。强调少而精和实用性，保证基本理论和基本知识的内容，适当反映学科发展趋势。这套系列教材除主教材外，各书配有辅导教材，即学习指导，便于学生自学。本套教材适用于医学高等专科学生（含临床医学、预防医学、口腔医学、护理学、妇幼卫生、精神卫生、医学检验、医学影像等专业）、大专层次的高职教育、网络教育、成人教育及专业证书班学生。授课教师可根据专业和学时数，选择重点讲授。

本套教材在策划、组稿、编写过程中，得到有关院校领导和中央电大医科课程主持教师的大力支持和各位编审人员的通力合作，在此一并致以衷心的感谢。

目　录

第一章 绪 论

一、组织学与胚胎学的研究内容及与其他医学课程的关系

（一）组织学的研究内容

组织学（histology）是研究正常机体细微结构及其相关机能的科学，包括细胞、基本组织和器官系统三部分。

1. 细胞（cell） 是一切生物体结构和功能的基本单位。人体的细胞形态多样，呈球形、方形、柱形、杯形、梭形、扁平形、多突起形等。

2. 组织（tissue） 由形态相似、功能相关的细胞及细胞间质构成。细胞之间的物质称为细胞间质（intercellular substance），由细胞产生，构成细胞生活的微环境。通常把机体的基本组织归纳为四种，即上皮组织、结缔组织、肌组织、神经组织。每种组织都具有各自的结构和功能特点。

3. 器官（organ）和系统（system） 基本组织进行有机组合形成器官，多个器官协调配合完成一定的功能，形成系统。人体由多个器官系统组成，各有其形态结构，执行特定功能。例如，消化系统由一系列管腔性器官及实质性器官组成，包括食管、胃、肠、肝、胰腺等，每一个器官均由基本组织构成。整个消化系统的功能是摄取、消化食物和吸收营养。神经系统、内分泌系统和免疫系统协调调控和整合各系统的活动，以保持机体的完整和统一。

（二）胚胎学的研究内容

胚胎学（embryology）是研究个体发生及发育规律的科学，包括发生过程、发育机制、先天性畸形等。人体胚胎学着重研究人体在母体子宫内的发育，始于精卵结合，历经38周，266天，由受精卵演发为结构复杂的胎儿，最后得以分娩。人体胚胎学包括人体胚胎学总论、各论及相关的先天性畸形的发生机制。

机体的微细结构及其功能是在个体发生发育过程中逐渐形成和完善的。因此，从机体的发生发育过程和规律的角度，更能深刻理解它们的微细结构和功能。由于组织学与胚胎学关系密切，故常将组织学和胚胎学编为一本教材，但它们是具有不同研究内容的两门学科，都是重要的基础医学课程。

人们对疾病发生发展规律的认识，是从掌握人体正常结构入手的。研究机体的外形和内部器官系统的结构，称为解剖学。利用显微镜研究机体的微细结构，称为组织学，也称显微解剖学，因而组织学以解剖学为基础。同时，组织学又是病理学的基础，倘若不了解人体正常微细结构，就不可能识别细胞、组织的病理形态变化。组织学与生理学、生物化学等学科的关系也很密切。目前，对人体细微结构的研究已从组织细胞水平、亚细胞水平上升到分子水平，这对于深入理解疾病的发生机理是不可缺少的。

医学生另一个必要的基础知识是学习掌握个体的发生发育过程、机制以及相关的先天性畸形。胚胎学与病理学、临床医学、计划生育和人类优生学等都有密切的关系，特别是目前胚胎干细胞生物工程的不断进展，将给人类对疾病的治疗带来飞跃发展。

二、组织学与胚胎学常用的研究技术

组织学伴随着显微镜的发明而建立。观察手段的进步推动着组织学不断地发展。显微镜的不断改进，使得人们对机体微细结构的认识，经历了由粗到细，由简单到复杂，到更细微的过程。显微镜的放大倍率与其分辨率有关。人眼分辨两点之间最小距离的能力，称为分辨率。通常，人裸眼的分辨率仅为0.2mm，而光学显微镜的分辨率可为0.2μm，可使物体放大几十倍至一千倍。电子显微镜的分辨率则提高到0.2nm，放大倍率为几千倍至几十万倍。扫描隧道显微镜的分辨率则高达原子水平。

用光学显微镜与电子显微镜观察标本时，常用的长度计量单位及其之间的换算为：

1μm（微米）$=10^{-3}$mm（毫米）

1nm（纳米）$=10^{-3}$μm（微米）

另外，样品制备技术的不断进步和完善，与观察手段相得益彰，为深化研究工作创造了良好的条件。可以预言，随着技术进步、新方法的不断涌现，必将有力地推动组织学与胚胎学进一步的发展。下面仅就常用的显微镜和样品制备技术做简要介绍。

（一）显微镜

1. 光学显微镜　光学显微镜（light microscope，LM）是最常用的、最基本的观察工具。它以自然光或照明光为光源，以玻璃透镜进行聚焦、放大成像，使用透射光观察标本。组织标本一般需要切成5～7μm的薄片，用染料染色以增加颜色反差，构成彩色图像显示细胞、组织结构。代表细胞水平的分辨率和放大倍率，称为光镜结构。

2. 透射电子显微镜　透射电子显微镜（transmission electron microscope，TEM）以电子束为光源，以电磁场作为透镜（电磁透镜）。电子束在电磁场的作用下偏转，产生聚焦或放大。放大的图像成像于荧光屏，可照像纪录。因为电子束穿透能力很低，被观察的组织须制备成50～80nm的超薄切片，用重金属盐（醋酸铀、枸橼酸铅）染色后进行观察。

细胞、组织的不同结构与重金属离子的结合量不同，以这种重金属离子分布的差别间接反映出样品的组织结构。当电子束到达样品时，一些电子被样品上的重金属离子吸收或散射，另一些电子则透过样品。电子的吸收、散射、透过量因样品组织结构而形成相应差别，在荧光屏上产生具有明暗反差的图像。电镜下所观察的结构代表亚细胞水平，称为电镜结构或超微结构。

3. 扫描电子显微镜　扫描电子显微镜（scanning electron microscope，SEM）主要用于观察材料的表面结构，被观察的样品不必制备为超薄切片。扫描电镜发射的电子经聚焦后形成极细的电子束，称为电子探针。后者在样品表面逐级扫描，扫描到样品表面的电子，为入射电子，由于它的撞击，样品表面发出二次电子。各扫描点二次电子的产量与样品表面的形貌有关。收集二次电子信号，经放大并在荧光屏上转变为图像，所得到的是明暗反差的三维立体图像。

4. 荧光显微镜　荧光显微镜（fluorescence microscope，FM）以波长较短的紫外光或蓝紫光为光源，称作激发光。标本中某些特殊分子吸收激发光之后，发出在荧光显微镜下可观察到的、波长较长的荧光。呈现荧光处，即代表某种成分所在。这些成分若是组织、细胞的固有成分，则称为原发荧光；若是与荧光染料结合的成分，则称为继发荧光。如维生素A本身所产生的绿色荧光即为原发荧光，而DNA与荧光染料吖啶橙结合后发出的黄绿色荧光则为继发荧光，RNA发出的继发荧光呈桔红色。若以荧光染料（如异硫氰酸、罗丹明等）标记抗体，检测组织中相应抗原的存在与分布，则称为免疫荧光技术，特异性更高。

5. 激光共聚焦扫描显微镜　激光共聚焦扫描显微镜（confocal laser scanning microscope, CLSM）是20世纪80年代研制成的，以激光为光源，在传统光学显微镜基础上采用共轭聚焦原理和装置，并利用计算机对所观察分析的对象进行数字图像处理的一套观察和分析系统。CLSM主要解决了生物样品结构相互重叠影响观察的问题。CLSM可对细胞或组织切片（包括活细胞或组织）进行连续扫描，获得各个层面的结构图像，并进行三维重建。另外，CLSM可通过荧光标记检测细胞内pH值、离子浓度、抗原、核酸等。

（二）样品标本制备技术

依据各类显微镜的成像原理，对被观察的组织、细胞进行处理，使之成为镜下可观察的标本，这一过程构成样品标本制备技术。

1. 普通组织标本制备技术　光镜用透射光观察标本，如果把组织材料直接置于镜下，由于厚度大，光线不能透过，而且绝大多数组织都是无色的，难于进行观察。须将组织材料制备为薄的组织切片，再经染色等步骤，才能在镜下观察。组织处理的主要步骤如下。

(1) 取材和固定：将新鲜组织约 $5mm^3$ 无损伤取下，立即投入固定液中进行固定。固定的目的是防止组织离体后由于酶的作用，细胞产生自溶；防止由于细菌的作用产生组织腐败，并尽可能保存细胞生活状态下的结构、化学特性和生物活性等。用于固定的化学试剂称为固定剂。固定液的种类很多，最常用的是甲醛溶液。

(2) 包埋和切片：为便于组织块切割为薄的组织切片，需将固定的组织块逐步过渡到包埋剂中，进行包埋。石蜡是常用的包埋剂，经过梯度浓度的乙醇脱水之后，将熔化的石蜡充分浸透于组织内，待石蜡冷却凝固后，组织块即被包埋于石蜡中。用石蜡切片机把石蜡组织块切成 $5\sim7\mu m$ 厚的薄片，将之裱贴于载玻片上。

也可用火棉胶或树脂包埋。此外，尚可将未经固定的新鲜组织块迅速冷冻，再用冰冻切片机进行切片，称为冰冻切片技术。后者能较好的保存组织的化学成分和酶活性，并且方法简便快速，适用于酶的显示和临床病理快速诊断。

(3) 染色：在普通光学显微镜下，只有当可见光通过标本后发生波长或振幅改变时，才能观察到结构细节。一般生物样品多无色透明，所以需要对组织切片进行染色。最常用的是苏木素（hematoxylin）和伊红（eosin）染色法，简称HE染色。苏木素为碱性染料，将细胞核染为蓝色。伊红为酸性染料，将细胞质染为红色。组织细胞成分若被碱性染料所染，称为嗜碱性；若被酸性染料所染，称为嗜酸性；若与两种染料的亲和力均较差，着色很浅，则称为中性。

银染法也较常用。将组织切片浸于硝酸银中，有的组织成分能够直接把硝酸银还原，使银颗粒附于其上，呈棕黑色或棕黄色，组织的这种染色特点称为亲银性；有的组织成分本身对硝酸银无直接还原能力，需要先加入还原剂，使银盐还原沉淀显色，称此为嗜银性。

异染性是一种有趣的染色现象，例如，当用蓝色碱性染料甲苯胺蓝进行染色时，肥大细胞内的嗜碱性颗粒被染为紫红色，并非染成蓝色，这种改变染料自身颜色的现象称为异染性。

另外，将血细胞、骨髓或其他游离细胞（如胸水、腹水或分泌物的脱落细胞）直接涂于载玻片上，制成涂片标本；疏松结缔组织或肠系膜等制成铺片标本；将牙或骨制成磨片标本。经染色，均可在光镜下观察。其中有的还具有临床诊断价值。

(4) 脱水封存：经过梯度浓度乙醇脱去组织中的水分，经二甲苯透明，用树胶将组织封存于载玻片和盖玻片之间，以便较长期保存。

2. 透射电镜样品制备技术　也经过取材、固定、包埋、切片、电子染色等步骤。与普通组织标本制备技术比较，有以下特点：取材时组织块更小，一般为 1 mm^3；固定液通常使用戊二醛、四氧化锇双重固定；树脂包埋；用超薄切片机切成厚度为 50～80nm 的超薄切片；使用重金属盐醋酸铀、枸橼酸铅进行电子染色。电子染色与染料染色不同，它不产生颜色差别，只产生明暗反差。

电镜下观察时，由于标本中不同成分与重金属盐结合程度的差异，因而对电子的吸收与散射程度不同，所以在荧光屏上呈现出图像的明暗反差。被重金属盐染色的部位，电子束照射时，产生电子吸收或电子散射，在荧光屏上成像显得暗，称为电子密度高；反之，在荧光屏上成像显得亮，称为电子密度低或电子透明。

3. 扫描电镜样品制备技术　不需制成超薄切片，标本经过固定、脱水干燥、表面喷镀金属膜，即可观察。样品表面喷镀处理可增加表面二次电子信号发射率，并可增加样品表面导电性，使图像质量提高。

4. 组织化学与细胞化学技术　组织化学（histochemistry）与细胞化学（cytochemistry）是介于组织学与生物化学间的边缘科学。其基本原理是利用某些化学试剂与组织细胞样品中的某种物质发生化学反应，反应终产物是在组织的原位形成可见的有色沉淀物，从而间接证明某种组织细胞成分的存在。用组织化学方法可以定性、定位、定量显示组织内糖类、脂类、蛋白质和酶、核酸等物质。例如，PAS 反应（periodic acid Schiff reaction，PAS）是显示多糖的组织化学反应，它的终产物为紫红色。

倘若组织化学反应终产物的细小沉淀具有吸收或散射电子的能力，则可在超微结构水平上观察到某种化学成分的存在，称此为电镜细胞化学技术。

5. 免疫组织化学或免疫细胞化学技术　免疫组织化学（immunohistochemistry）、免疫细胞化学（immunocytochemistry）是以抗原抗体结合反应为基础，在显微镜下查知组织或细胞内多肽、蛋白质等具有抗原性物质的技术。它的优点是特异性强、敏感度高，是迅速发展起来的新技术。显微镜下是不能见到抗原抗体间的反应，但若用标记物（镜下可见的物质）将抗体进行标记，再用标记抗体与抗原进行反应，那么在看到标记物的地方，即代表抗原的所在。常用的标记物有辣根过氧化物酶、碱性磷酸酶、胶体金、铁蛋白等。在超微结构水平显示抗原成分的技术，称为电镜免疫细胞化学技术。如果以荧光素为标记物，则可在荧光显微镜下进行观察，称为免疫荧光技术。

6. 原位杂交技术　原位杂交（*in situ* hybridization）是新近发展起来的分子水平的前沿技术，融分子生物技术与形态学技术为一体。基本原理是根据 DNA 或 RNA 核苷酸碱基互补特点，应用已知的被标记碱基序列（核酸探针）与细胞内待检测的核苷酸片段（基因）进行杂交，通过标记物的显示，在显微镜下观察待测基因的定位分布，并可以通过图像分析技术进行定量，进而反映出该基因的表达与细胞功能的联系。如果说免疫细胞化学是蛋白水平的检测技术，那么原位杂交就是进一步从分子水平探讨细胞基因表达、调节机制及其与细胞功能的关系。该技术具有很高的特异性和敏感性。

7. 组织或细胞培养技术　组织培养（tissue culture）、细胞培养（cell culture）是将活的组织或细胞在体外适宜条件下进行培养的技术。细胞在体外生长，需要有与体内基本相同的条件（温度、湿度、营养、pH、合理的 O_2 与 CO_2 比例等）。对培养的细胞可进行形态学观察，也可对培养细胞施加一定的因素，观察其对细胞形态、功能、行为等的影响。体外培养下的各因素易于控制，便于对所得结果进行分析。组织培养技术在生物医学领域有着广泛应用，已经成为细胞学、病理学、微生物学、免疫学、肿瘤学、分子生物学等不可缺少的研究手段，为医学发展做出了很大贡献。

1998年11月，美国科学家报道将胚胎干细胞进行分离与体外培养。近两年将胚胎干细胞、成体干细胞进行分离、体外培养以及定向分化成所需组织的研究称为“干细胞生物工程”，成为继克隆羊之后的又一国际性关注热点。这一工程不但探索胚胎干细胞向不同组织细胞分化的规律，对于揭开人体的个体发育之谜具有极其重要的理论意义，而且将产生的组织细胞甚至器官供移植用，在疾病治疗上也有广阔的应用前景。

（高俊玲）

第二章　细　胞

细胞（cell）是一切生物体结构和功能的基本单位。人体由多种细胞构成，它们具有不同的形态结构和特定的功能，共同完成人体完整的生命活动，如物质代谢、生长发育、对环境的感应及生殖遗传等。

一、细胞形态

人体的多种细胞形态各异，有球形、多边形、梭形、扁平形、立方形、圆柱形和星形多突状等（图 2-1），都是适应有机体各种特定的功能演化而成。如血液中可以游走的白细胞呈球形；输送氧气的红细胞为双凹圆盘状；密集排列成片或成团的上皮细胞呈多边形；具有收缩能力、完成有机体各种运动的肌细胞为长梭形或长圆柱形；能接受刺激、传导冲动，并支配其它细胞活动的神经细胞，则具有长短不等的突起（图 2-1）；还有些细胞为了特殊功能需要，具有纤毛、鞭毛、微绒毛等突起，如精子等。

人体内各种不同类型的细胞，其大小差别很大，有些细胞并可随功能的变化而变化。最小的细胞，如小脑的颗粒细胞，直径只有 4μm；较大的细胞，如成熟的卵细胞，直径约为 135μm；最大的细胞是神经细胞，它的突起最长可超过 1m；肌细胞大小还可随生理需要发生变化；如骨骼肌可因锻炼使肌细胞变粗大；成年妇女子宫平滑肌的长度约为 50μm，但在妊娠期可增大到 500μm。

二、细胞的结构与功能

人体细胞的形状及大小虽然各不相同，但它们都具有共同的基本结构：即细胞膜、细胞核和细胞质（图 2-2，2-3）。

- 细胞
  - 细胞膜
  - 细胞核
    - 核膜
    - 核液
    - 核仁
    - 染色质
  - 细胞质
    - 细胞基质
    - 细胞器
      - 核糖体
      - 线粒体
      - 内质网
      - 高尔基复合体
      - 溶酶体
      - 中心体
      - 过氧化物酶体
    - 细胞骨架
      - 微丝
      - 微管
      - 中间丝
    - 包含物
      - 糖原
      - 脂滴
      - 色素颗粒

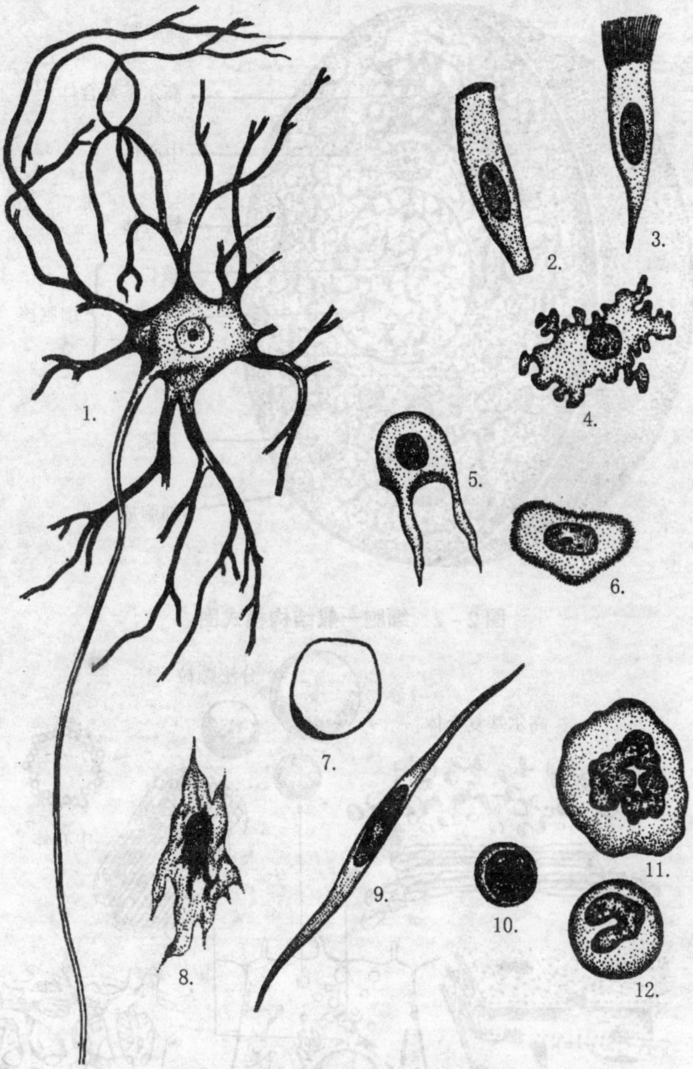

图 2-1　各种形态的细胞模式图

1. 神经细胞　2~6. 各种上皮细胞　7. 脂肪细胞　8. 成纤维细胞　9. 平滑肌细胞　10~12. 血细胞

（一）细胞膜

细胞膜（cell membrane）是包在细胞表面的一层薄膜，它是细胞质的一部分，因而又称质膜（plasma membrane），其厚度约 7~10nm。

1. 细胞膜的结构　在光学显微镜下，一般难以分辨出细胞膜，但可间接证明其存在，如刺破活细胞时可见胞质流出。经四氧化锇染色后，应用电子显微镜观察，可见细胞膜分为内、中、外三层结构。内、外两层电子密度高，每层厚 2.0nm，深暗；中间层电子密度低，厚 3.5nm，明亮。三层总厚约 7.5 nm。以上三层膜是一切生物膜所具有的共同特征，称为单位膜（unit membrane）。细胞内有膜细胞器的膜也具有单位膜的结构。

关于细胞膜的分子结构，目前较为公认的是“液态镶嵌模型（fluid - mosaic model）”学说。即细胞膜是由双层脂类分子和镶嵌其中的蛋白质分子构成（图 2-4）。

细胞膜的双层脂类分子呈液态，可以流动，镶嵌其中的蛋白质分子在两层脂类分子之间

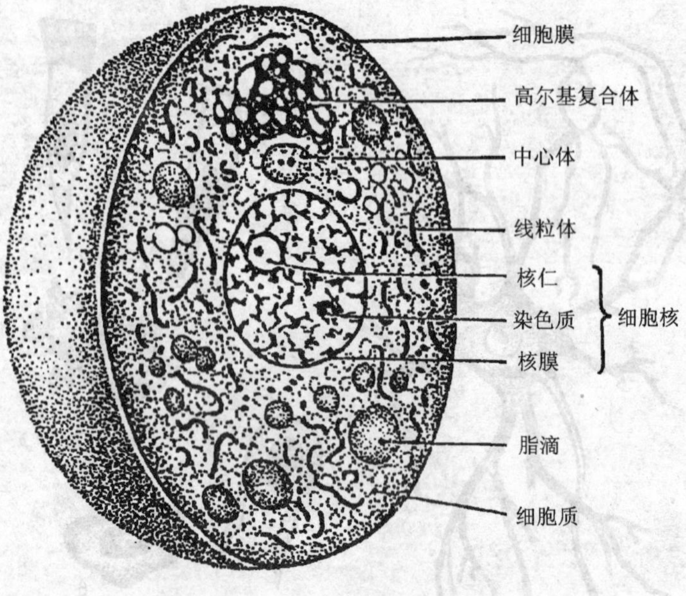

图 2－2　细胞一般结构模式图

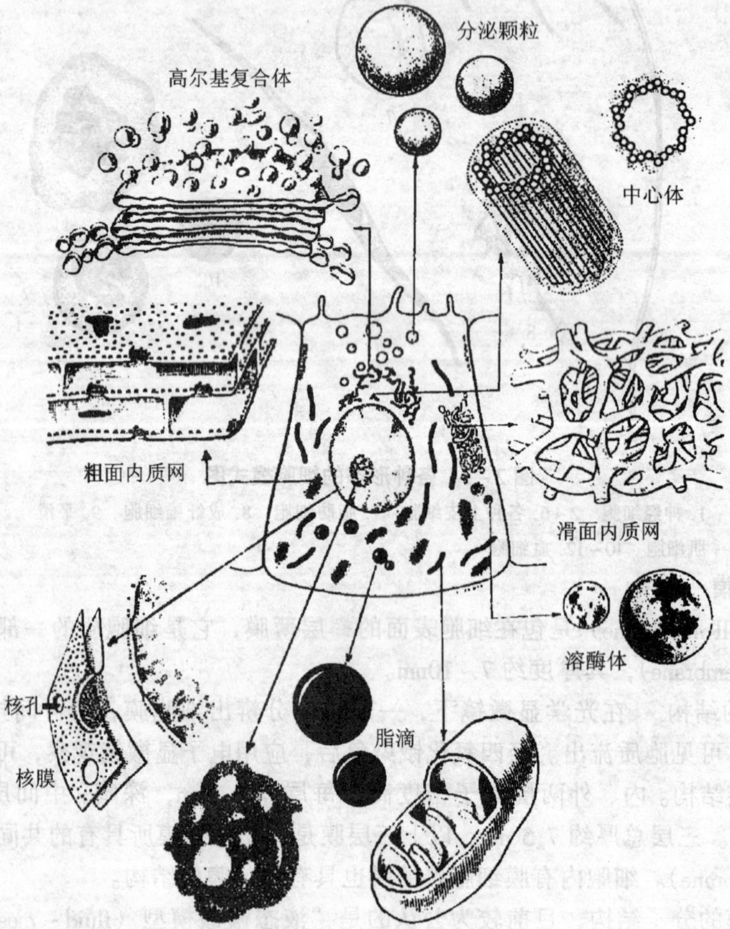

图 2－3　细胞超微结构模式图

可做横向移动。

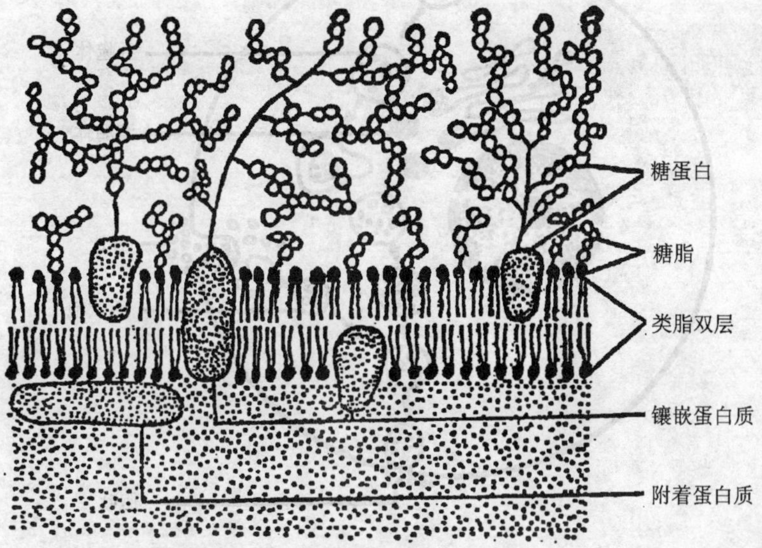

图 2-4　细胞膜的分子结构模型

2. 细胞膜的功能　细胞膜的主要功能是维持细胞的完整性，保持一定的细胞形态，若细胞膜被严重损坏，可导致细胞死亡。通过细胞膜，细胞可以从其周围环境中摄入必需的营养物质和氧，排出其代谢产物，进行细胞内、外的物质交换等代谢活动。

细胞膜还具有选择性通透作用，通过被动扩散、主动转运和内吞、胞吐作用等进行物质转运，以保持细胞内物质的稳定。

大分子物质通过细胞膜的方式主要是内吞作用与胞吐作用。

(1) 内吞作用（endocytosis）：外界进入细胞的大分子物质先附着在细胞膜的外表面，此处的细胞膜凹陷入细胞内，将该物质包围形成小泡，最后小泡与细胞膜断离而进入细胞内（图 2-5）。如果进入细胞的是固态物质，则称为吞噬作用（phagocytosis），吞入的小泡叫吞噬体；如果是液态物质，则称为吞饮作用（pinocytosis），其吞入的小泡叫吞饮泡。

(2) 胞吐作用（exocytosis）：大分子物质由细胞内排到细胞外时，被排出的物质先在细胞内被膜包裹，形成小泡，小泡渐与细胞膜相接触，并在接触处出现小孔，该物质经小孔排到细胞外（图 2-5）。

细胞膜上有多种受体，这些受体是镶嵌在细胞膜上的某些膜蛋白，不同的蛋白受体与体内不同的激素、神经递质、药物或抗原等进行特异结合后，即可发生变构现象，使细胞的功能或物质代谢朝着一定方向变化，进而调节细胞内各种代谢活动。

细胞衣（cell coat）或称糖衣（glycucalyx），位于细胞膜外表面。由细胞膜糖蛋白的寡糖链以及糖脂的蛋白聚糖组成。可使细胞粘附于细胞外基质。

(二) 细胞核

1. 细胞核（cell nucleus）的形态特点　除成熟红细胞外，人体所有的细胞都有细胞核；多数细胞只有一个细胞核，但也有 2 个或多个，如骨骼肌细胞可有数百个细胞核。细胞核的形态大小一般与细胞的形态大小相适应。如圆形、立方形和星形细胞的细胞核，多为圆形；

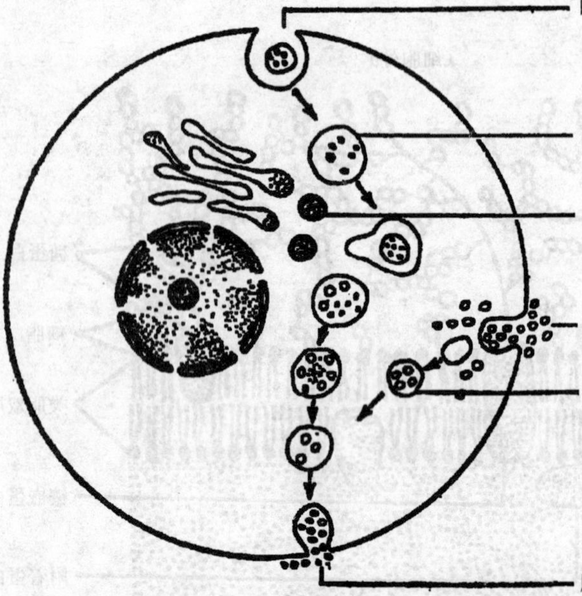

图 2-5　胞吞作用与胞吐作用

柱状、梭形细胞的核多为椭圆形或长杆状等。细胞核一般位于细胞中央或基底部，也有位于周边的，如骨骼肌细胞和脂肪细胞。

2. 细胞核的结构　细胞核由核膜、核仁、核基质和染色质四部分构成。

（1）核膜（nuclear membrane）：电镜下可见核膜由内、外两层单位膜构成，其间隙叫做核周隙。核膜的外层表面有核糖体附着，与粗面内质网结构相似，在某些部位还与粗面内质网相连续，核周隙与内质网腔相通；核膜上有孔，叫核孔。核孔是控制大分子物质出入细胞核的通路。

（2）核仁（nucleolus）：光镜下一般呈圆形或卵圆形，其大小、数量及在核内的位置，随细胞机能而变化。电镜下：核仁主要由细丝和颗粒组成，外无单位膜包被（图 2-2、图 2-3）。核仁的化学成分主要是蛋白质与核糖核酸（RNA），其功能是参与蛋白质的合成。

（3）核基质（nuclear matrix）：又称核浆或核液（nucleoplasm），一般认为是核内无定形胶状物质，为核内代谢活动提供适宜的环境。

（4）染色质（chromatin）：是在光学显微镜下所见到的被碱性染料深染的结构；电镜下，染色质呈细丝状结构，其化学成分主要是蛋白质和脱氧核糖核酸（DNA）。DNA 分子由双股螺旋状的脱氧核糖核苷酸链组成。在分裂间期的细胞核中，DNA 分子的螺旋化程度不同。螺旋紧密的部分，在光镜下着色深，呈颗粒状或团块状，叫异染色质（heterochromatin）；螺旋松散伸长的部分，在光镜下不被染色，不可见，叫常染色质（euchromatin）（图 2-6）。

在细胞分裂期，染色质 DNA 分子的双股螺旋全部旋紧、变粗、变短，成为一条条粗棒状，即成为染色体（chromosome）。所以，染色质与染色体实际上是不同机能状态下的同一物质。

人体细胞的染色体为 46 条，组成 23 对。其中 22 对为常染色体（autosome），其形态在男女性都一样；另一对为性染色体（sex chromosome），决定性别。性染色体男女有别，在男性为 XY，在女性为 XX。每对染色体的两条染色单体都借着丝点相连接，从着丝点向两端伸出

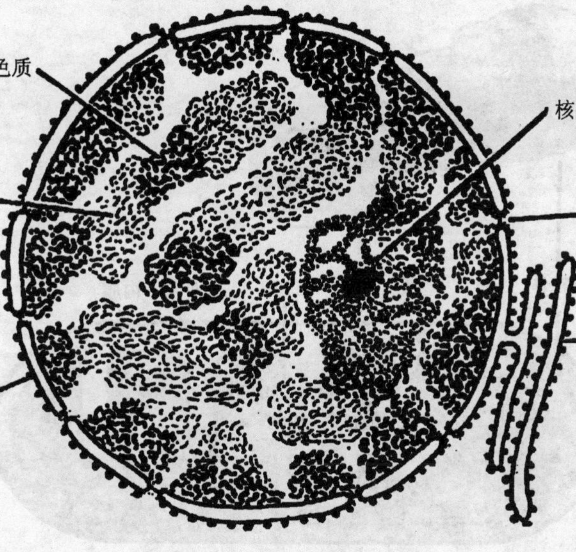

图 2-6　细胞核结构模式图

染色体臂，着丝点的位置决定染色体的形态（图 2-7）。染色体是遗传的物质基础。

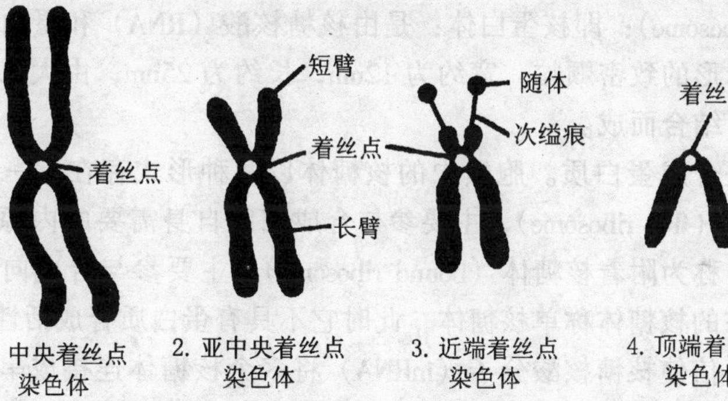

图 2-7　染色体形态模式图

（三）细胞质

细胞膜与细胞核之间的结构为细胞质（cytoplasm），是细胞新陈代谢与物质合成的重要场所。生活状态为透明胶状物，在固定标本上常呈颗粒状、泡沫状或网状。细胞质包括细胞液、细胞器、细胞骨架和包涵物（图 2-2，图 2-3）。

1. 细胞液　细胞液（cytosol）是细胞中无定型结构的胶状物质，呈液态，又称细胞基质（cytoplasmic matrix），是细胞质的基本成分。细胞器、细胞骨架和包涵物三种有形结构成分悬浮于细胞液之中。

2. 细胞器　细胞器（organelles）分布在细胞质内、具有特定形态与功能的结构称为细胞器。细胞器主要包括线粒体、核糖体、内质网、高尔基复合体、溶酶体、中心体和微体等。

（1）线粒体（mitochondria）：在光镜下线粒体呈杆状、线状或颗粒状，直径 0.5μm 左右，长度 3～7μm（图 2-2）。电镜下观察：线粒体为双层单位膜构成的椭圆形小体，外膜光滑，内膜向内折叠形成线粒体嵴（mitochondria cristae）（图 2-3、2-8、2-9）。线粒体的主要功能是制造高能磷酸化合物三磷酸腺苷（ATP），为细胞活动提供能量。

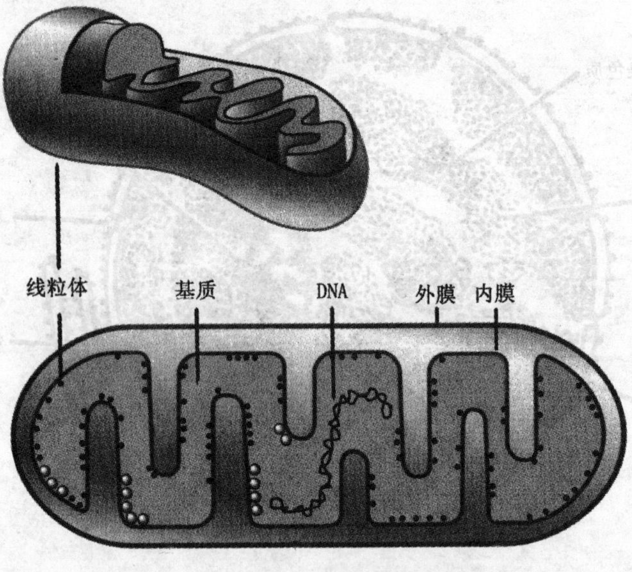

图 2-8　线粒体超微结构模式图

（引自：Gerold karp. *Cell and Molecular Biology*. 2nd ed. 1999:184）

(2) 核糖体（ribosome）：即核蛋白体：是由核糖核酸（RNA）和蛋白质两种化学成分组成。电镜下是近似球形的致密颗粒，宽约为12nm，长约为25nm，由大亚单位（大亚基）和小亚单位（小亚基）结合而成。

核糖体的功能是合成蛋白质。胞质中的核糖体以两种形式存在：一种游离于细胞基质中，称为游离核糖体（free ribosome），主要参与合成细胞自身需要的内源性蛋白质；另一种附着于内质网表面，称为附着核糖体（bound ribosome），主要参与合成向细胞外输出的分泌性蛋白质。单个存在的核糖体称单核糖体，此时它不具有蛋白质合成活性。在进行蛋白质合成时，核糖体必须由信使核糖核酸分子（mRNA）将多个核糖体连接成串珠状结构，形成多聚核糖体（polyribosome or polysome），才具备蛋白质合成的活性。

核糖体易被碱性染料染色，因此，在光镜下细胞质中核糖体丰富的部位嗜碱性较强。

(3) 内质网（endoplasmic reticulum）：电镜下，是由单位膜围成的扁囊（池）和小管互相通连而共同构成的膜性囊管系统。内质网的单位膜较薄，厚约5-6 nm。根据膜性囊管的外表面有无核糖体附着，可将内质网分为粗面内质网与滑面内质网（图2-3、2-9）。

1）粗面内质网（rough endoplasmic reticulum，RER）：由平行排列的扁囊和附着在膜外表面的核糖体构成（图2-3、2-9），位于核周的粗面内质网可与核膜外层相通连（图2-6）。粗面内质网的数量和形状依细胞类型及功能状态而异，在合成分泌蛋白质旺盛的细胞中最为丰富，如活跃的成纤维细胞、浆细胞和胰腺细胞等。

粗面内质网的功能主要是合成分泌蛋白质，另外也参与自身所需蛋白质的合成，如膜蛋白与溶酶体酶等。

2）滑面内质网（smooth endoplasmic reticulum，SER）：由形状及直径不一的小管互通成网，小管膜外表面光滑，无核糖体附着（图2-3、2-9）。多数细胞的滑面内质网较少，但有些细胞内则很丰富，如：分泌类固醇激素的细胞和肝细胞等。

滑面内质网的功能比较复杂，随所在细胞而异。如：参与类固醇的合成，脂类的合成与运输，糖的分解代谢，以及对激素灭活、调节离子浓度等。

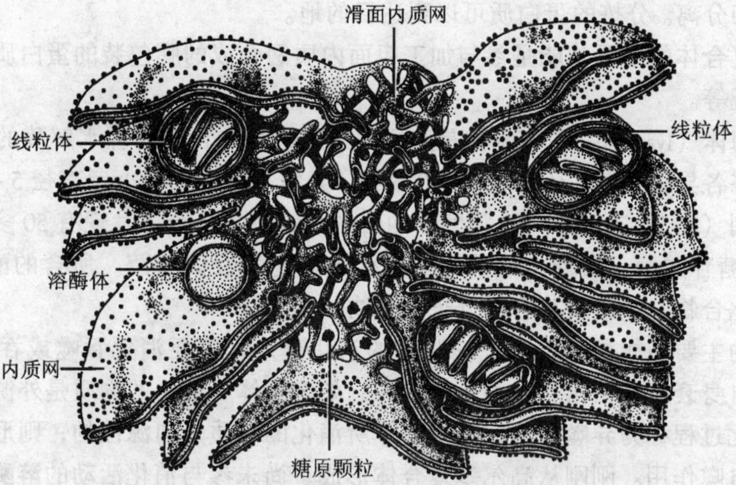

图 2-9　内质网、线粒体、溶酶体超微结构模式图

(4) 高尔基复合体 (Golgi complex)：光镜下观察，高尔基复合体多位于细胞核附近，常呈小泡及网状，又称内网器。在电镜下，由顺面高尔基网、顺面、中间区室、反面、反面高尔基网五部分组成（图 2-3、2-10）。

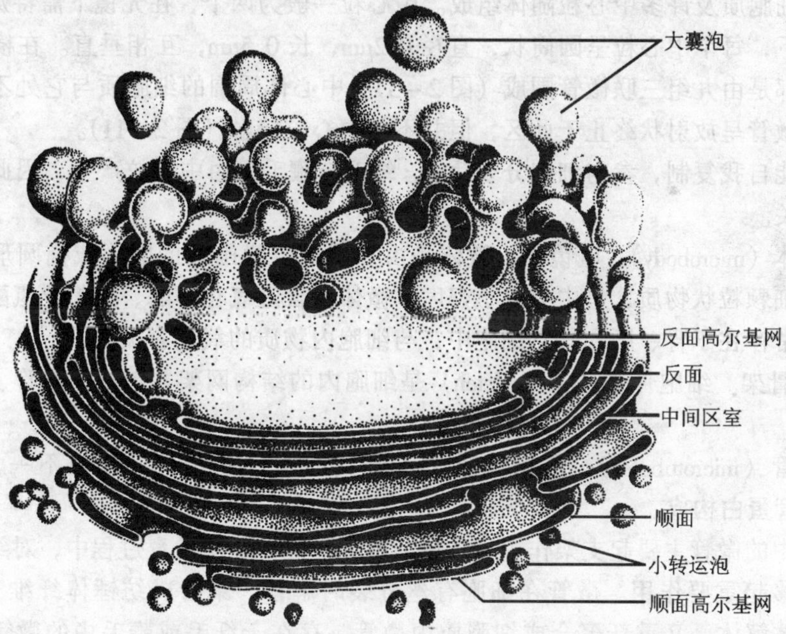

图 2-10　高尔基复合体模式图

1) 顺面高尔基网 (cis Golgi network, CGN)：靠近粗面内质网一侧，由管状膜囊组成，附近具有许多小转运泡。此区具有分拣蛋白质的功能。

2) 顺面 (cis face of the Golgi complex)：由靠近 CGN 一侧的膜囊构成。

3) 中间区室：由位于顺面和反面之间的几层膜囊构成。

4) 反面 (trans face of the Golgi complex)：由成熟的膜囊和池构成，位于大囊泡和分泌颗粒一侧。

5) 反面高尔基网 (trans Golgi network, TGN)：是反面终端的膜囊、池，与高尔基复合体膜囊堆逐渐相分离。分拣的蛋白质可以到达目的地。

高尔基复合体的主要功能是参与加工粗面内质网合成的膜包装的蛋白质、膜的再循环和膜的重新分配等。

(5) 溶酶体 (lysosome)：溶酶体是胞质内由膜包裹并含有多种水解酶的致密小体，其大小不一、形态各异。大者直径为0.25～0.5μm，光镜下可分辨；小者直径5～8nm，只有在电镜下才能见到（图2-3、2-9)。溶酶体内含的水解酶，至今已发现有50多种，如酸性磷酸酶、β-葡萄糖苷酸酶、核糖核酸酶等。其标志酶为酸性磷酸酶。所含的酶能水解蛋白质、脂肪、碳水化合物、核酸及其它低分子化合物。

溶酶体的主要功能是细胞内或细胞外的消化作用。主要消化吞噬或吞饮入细胞内的物质，或细胞自身衰老的结构。在消化过程中，如溶酶体所消化的物质是外源性的，则形成异噬体，其消化过程称为异噬作用；如溶酶体所消化的物质是内源性的，则形成自噬体，其消化过程称为自噬作用。刚刚从高尔基复合体形成、尚未参与消化活动的溶酶体称为初级溶酶体 (primary lysosome)；已参与消化活动后的溶酶体则称为次级溶酶体 (secondary lysosome)。溶酶体中的异物经水解，可溶性部分渗出膜外，不能被消化的部分（如脂褐素等）残存在次级溶酶体内所形成的结构，则称为残余体 (residul body)。

(6) 中心体 (centrosome)：多位于细胞核的一侧，由中央的中心粒 (centrioles) 和周围特殊分化的细胞质及许多中心粒随体组成。中心粒一般为两个，在光镜下需特殊染色才可见到。在电镜下，每个中心粒呈圆筒状，直径0.2μm，长0.5μm，互相垂直。在横断面上可见每个中心粒都是由九组三联微管围成（图2-3)。中心体周围的细胞质与它处不同，在细胞分裂期间有微管呈放射状终止于此区，但并不与中心粒接触（图2-11)。

中心粒能自我复制，参与细胞分裂活动。纤毛与鞭毛等由中心粒产生，因此细胞运动亦与中心粒有关。

(7) 微体 (microbody)：电镜下，微体是由一层单位膜围成的圆形或椭圆形小体，内含均匀一致的细颗粒状物质，呈中等电子密度。微体富含过氧化物酶、过氧化氢酶以及多种氧化酶。微体常存在于肾、肝和其它细胞中，与细胞内物质的氧化有关。

3. 细胞骨架　细胞骨架 (cytoskeleton) 是细胞内的结构网架，包括：微管、微丝、中间丝。

(1) 微管 (microtubules)：是细胞质中不分支的圆管状结构，长短不一，粗细均匀，25nm，由微管蛋白构成。

细胞质中的微管主要起支架作用，维持细胞外形。在胚胎发育过程中，对细胞分化、变形及细胞迁移起重要作用。微管在细胞有丝分裂时解体，聚合成纺锤体纤维（图2-11)，分裂后纺锤体解体，又重新聚合成细胞质内微管。存在于纤毛或鞭毛中的微管与其运动有关。

(2) 微丝 (microfilaments)：由肌动蛋白构成的细丝状结构，直径5～7nm，长约1μm。广泛存在于各种细胞内，具有收缩能力，是细胞运动的动力。如细胞变形运动、伪足和突起的形成与回缩、吞噬作用、吞饮作用和胞吐作用等。微丝除参与细胞运动外，还是形成细胞骨架的主要成分。

(3) 中间丝 (intermediate filaments)：细胞质中介于肌动蛋白、微丝和微管之间的细丝。如上皮中的张力细丝、平滑肌细胞中的细丝以及神经元的神经丝与神经胶质细胞中的胶质丝等。中间丝直径8～11 nm（一般为10 nm)，长短不一，散在或成束分布于胞质中。

中间丝无收缩能力，主要起支持作用，又称细胞骨骼丝（cytoskeletal filament）。

4. 包涵物（inclusions）　是细胞质中一些有形的代谢产物或储备的营养物质。包括：糖原、脂滴、色素及分泌颗粒等。其数量随细胞生理状态不同而改变。

（1）糖原（glycogen）：是细胞代谢中所必须的能量来源。光镜下，固定染色的标本上呈颗粒状；电镜下，糖原颗粒游离于细胞基质中，电子密度较高（图 2－9）。其含量随细胞种类及功能状态而变化。如：肝细胞的糖原在进食后数量增多，饥饿时则减少。

（2）脂滴（lipid droplets）：内含中性脂肪和类脂。在光镜下普通染色标本上，因脂肪被有机溶剂溶解而呈空泡状。在电镜下，脂滴外面一般没有膜包裹（图 2－3），但肠上皮细胞内的脂滴是通过胞饮作用从肠内吸收的，而有膜包裹。脂滴常呈中等电子密度，其电子密度高低与不饱和脂肪酸多少有关。

（3）色素（pigment）：细胞中较常见的色素有黑色素，脂褐素及含铁血黄素等。光镜下大多数呈颗粒状或杆状。黑色素（melanin）呈棕黄色，多存在于表皮深层细胞、毛发、眼球脉络膜等处，对身体起保护作用；脂褐素（lipofuscin）呈黄褐色，心肌细胞及神经细胞内易见到，并随细胞的衰老而逐渐增加；含铁血黄素是红细胞被肝及脾内巨噬细胞吞噬后，分解形成一种含铁的色素颗粒。在电镜下，色素颗粒大小不等，电子密度很高。

（4）其它：在腺细胞内常见一些有膜包裹的分泌颗粒，其中含有蛋白质的颗粒，电子密度较高；含有糖蛋白的颗粒，电子密度稍低。

三、细胞分裂

细胞分裂（cell division）是细胞繁殖的方式，即一个细胞的成分平均分配形成两个子细胞。人类体细胞的分裂方式有两种：有丝分裂与无丝分裂。

（一）有丝分裂

又称间接分裂，是主要的分裂方式。分裂时，在光镜下可见到细胞内的细丝，故称有丝分裂（mitosis）。有丝分裂是一个连续的细胞变化过程，通常根据形态变化将其分为四个期：即前期、中期、后期和末期。各期之间没有截然的界限（图 2－12）。

1. 前期（prophase）　是有丝分裂的开始阶段。细胞体常变成球形，细胞核膨大，核染色质由细丝状逐渐卷曲，变短并增粗成为染色体。此时 DNA 已进行复制，DNA 的含量为正常体细胞的两倍，同时进行蛋白质合成。染色体进一步形成纵列的两条染色单体，但这两条染色单体并不完全立即分开，仍在着丝点处相连。与此同时，部分核膜消失，核仁逐渐模糊不清。细胞质内已复制的两对中心粒开始向细胞两极移动。在分向两极的中心粒之间由许多纺锤体纤维相连，形成纺锤体（图 2－11、图 2－12B）。此时在染色体着丝点处，是扁盘状结构，亦有许多微管附着。

2. 中期（metaphase）　此期核膜、核仁完全消失。中心粒已分向细胞的两极，纺锤体更发达，并穿过细胞中部。染色体变得更致密、更明显，并移至纺锤体的中段，排列在细胞的赤道板（equatorial plate）上（图 2－12C）。从细胞的一极观察时，染色体排列成放射状（图 2－12D），每一染色单体的着丝点处都有纺锤体纤维附着。

3. 后期（anaphase）　排列在赤道板上所有纵裂的染色体已于着丝点处完全分离，成为两个染色单体，各染色单体受纺锤体纤维的牵引，逐渐移至细胞的两极，所以分到细胞两极的染色单体与原来染色体的数目相等。此时相当赤道板部位的细胞膜出现环状缩窄，细胞质开始分裂（图2-12E、F）。

4. 末期（telophase） 细胞拉长，细胞膜进一步缩窄，逐渐将细胞质分体，纤维也随之消失，两个新的子细胞形成（图2-12G、H）。

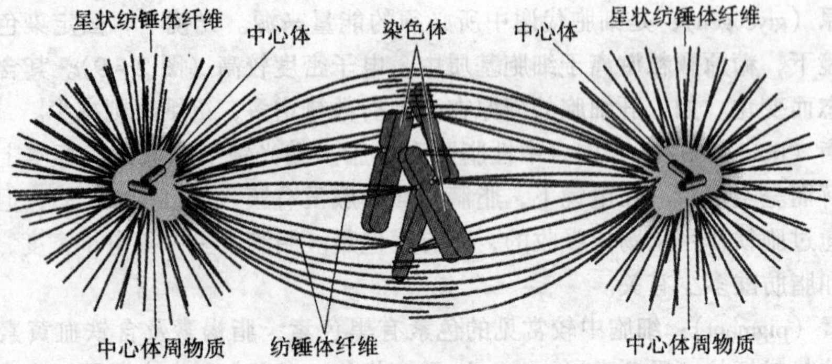

图2-11 细胞有丝分裂：示纺锤体和中心体

（引自：Gerold karp. Cell and Molecular Biology. 2nd ed. 1999:625）

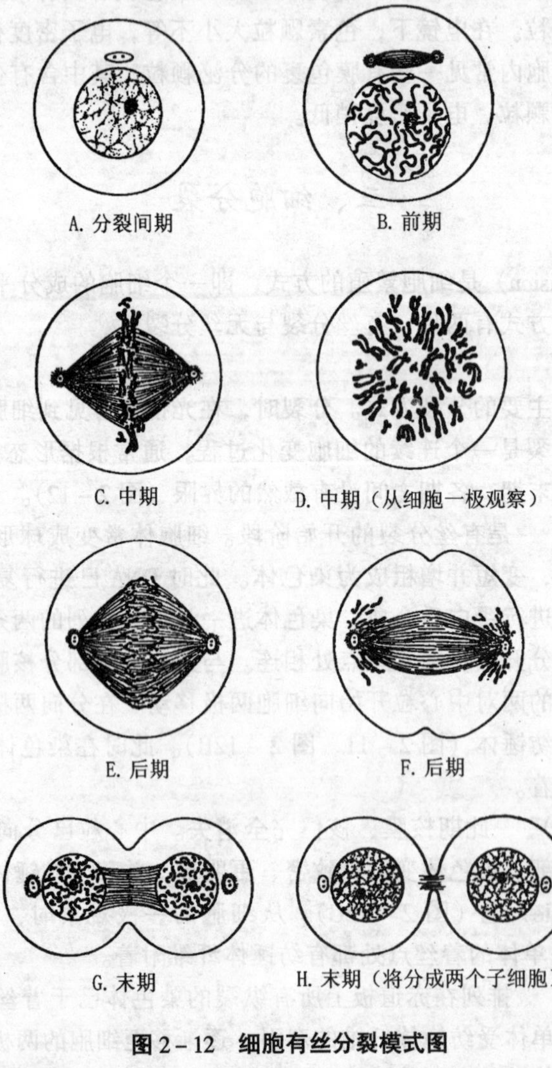

图2-12 细胞有丝分裂模式图

与此同时，已进入细胞两极的染色体分子解螺旋化，逐渐松开，变成染色质，成为两个子细胞核，核仁又重新出现。至此，细胞完成有丝分裂全过程，并进入细胞间期。

（二）无丝分裂

无丝分裂（amitosis）又称直接分裂，是一种比较简单的细胞分裂方式。在无丝分裂中，核膜、核仁不消失。分裂开始时，细胞核变长，继之核中段出现狭窄，细胞核进一步拉长呈哑铃形，以后又逐渐分成两个细胞核，最后出现细胞质的分裂（图 2-13）。

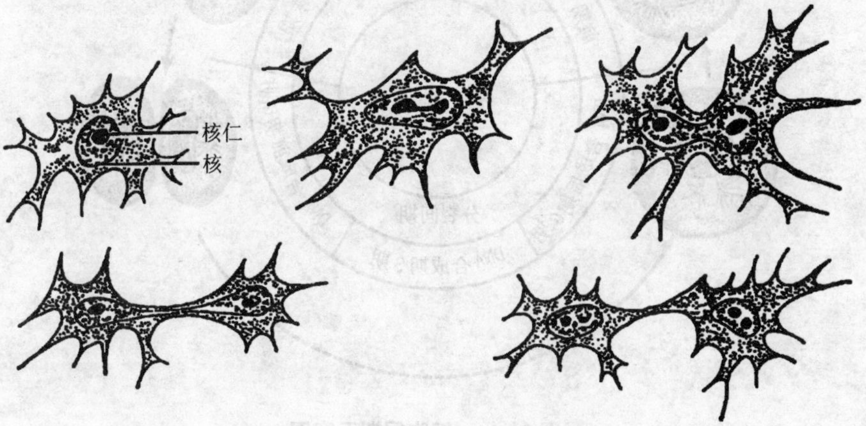

图 2-13　细胞无丝分裂模式图

四、细胞周期

细胞周期（cell cycle）又称细胞增殖周期（cell generation cycle），是指从这次细胞分裂后的新生细胞开始，到下一次细胞分裂结束为止，所经历的一段细胞生命历程。

细胞周期分为两个阶段（图 2-14）：分裂间期与分裂期。

（一）分裂间期

时间一般持续较长，约占整个细胞周期的 95%。在分裂间期内，细胞核没有明显的形态学变化，但此时核内染色质处于最活跃的时期，除合成大量蛋白质，执行各种细胞功能之外，染色体所含全部基因组的 DNA 也在分裂间期进行复制。根据 DNA 合成程序，分裂间期可分为三个阶段：DNA 合成前期；DNA 合成期与 DNA 合成后期（图 2-14）。

1.DNA 合成前期　简称 G_1 期，是从上一次细胞分裂完成到 DNA 开始复制的时期。此期主要为 DNA 复制做物质准备，如合成必要的核苷酸、蛋白质和酶等。G_1 期持续时间变化较大，依细胞类型不同，历时长短不等，有的数小时至数日，有的数月，也有些细胞终生处于此阶段，如神经细胞和心肌细胞等。

2.DNA 合成期　简称 S 期，在此期进行 DNA 复制，使细胞内的 DNA 含量增加一倍。复制 DNA 是细胞进入分裂期的必要条件，如果在此期干扰细胞的 DNA 复制，可抑制细胞的分裂。一般细胞的 S 期持续时间约为 6～8h。

3.DNA 合成后期　简称 G_2 期，此期合成 RNA、蛋白质和其它物质，做好进入分裂期的准备。G_2 期持续时间较短，一般为 1～2h。

（二）分裂期（M 期）

此期比上述分裂所需时间短，约 50～100min。约占整个细胞周期时长的 5%。细胞分裂

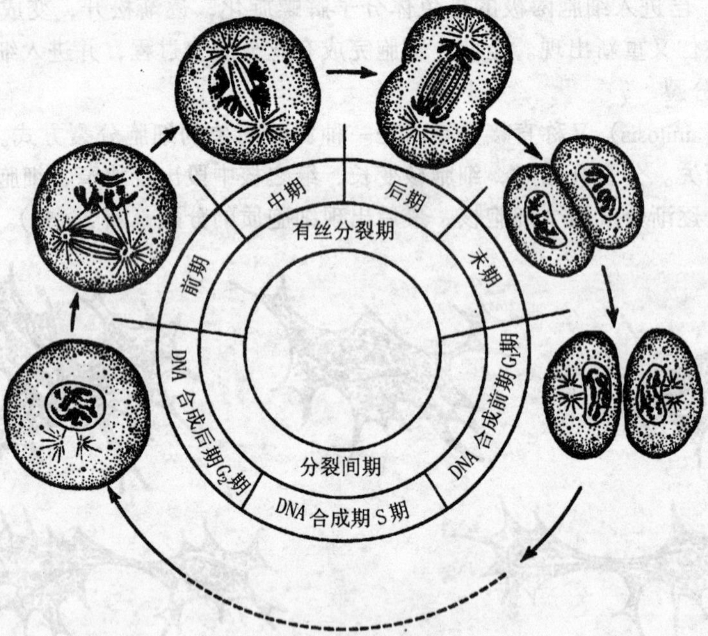

图 2－14　细胞周期示意图

能力强弱不等，分裂能力强的细胞通过细胞分裂，产生两个新的子细胞之后很快进入分裂间期。有的细胞则完全丧失分裂能力，称为终末细胞（end cell），如红细胞等。

（李　英）

第三章　上皮组织

上皮组织（epithelial tissue）由大量紧密且规则排列的上皮细胞和少量细胞间质构成，简称上皮（epithelium）。根据功能，上皮组织可分为被覆上皮和腺上皮两大类。人体身体表面和体内各种管、腔及囊的内表面分布的为被覆上皮（covering epithelium），这些部位的上皮以保护、吸收功能为主；腺上皮（glandular epithelium）构成腺，以分泌功能为主。此外人体某些部位的上皮还特化为具有特殊感觉功能的上皮，如视觉上皮、味觉上皮等。

由于上皮组织多分布在机体内外环境之间或体内两种环境的边界上，故上皮细胞具有明显的极性（polarity），即细胞的两端在结构和功能上有明显差异，朝向体表或腔面的一端称游离面，朝向深部结缔组织的一端称基底面。由于适应不同的功能需要，上皮组织游离面有时可见一些特化结构，如气管上皮的纤毛、小肠上皮的纹状缘等。上皮细胞之间连接通常比较紧密，常见各种细胞连接。上皮细胞基底面与结缔组织之间存在一层膜状结构称基膜。上皮组织内一般无血管，细胞获取营养及排出代谢废物均依赖于深层的结缔组织，两种组织的组织液可通过基膜进行物质交换。上皮组织中通常分布丰富的神经末梢，可感受各种刺激。

一、被覆上皮

（一）被覆上皮的类型和结构

根据上皮细胞排列层次和形态结构，被覆上皮可分为下列类型：

- 单层上皮
  - 单层扁平上皮
    - 内皮：心脏、血管和淋巴管的腔面
    - 间皮：胸膜、胸腹和心包膜的表面
    - 其它：肺泡腔面和肾小囊壁层等处
  - 单层立方上皮：肾小管上皮、甲状腺滤泡上皮等处
  - 单层柱状上皮：胃、肠、子宫等腔面
  - 假复层纤毛柱状上皮：呼吸道腔面
- 复层上皮
  - 复层扁平上皮
    - 未角化：口腔、食管、阴道等腔面
    - 角化：皮肤的表皮
  - 复层柱状上皮：睑结膜、男性尿道等腔面
  - 变移上皮：肾盂、肾盏、输尿管和膀胱等腔面

1. 单层扁平上皮（simple squamous epithelium）　由一层扁薄的细胞组成，含细胞核处略厚，不含核处很薄（图 3－2）。从表面看细胞通常呈多边形，边缘呈锯齿状，彼此嵌合，细胞核扁圆形，位于细胞中央。（图 3－1）

分布于心脏、血管和淋巴管内腔面的单层扁平上皮称为内皮（endothelium）（图 3－2）。内皮表面光滑，可减少血液和淋巴的流动的阻力，也有利于内皮细胞内、外的物质交换。

分布于胸膜、腹膜和心包膜等处的单层扁平上皮称为间皮（mesothelium）（图 3－2）。间皮表面湿润光滑，可降低内脏活动的摩擦力。

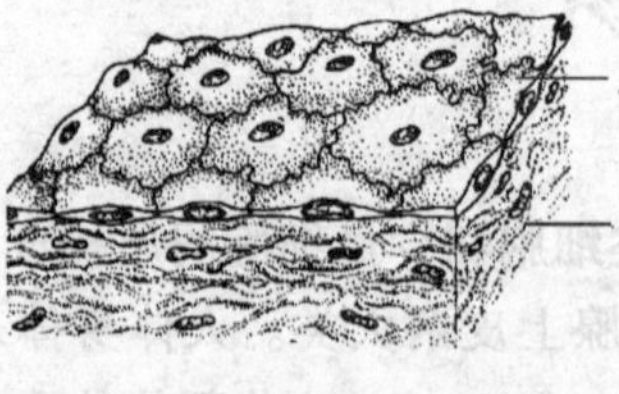

图 3-1　单层扁平上皮（立体模式图）

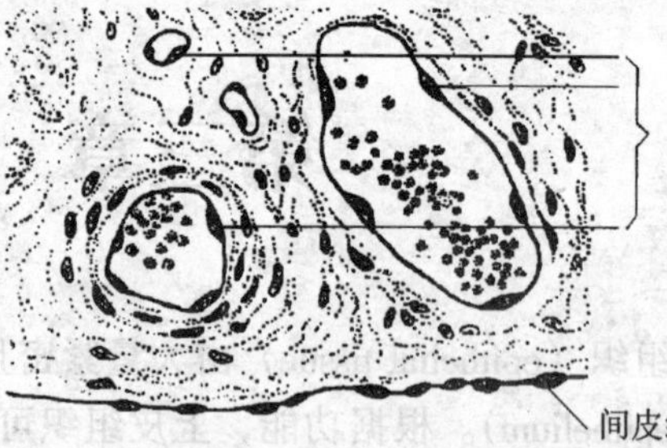

图 3-2　单层扁平上皮（切片模式图）

2. 单层立方上皮（simple cuboidal epithelium）　细胞垂直切面上呈立方形，核圆居中（图 3-4）。从表面看细胞呈六角形。（图 3-3）

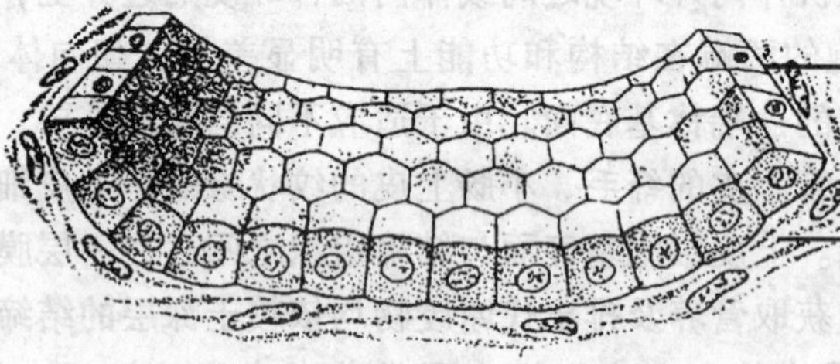

图 3-3　单层立方上皮（立体模式图）

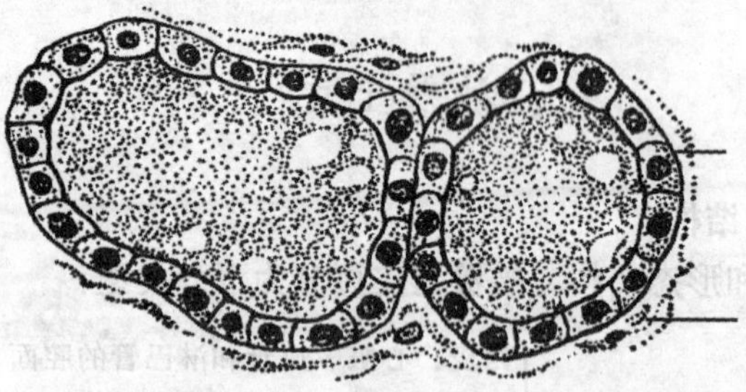

图 3-4　单层立方上皮（切片模式图）

3. 单层柱状上皮（simple columnar epithelium）　细胞垂直切面呈柱状，核椭圆形靠近细胞基底部（图 3-6）。从表面看与单层立方上皮相似，亦呈六角形（图 3-5）。这种上皮分布在胃、肠等处，功能主要为吸收和分泌。

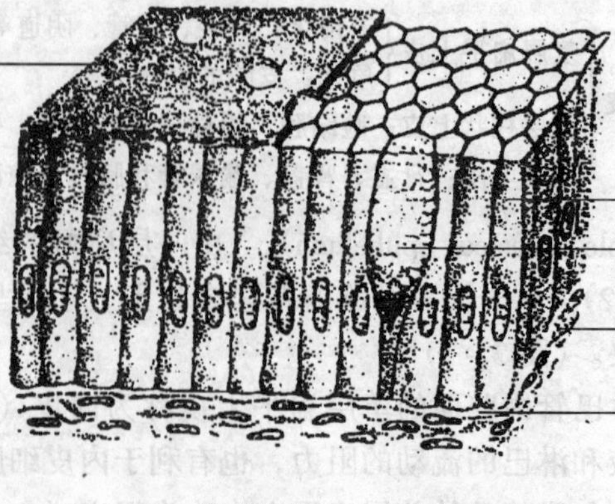

图 3-5　单层柱状上皮（立体模式图）

分布于肠道的单层柱状上皮中散在分布有杯状细胞，呈高脚酒杯状，核染色较深位于基底部，顶部胞质内充满粘原颗粒（图3－6）。杯状细胞可分泌粘液，具有润滑和保护肠粘膜的作用。

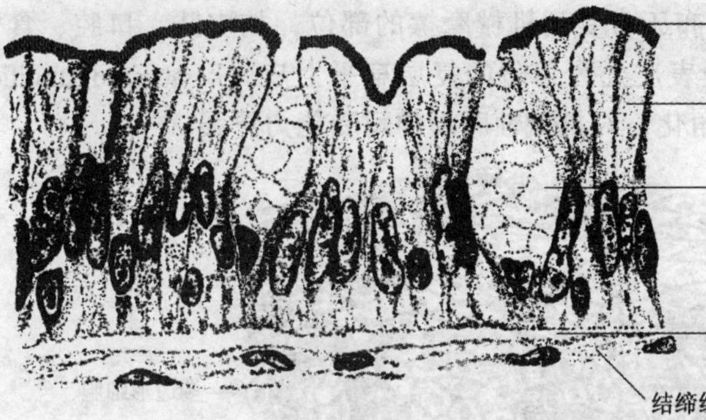

图3－6　单层柱状上皮（切片模式图）

4. 假复层纤毛柱状上皮（pseudostratified ciliated columnar epithelium）　分布于呼吸道粘膜表面。四种细胞组成：柱状细胞、杯状细胞、梭形细胞和锥体形细胞。上述细胞的基底面均位于基膜上，但细胞高矮不一，只有杯状细胞和柱状细胞的游离面能与腔面接触，细胞核亦高低不等，故给人以复层的假象。在柱状细胞的游离面有纤毛（图3－7，3－8）。

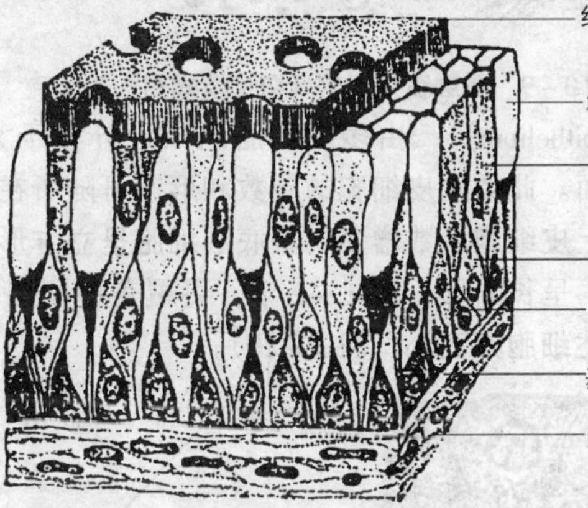

图3－7　假复层纤毛柱状上皮（立体模式图）

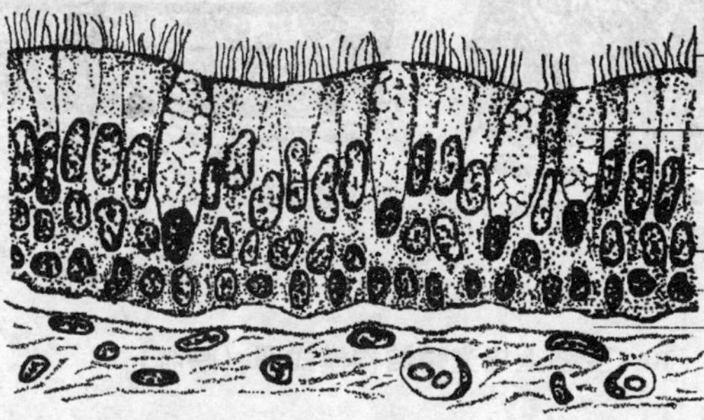

图3－8　假复层纤毛柱状上皮（切片模式图）

5. 复层扁平上皮（stratified squamous epithelium）　由多层细胞组成，基底层细胞附于基膜上，呈矮柱状，胞质嗜碱性较强染为深蓝紫色；中间为数层多边形细胞；再向上细胞变为梭形；靠近表面的几层细胞为扁平状。基底层细胞较为幼稚，可不断的分裂增生并向表层推移，使细胞不断更新，也使表层衰老或损伤脱落的细胞得以补充。复层扁平上皮的基底面与深层结缔组织相连处往往起伏不平，使二者之间的接触面积增大，有利于上皮细胞的营养代谢（图 3－9）。

复层扁平上皮较厚，分布于常受到机械摩擦的部位，如皮肤、口腔、食管、阴道等处，具有很强的保护作用。皮肤表皮处为角化的复层扁平上皮（keratinized stratified squamous epithelium），其表层细胞发生角化，对机械性摩损的耐受能力更强。

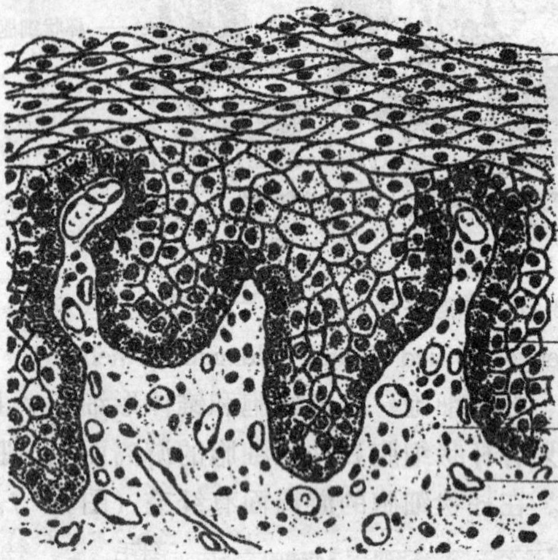

图 3－9 复层扁平上皮（切片模式图）

6. 变移上皮（transitional epithelium） 由多层细胞组成，分布于大部分泌尿管道如肾盂、肾盏、膀胱、输尿管的腔面。此类上皮细胞的层数和形态可随所在器官的容积改变而变化，当器官收缩（空虚）时，上皮细胞层数增多，基底层细胞呈立方形，中间层细胞呈梨形或伞形，表层细胞又名盖细胞，呈长方形，核 1～2 个，可覆盖中间层数个细胞；当器官膨胀（充盈）时，上皮变薄，上述细胞亦变小（图 3－10）。

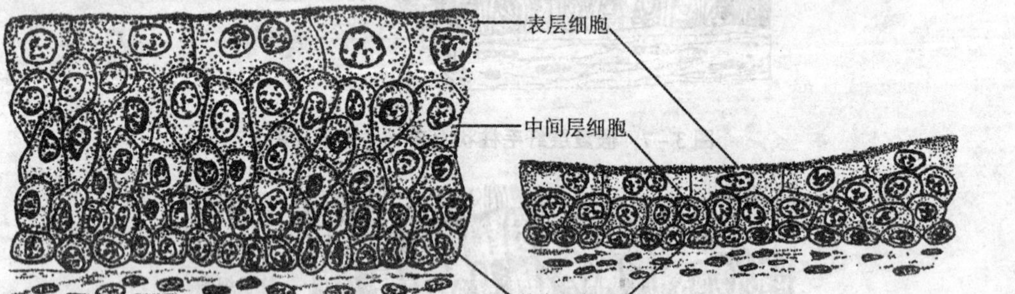

图 3－10 变移上皮光镜结构模式图（膀胱）

（二）上皮组织的特殊结构

1. 上皮细胞的游离面

（1）微绒毛（microvilli）：电镜下可见有些上皮细胞游离面伸出微细的指状突起，称微绒毛。微绒毛表面为细胞膜，内为胞质，其中含纵行微丝（图 3－11）。微绒毛的功能是扩大细胞的表面积，有利于细胞的吸收功能。在吸收功能活跃的细胞中微绒毛较发达，如小肠上皮的柱状细胞和肾小管近端小管上皮细胞的游离面均有密集的微绒毛，分别构成光镜下的纹状缘（striated border）或刷状缘（brush border）（图 3-5，3-6）。

（2）纤毛（cilia）：纤毛是细胞游离面伸出的能摆动的突起，较微绒毛粗且长，光镜下即可清晰分辨（图 3-7，3-8）。电镜下可见纤毛表面为细胞膜，中轴胞质内含纵行微管，中央为两条单微管，周边为九组双联微管。通过双联微管的滑动使纤毛定向摆动，能够清除和运送细胞表面的物质。如分布于呼吸道上皮表面的纤毛通过摆动可清除分泌物及表面附着的灰尘、细菌等异物；分布于输卵管上皮细胞表面的纤毛摆动有助于卵细胞及受精卵的运送。

2. 上皮细胞的侧面　常见各种细胞连接（cell junction），为相邻细胞接触部位形成的特殊结构，具有加强细胞间的牢固联系、封闭细胞间隙、参与细胞间信息传递等不同功能。除上皮细胞外，其它组织的细胞间有时也可见细胞连接。

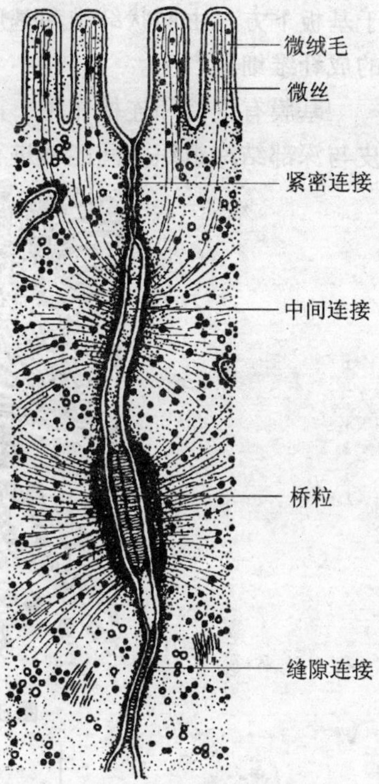

图 3-11　单层柱状上皮四种细胞连接超微结构模式图

细胞连接有四种形式，现以小肠上皮为例来叙述：

（1）紧密连接（tight junction）：常环绕上皮细胞的顶部，连接区相邻两细胞的胞膜上有许多网格状的脊，脊与脊相对紧贴，此处细胞间隙消失。无脊的部分，仍有细胞间隙（图 3-11）。

紧密连接具有封闭细胞间隙、防止细胞内外物质穿通的作用。

（2）中间连接（intermediate junction）：位于紧密连接的下方。相邻细胞间有 15~20nm 的间隙，内含致密丝状物质连接两侧的细胞膜，细胞膜的胞质面有微丝附着（图 3-11）。

中间连接起着牢固的连接作用。

（3）桥粒（desmosome）：呈斑状，位于中间连接的深部。连接区细胞间隙约 20~30nm，内含低密度丝状物，这些丝状物于间隙中央交织形成一条中间线；细胞膜胞质面各有一椭圆形的附着板，由致密物质组成，附着板上有许多张力丝附着，并折成袢状返回到胞质（图 3-11）。

桥粒是一种最牢固的细胞连接，分布于多种上皮内，常受机械力作用的上皮中桥粒往往很发达，如皮肤的表皮。

（4）缝隙连接（gap junction）：又名通讯连接，可见于小肠上皮细胞侧面桥粒的深处。连接区细胞间隙很窄，仅 2~3nm，相邻两细胞间形成许多相通的小管，使细胞能够相互沟通，借此进行信息传递，以协调各细胞的功能（图 3-11）。缝隙连接处电阻很低，有利于细胞间传递电冲动，故此种连接分布十分广泛。

上述细胞连接常可同时存在。只要有两种或两种以上细胞连接相邻存在，即可称为连接复合体（junction complex）。

3. 上皮细胞的基底面

（1）基膜（basement membrane）：是位于上皮细胞的基底面与其下方结缔组织之间的薄膜。电镜下可见基膜分基板和网板两层。基板靠近上皮，由基质及细丝组成；网板较厚，位于基板下方，由网状纤维和基质构成（图 3－12）。基板和网板分别由上皮细胞和结缔组织的成纤维细胞产生。

基膜有支持和连接作用，同时也是物质通透的半透膜，能选择性地通过某些物质，使上皮与深部结缔组织之间能够进行物质交换。

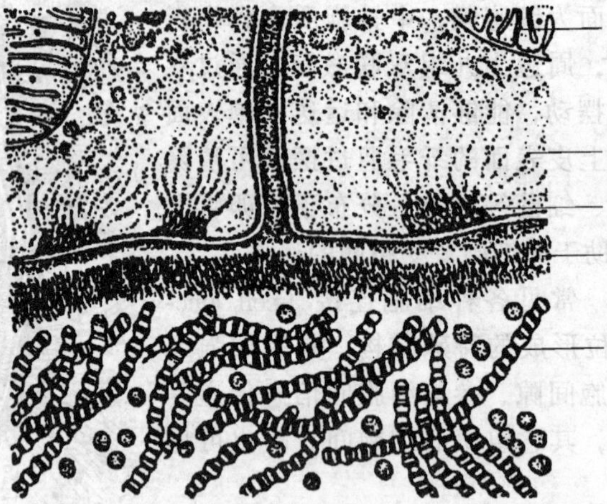

图 3－12　基膜与半桥粒（超微结构模式图）

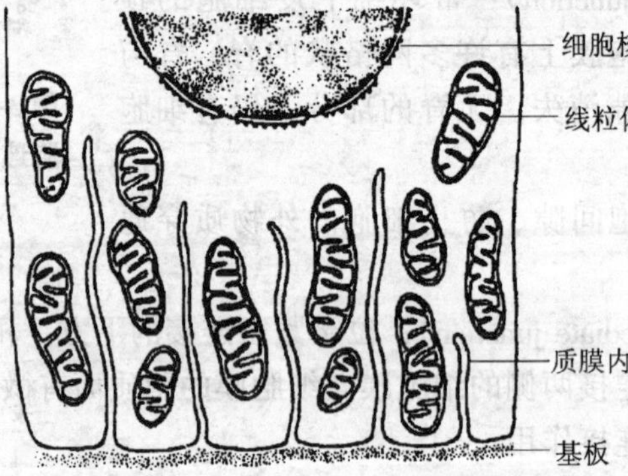

图 3－13　质膜内褶（超微结构模式图）

（2）半桥粒（hemidesmosome）：位于某些上皮细胞的基底面与基膜之间。在上皮细胞一侧具有桥粒一半的结构，可加强上皮细胞与基膜间的连接（图 3－12）。

（3）质膜内褶（plasma membrane infolding）：部分肾小管和唾液腺分泌管等处的上皮细胞基底面可见到这种结构。由上皮细胞基底面的细胞膜向胞质折成许多内褶（图 3－13），使细胞基底部的表面积增大，有利于加快水和电解质的转运。质膜内褶之间的胞质中含有许多纵行排列的线粒体，以提供转运过程中所需之能量。

二、腺上皮和腺

由腺细胞构成的专门行使分泌机能的上皮称为腺上皮，由腺上皮构成的行使特定分泌功能的结构称为腺（gland）。有些腺位于不同器官的结缔组织中，如胃腺、肠腺等；有些腺则是独立的器官，如甲状腺、胰腺等。

人体的腺体分为外分泌腺和内分泌腺两大类。

（一）外分泌腺和内分泌腺

在胚胎时期，某些部位的原始上皮组织向下方结缔组织内增生形成细胞索，进一步发育、分化形成腺上皮及腺。若腺有导管与表面上皮相连，分泌物可经导管排至身体表面或器官的管腔内，这种腺称为外分泌腺（exocrine gland），如汗腺、唾液腺等。若腺没有导管，腺细胞周围有丰富的毛细血管，分泌物通过体液运送，此种腺称为内分泌腺（endocrine gland），如甲状腺、肾上腺等。内分泌腺的分泌物称激素。（图 3－14）

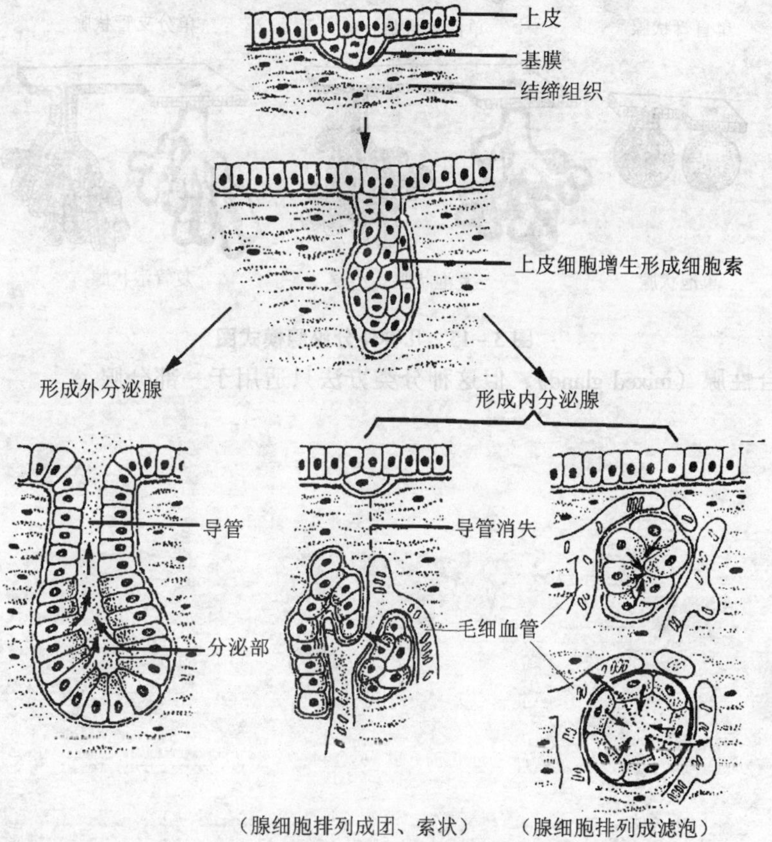

图 3－14　腺的发生

（二）外分泌腺的结构和分类

1. 一般结构　大部分外分泌腺由分泌部和导管两部分组成。

（1）分泌部（secretory portion）　一般由一层腺细胞围成，中央有腺腔，腺细胞合成的分泌物先排入腺腔内，再经导管排出。分泌部的形状可呈管状、泡状或管泡状，呈现后两种形态的分泌部也叫腺泡（acinus）。

（2）导管（duct）　与分泌部相连，管壁由单层或复层上皮组成。导管的主要作用是排出分泌物，但有些腺的导管上皮细胞还有重吸收和（或）分泌功能。

2. 分类

（1）根据分泌部的形状，外分泌腺可分为管状腺（tubular gland）、泡状腺（acinar gland）和管泡状腺（tubuloacinar gland），根据导管有无分枝，又分为单腺（simple gland）和复腺（compound gland）（图 3－15）。

（2）根据分泌物的性质，外分泌腺可分为浆液性腺（serous gland）、粘液性腺（mucous

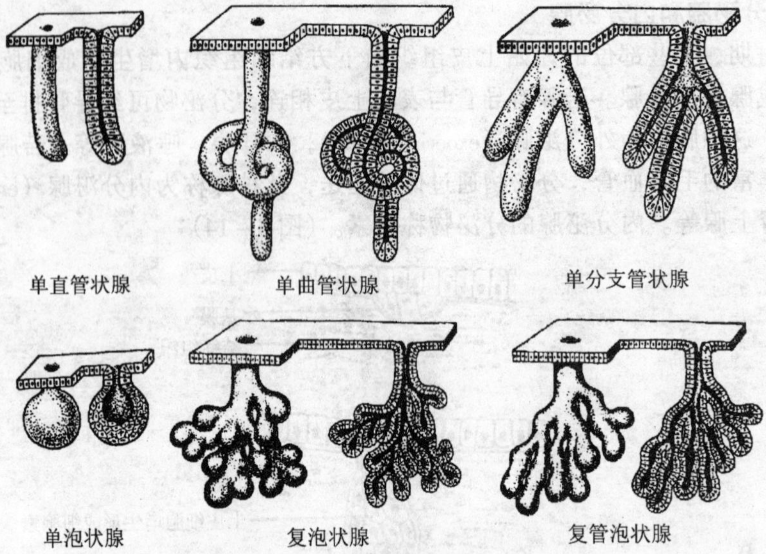

图 3－15　几种外分泌腺模式图

gland）和混合性腺（mixed gland），但这种分类方法只适用于一部分腺。

（舒丹毅）

第四章　结缔组织

结缔组织（connective tissue）起源于胚胎中胚层间充质（mesenchyme）。间充质由间充质细胞和基质构成。间充质细胞呈星状多突形，突起彼此相连成网，细胞质嗜碱性，染为浅蓝色，细胞核较大，核仁明显（图 4-1）。该细胞分化程度很低，在胚胎时期可分化为多种结缔组织细胞、平滑肌和血管内皮细胞等。

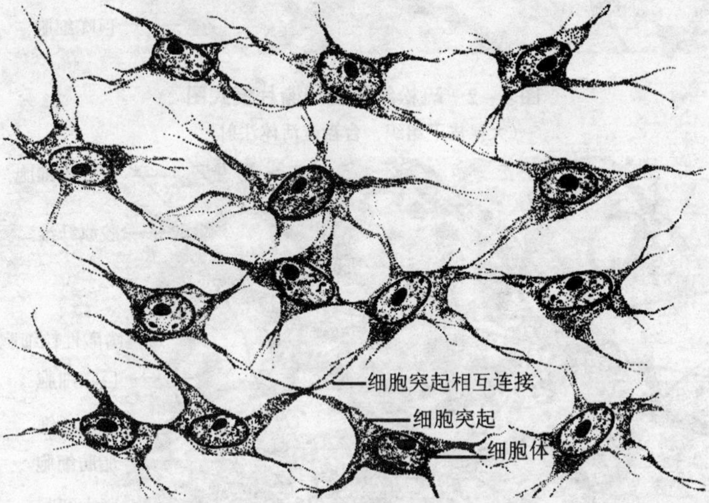

图 4-1　间充质光镜结构模式图

结缔组织与其它基本组织一样，是由细胞和细胞间质所组成。但其中的细胞间质含量多，形式多样，可由液体到固体。细胞间质由纤维和基质构成；细胞数量较少，种类多。

根据结构和功能的特点，结缔组织可分为固有结缔组织、软骨组织、骨组织和血液 4 种类型。

固有结缔组织又可分为疏松结缔组织、致密结缔组织、网状组织和脂肪组织。固有结缔组织的细胞间质中主要是纤维，该组织具有支持、连接、防御保护和营养、修复的功能，其中最典型的是疏松结缔组织。

软骨组织和骨组织主要构成机体的支架，起着支持、保护的作用。血液具有营养、防御、保护等功能。

一、疏松结缔组织

疏松结缔组织（loose connective tissue）被认为是一种充填组织，广泛地分布在机体各种细胞、组织和器官之间。该组织由多种细胞和大量细胞间质构成（图 4-2，图 4-3）。

（一）细胞

疏松结缔组织的细胞多种多样，分别具有不同的功能。

1. 成纤维细胞（fibroblast）　是疏松结缔组织的主要细胞（图 4-2），细胞呈星状扁平

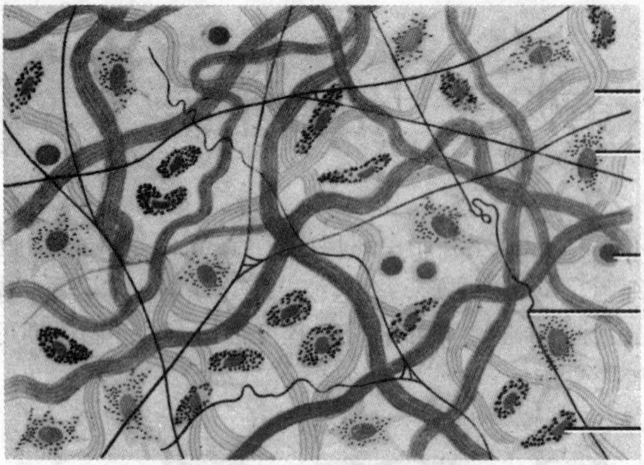

图4-2　疏松结缔组织撕片模式图

（大鼠皮下组织，台盘蓝活体注射）

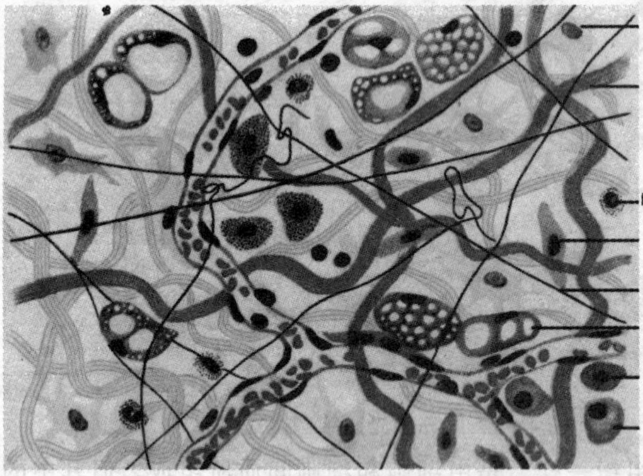

图4-3　疏松结缔组织铺片（大网膜）结构模式图

多突形，细胞边缘不清楚；细胞核大，椭圆形，染色浅，核仁明显；细胞质微嗜碱性，内含可能与产生蛋白多糖有关的 PAS 阳性颗粒。电镜下，细胞质内含丰富的粗面内质网和游离核糖体、发达的高尔基复合体等细胞器（图4-4）。成纤维细胞可产生纤维和基质。

当成纤维细胞功能处于静止状态时，细胞的胞体较小，呈长梭形；细胞核变小，染色深，此时称为纤维细胞（fibrocyte）。

2. 巨噬细胞（macrophage）又称组织细胞（histocyte）。巨噬细胞形态多样，但一般为圆形或椭圆形。当功能活跃时，可伸出伪足而呈多突形；细胞核较成纤维细胞的略小，呈圆形或椭圆形，染色较深；细胞质较丰富，功能活跃时内含有许多颗粒或空泡（图4-2，图4-3）。电镜下，细胞质内含大量的溶酶体、吞噬体和吞饮小泡、较发达的高尔基复合体、少量的粗面内质网和线粒体等（图4-5a）。巨噬细胞具有变形运动和强烈的吞噬能力，当注射异物或活体染料（台盼蓝或墨汁）入动物体内时，则可见这种细胞的胞质内出现大量被吞入的染料颗粒。巨噬细胞属于机体单核吞噬细胞系统的成员（见第九章淋巴器官）。

3. 浆细胞（plasma cell）　细胞呈圆形或椭圆形（图4-3）；细胞核圆形，常偏于细胞一侧，核内染色质丰富，多聚集在核周并向核中心成辐射状排列，形似车轮状；细胞质呈强嗜碱性，在近细胞核处有一浅染而透明的区域。电镜下，细胞质内嗜碱性物质为大量密集的

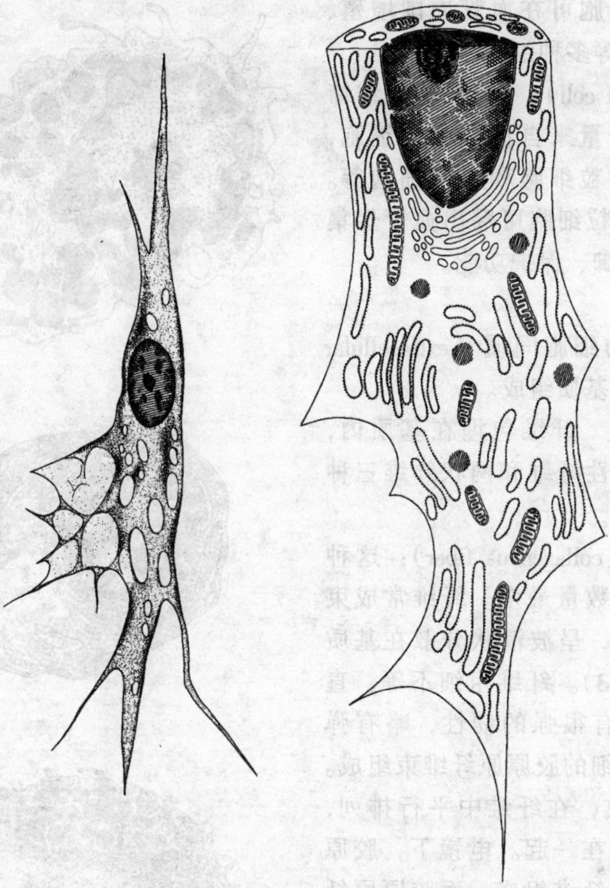

图 4-4 成纤维细胞光镜（左）、电镜（右）结构模式图

粗面内质网，浅染区是高尔基复合体和中心体所在的部位（图 4-5b）。浆细胞来源于 B 细胞。当 B 细胞受到抗原刺激时，淋巴母细胞化，进一步分化成为浆细胞。浆细胞可产生免疫球蛋白（immunoglobulin），或称抗体（antibody），参与机体的体液免疫（见第九章淋巴器官）。在正常的疏松结缔组织中不常见到浆细胞，但在慢性炎症的病灶内可见其增多。

4. 肥大细胞（mast cell） 肥大细胞的胞体较大，呈圆形或椭圆形（图 4-3）；细胞核圆形且小，染色浅；细胞质内充满了粗大的嗜碱性颗粒，此颗粒具有异染性，可被甲苯胺蓝染成红紫色。电镜下，可见颗粒内含许多呈均匀状、点阵状或指纹状的细小微粒；有粗面内质网和高尔基复合体（图 4-5c）。肥大细胞多分布于血管周围，主要参与机体的过敏反应。

肥大细胞的颗粒内含有肝素、组胺、慢反应物质和嗜酸性粒细胞趋化因子等，细胞质内含白三烯，它们在过敏反应中分别与抗凝血、扩张毛细血管、增强毛细血管的通透性及使支气管平滑肌收缩或痉挛有关。

5. 脂肪细胞（fat cell） 脂肪细胞的细胞体大，呈球形；细胞内含有大的脂滴，细胞质被压挤成一薄层，位于脂滴周围。细胞核也被压成扁圆形，居于细胞一侧（图 4-3，图 4-6）。在 HE 染色下，细胞内的脂肪被溶解而呈空泡状。在疏松结缔组织中，脂肪细胞常成群或散在分布于血管周围。脂肪细胞具有参与储存脂肪等功能。

6. 未分化的间充质细胞（undifferentiated mesenchymal cell） 是一种原始、幼稚的未分化细胞，多分布在血管壁的周围。在形态上该种细胞很难与成纤维细胞相区分。但在机体受伤修复过程中，该类细胞可在血管周围增殖、分化成为成纤维细胞等多种细胞。

7. 血细胞（blood cell） 正常疏松结缔组织中，有时可见少量来自血液的血细胞，如淋巴细胞、嗜酸性粒细胞和单核细胞等。在炎症时，大量中性粒细胞可穿出血管聚集在炎症部位，行使防御、保护功能。

（二）细胞间质

疏松结缔组织的细胞间质（extracellular matrix）多，由纤维和基质组成。

1. 纤维（fiber） 纤维包埋在基质内，可分为胶原纤维、弹性纤维和网状纤维三种类型。

（1）胶原纤维（collagenous fiber）：这种纤维新鲜时呈白色，数量最多。纤维常成束且分支，并吻合成网，呈波浪状分散在基质内（图 4 – 2，图 4 – 3）。纤维粗细不等，直径约有 1 ~ 2μm，具有很强的韧性，略有弹性。每条纤维是由更细的胶原原纤维束组成。胶原原纤维束不分支，在纤维中平行排列，由一种胶状基质粘合在一起。电镜下，胶原原纤维束是由胶原原纤维组成，而胶原原纤维又是由原胶原蛋白分子聚合而成，每一根胶原原纤维呈现出具有 64nm，明、暗相间的周期性横纹。

（2）弹性纤维（elastic fiber）：弹性纤维新鲜时呈黄色，纤维分支并连接成网（图 4 – 2，图 4 – 3）。在醛品红染色时显紫色；HE 染色时呈红色，折光性强。该纤维较细，直径约 0.1 ~ 1.0μm，具有很强的弹性，可以伸长

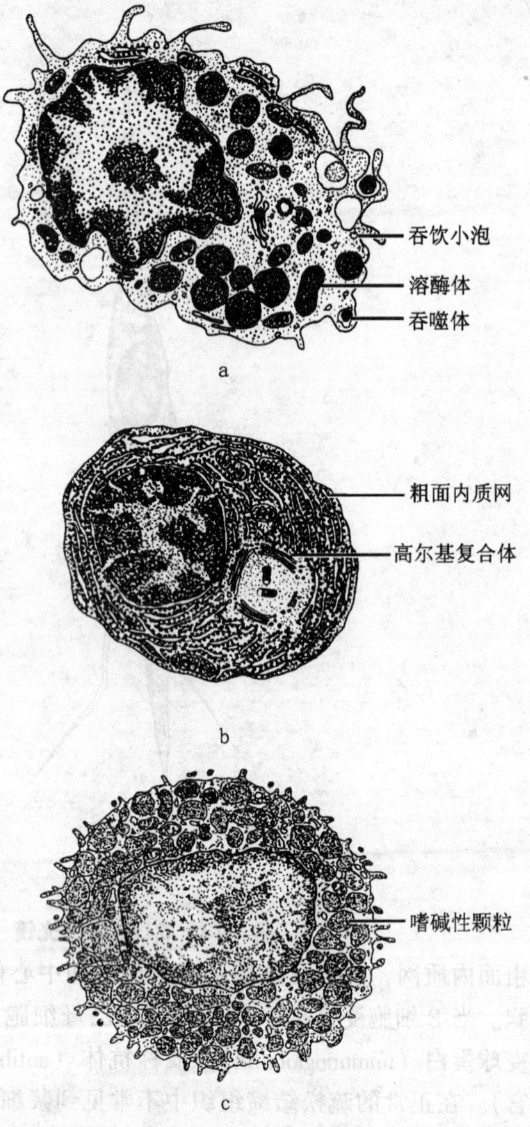

图 4 – 5 巨噬细胞（a）、浆细胞（b）和肥大细胞（c）超微结构模式图

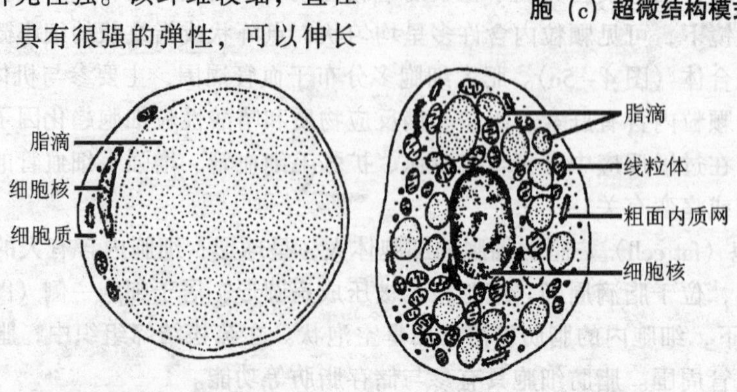

图 4 – 6 脂肪细胞光镜（左）、电镜（右）结构模式图

达原长的1.5倍。

胶原纤维和弹性纤维在疏松结缔组织中交织成网，使其既有韧性，又有弹性。

(3) 网状纤维（reticular fiber）：网状纤维分支并连接成网。纤维直径约0.2～1.2μm，无弹性，但有韧性（图4-10）。在普通染色下，纤维着色很浅，很难分辨；但用硝酸银镀染，则被染成黑色，因此这种纤维又称嗜银纤维。网状纤维主要分布在结缔组织与其它组织的交界处（如在上皮下则成为基膜的网板）和神经、平滑肌和脂肪细胞的周围等。

2. 基质（ground substance）　是一种无色透明的无定形胶体，即可由溶胶态到凝胶态互相转变。其中含有由多糖分子和蛋白质分子结合而成的蛋白多糖（proteoglycans）。其中多糖分子中有较多的透明质酸（hyaluronic acid），具有异染性。透明质酸可使基质形成一种分子筛，从而阻止侵入机体内的物质扩散。但某些病毒和病菌能分泌透明质酸酶，溶解基质，而使它们在体内扩散。另一方面，如治疗的需要，亦可将注射液加透明质酸酶一同注射至皮下组织，则该酶可使透明质酸分解，使得药物得以扩散、吸收，以达到治疗的目的。其它多糖成分是硫酸软骨素、硫酸角质素和硫酸皮肤素等，它们的含量少。

另外，基质中可含有由血管渗出的液体，称组织液（tissue fluid）。体内的细胞通过组织液与血液进行物质交换（图4-7），取得营养物质，排出代谢产物。

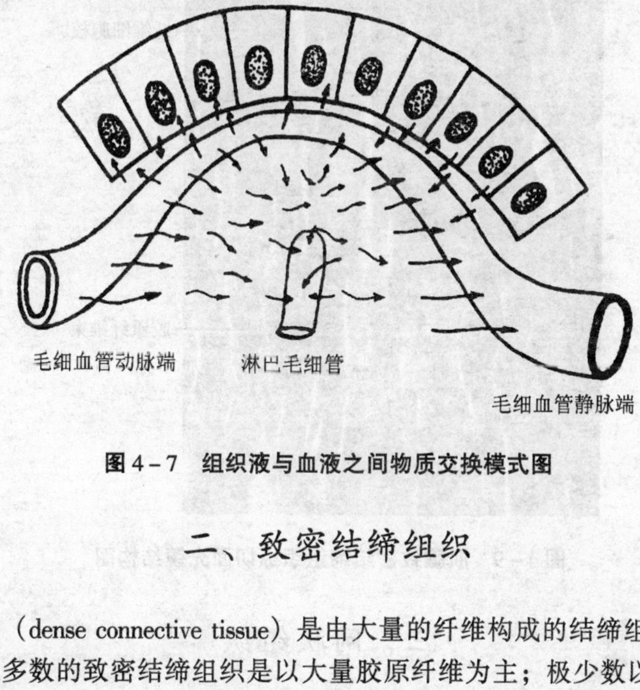

图4-7　组织液与血液之间物质交换模式图

二、致密结缔组织

致密结缔组织（dense connective tissue）是由大量的纤维构成的结缔组织，而细胞和基质甚少。其中，绝大多数的致密结缔组织是以大量胶原纤维为主；极少数以弹性纤维为主。

1. 分布在真皮（图4-8）、巩膜和内脏器官的被膜等处的致密结缔组织，其细胞间质主要含大量粗大、但排列不规则的胶原纤维束，纤维束交织成致密的板层结构，仅有少量细胞和基质。

2. 分布在肌腱（图4-9）、腱膜等处的致密结缔组织细胞间质中主要含大量粗大、平行排列的胶原纤维束，纤维间借少量基质相连。腱细胞（成纤维细胞）沿纤维的长轴排列。

3. 以大量粗大的弹性纤维束为主的致密结缔组织，在不同组织中，纤维的排列不同。分布在韧带等处的弹性纤维常平行排列成束；分布在大动脉等处的弹性纤维多编织成网。

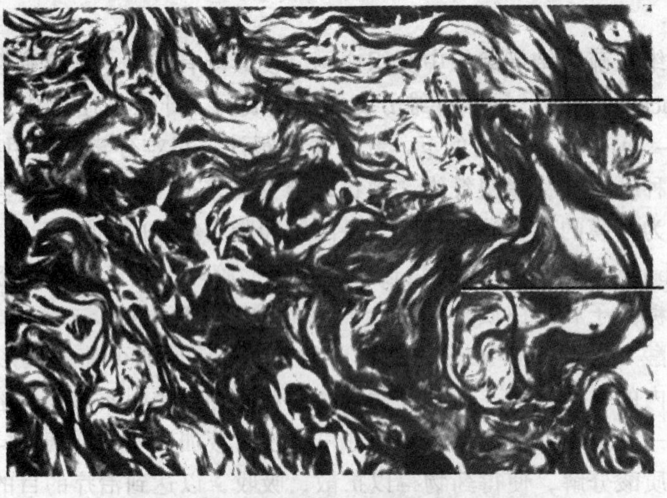

图 4－8　真皮致密结缔组织光镜结构图

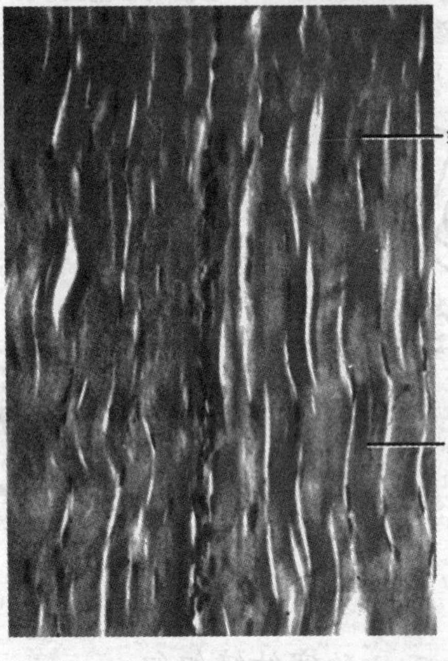

图 4－9　肌腱致密结缔组织纵切面光镜结构图

三、网状组织

网状组织（reticular tissue）又称网状结缔组织（reticular connective tissue）（图 4－10）。是构成造血器官和淋巴器官的基本组织成分。该组织主要由网状细胞和细胞间质组成。细胞间质中的主要成分是网状纤维，基质是流动的淋巴液或组织液。

网状细胞较大，呈星状多突形，突起彼此相互连接，网状纤维位于细胞体及突起间。细胞核大，呈圆形或椭圆形，染色质细而疏，染色浅，核仁明显。细胞质较多，呈弱嗜碱性。

网状纤维分支交互成网，与网状细胞共同构成造血组织和淋巴器官的支架，形成一个适宜造血细胞生长发育、增殖和分化的微环境。该组织主要分布在红骨髓、胸腺、淋巴结、脾脏和扁桃体等处。

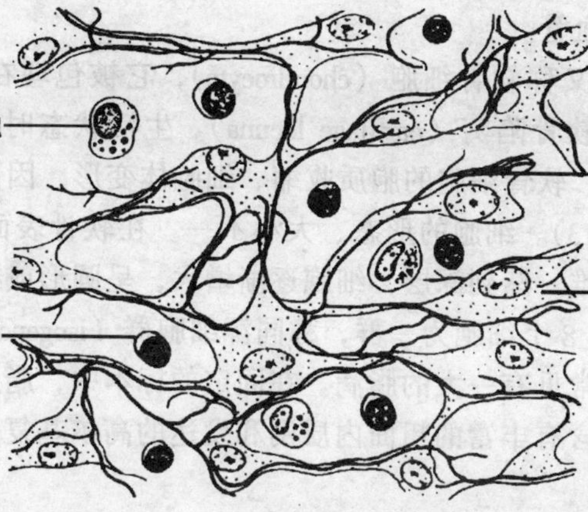

图 4-10　网状组织光镜结构模式图

四、脂肪组织

脂肪组织（adipose tissue）由大量脂肪细胞聚集而成（图 4-11）。疏松结缔组织和血管形成薄层的隔，把脂肪细胞分隔成若干小叶，大量分布在皮下组织、肠系膜、网膜等处，并且包裹心脏、肾和肾上腺等器官。全身只在神经系统、肺、阴茎和眼睑处无脂肪组织。两性皮下组织中脂肪的分布有着显著的差别。

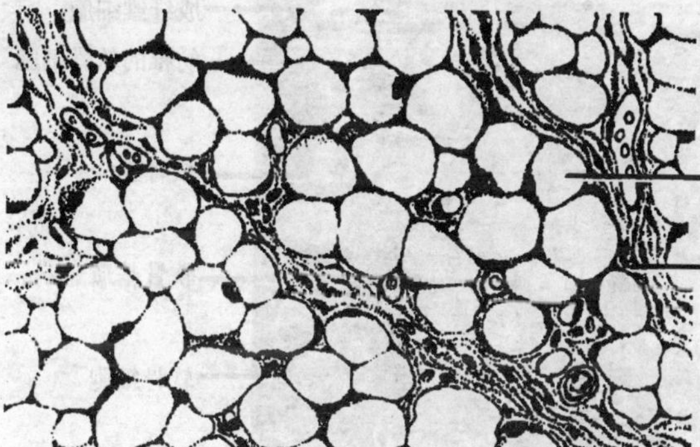

图 4-11　脂肪组织光镜结构模式图

脂肪组织主要储存脂肪，是机体内最大的"能量库"，同时具有支持、缓冲保护和保持体温等作用。

五、软　骨

软骨（cartilage）也是由细胞和细胞间质组成。根据细胞间质中纤维的不同，软骨可分为三种：透明软骨、纤维软骨和弹性软骨。

（一）透明软骨

这种软骨分布较广，多在关节等处。肋软骨、呼吸道某些软骨也为透明软骨（hyaline cartilage）。透明软骨新鲜时呈透明状。细胞间质中仅含少量胶原原纤维，而基质十分丰富。此类软骨内无血管和神经（图 4-12，4-13）。胚胎的软骨、或较大的软骨内偶尔可见大血管穿行，但不分支为毛细血管。

1. 细胞　软骨的细胞又称软骨细胞（chondrocyte），它被包埋在软骨基质内。其所占据的空间－基质内小腔，称软骨陷窝（cartilage lacuna）。生活状态时，细胞充满于软骨陷窝；但在固定后制成的标本中，软骨细胞的胞质收缩、细胞体变形，因而在软骨陷窝壁与细胞间可见空隙（图 4－12，4－13）。细胞的形态、大小不一。在软骨表面的是与之平行的扁平椭圆形细胞，细胞较小而幼稚。渐到深层，细胞逐渐增大，呈圆形或椭圆形，并不断在软骨陷窝内分裂、增殖，形成 2～8 个细胞为一群，称同源细胞群（isogenous group）；细胞核小，呈圆形；细胞质微嗜碱性，常见有一大的脂滴。在固定的标本中，脂肪经脱水而溶解，故只留空泡。电镜下，细胞质内含有丰富的粗面内质网和发达的高尔基复合体，线粒体较少。

2. 细胞间质

（1）纤维：透明软骨基质中无胶原纤维，但在电镜下观察，可见许多细小的胶原原纤维，无横纹，排列不整齐，并相互交织成网。

（2）基质：软骨基质含有 70% 的水分，但呈凝胶状，具有韧性。有机成分主要是蛋白多糖。多糖分子中主要是硫酸软骨素，具有异染性。硫酸软骨素在软骨陷窝的周缘，特别是在新生软骨的一个或一组软骨陷窝外面较多，染色很深，称软骨囊（cartilage capsule）（图 4－12，4－13），它们是新生的软骨基质。电镜下，软骨囊内无纤维。远离陷窝的基质异染性较弱。

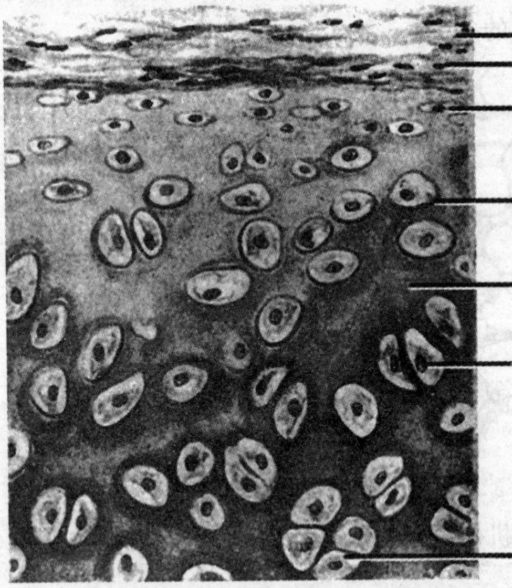

图 4－12　透明软骨低倍光镜结构模式图

3. 软骨膜和软骨的营养　软骨外面包裹有一层较致密的结缔组织（关节软骨的表面无），即称软骨膜（perichondrium）。软骨膜可分为两层：外层纤维较致密，血管少，细胞疏散，主要起保护作用；内层纤维较少，血管和细胞较多，主要有营养等作用。

4. 软骨的发生和生长方式　在紧贴软骨处的软骨膜内有一种能形成成骨细胞或软骨细胞的幼稚细胞，称骨原细胞。该细胞一般呈梭形，可增殖、分化为软骨细胞。

软骨的生长可有两种并存的方式：

（1）软骨膜下生长：又称附加性生长。软骨膜内的骨原细胞不断地分裂、增殖、分化为软骨细胞，借此软骨逐层增粗。

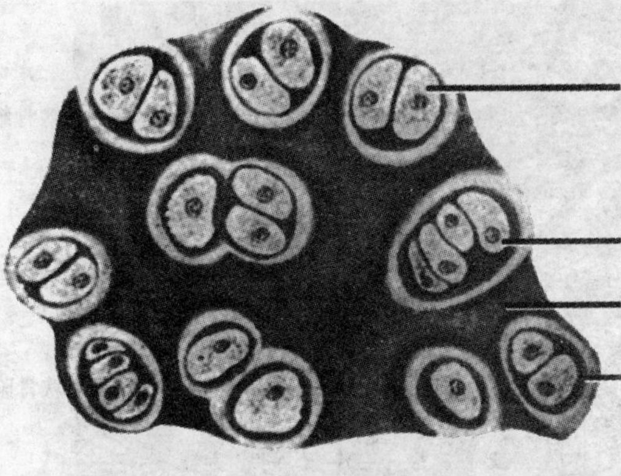

图 4－13　透明软骨高倍光镜结构模式图

(2) 软骨内生长：又称间质性生长。表层新生的软骨细胞逐渐由周边到深层，细胞变大，体积增加，彼此距离渐远；同时软骨细胞在深层软骨内分裂，新生的细胞聚集成一群，形成同源细胞群；另外，基质和纤维也相应增加。由此软骨不断地在内部长大、增长。

（二）纤维软骨

纤维软骨（fibrous cartilage）分布在椎间盘、关节盂、关节盘、耻骨联合面之间的连接处以及关节软骨的肌腱附着处。与之相连续的致密结缔组织之间无明显界限。肉眼观察纤维软骨呈白色。纤维软骨的细胞间质内胶原纤维丰富，且成束存在（图 4－14）。软骨细胞位于软骨陷窝内，散在于纤维束之间。

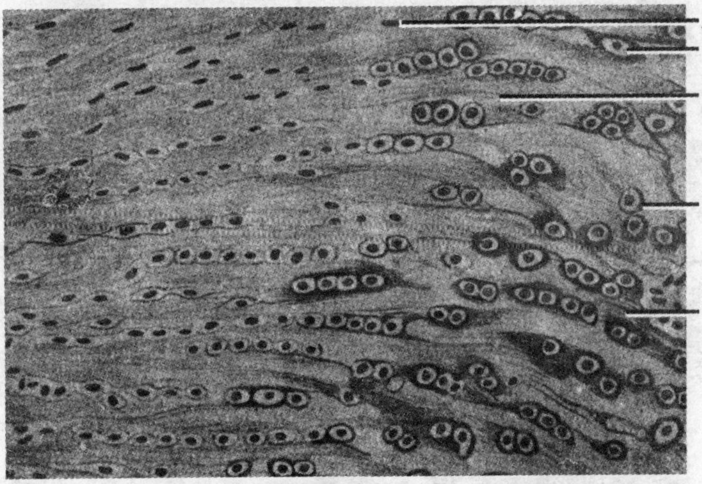

图 4－14　肌腱与纤维软骨的移行部光镜结构模式图

（三）弹性软骨

弹性软骨（elastic cartilage）分布在耳廓、外耳道、咽鼓管、会厌和喉软骨。其细胞间质内含有大量的弹性纤维（图 4－15），因而软骨呈黄色。

六、骨组织和骨

骨组织（osseous tissue）是坚硬的结缔组织，构成全身各骨的主要部分。骨在体内作为全身的支架，保护内部器官。

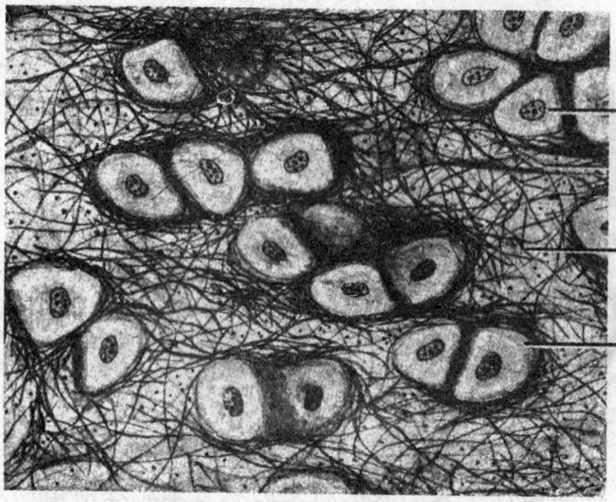

图 4-15　弹性软骨光镜结构模式图

(一) 骨组织基本结构

骨组织是由细胞和钙化的细胞间质（骨质）组成。

1. 细胞　骨组织中的细胞有四种：骨原细胞、成骨细胞、骨细胞和破骨细胞。其中骨细胞最多，位于骨质内。其它细胞均位于骨质边缘。（图 4-16）

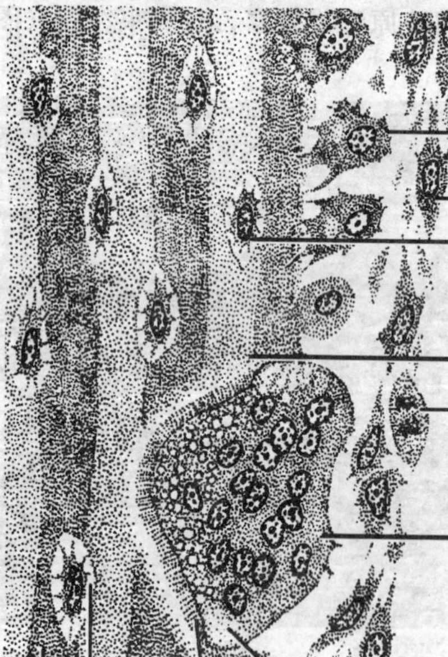

图 4-16　骨组织的各种细胞光镜结构模式图

（1）骨细胞（osteocyte）：骨细胞呈多突形，细胞体扁平椭圆形，突起多而细长，相邻细胞突起借缝隙连接相互连接。细胞体居于细胞间质中，其所占空间称骨陷窝（bone lacuna），而其细胞突起所占空间称骨小管（bone canaliculi），各骨陷窝借骨小管彼此相沟通。细胞核呈椭圆形，异染色质多（图 4-17）。电镜下，细胞质内含少量的线粒体、高尔基复合体和散在的粗面内质网等。

（2）骨原细胞（osteogenic cell）：骨原细胞是骨组织的干细胞。细胞体较小，呈梭形；细胞核椭圆形；细胞质较少，弱嗜碱性。骨原细胞存在于骨外膜和骨内膜贴近骨质处，当骨组

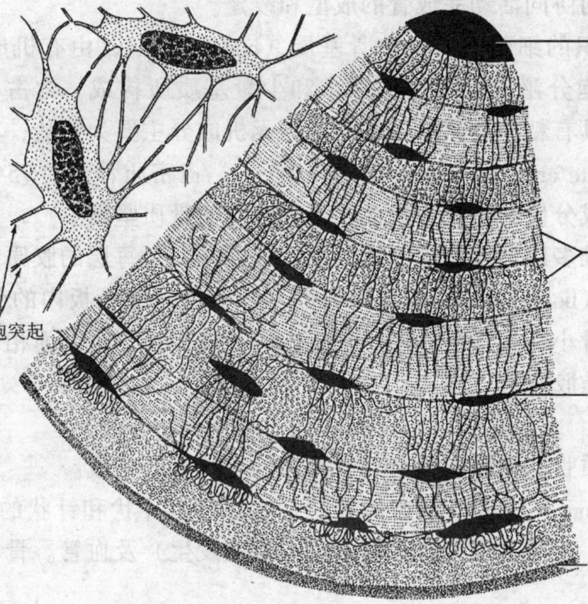

图 4－17　骨板与骨细胞光镜结构模式图

织生长或重建时，它能分裂、分化为成骨细胞。

(3) 成骨细胞 (osteoblast)：成骨细胞较大，呈柱状或椭圆形，分布在骨质的表面。幼儿的成骨细胞较多。细胞核呈圆形，核仁明显；细胞质强嗜碱性，染为深蓝色。电镜下，可见细胞质内含大量的粗面内质网和发达的高尔基复合体。成骨细胞具有分泌骨质有机成分的功能。

(4) 破骨细胞 (osteoclast)：破骨细胞数量较少，分布在骨质的表面，在紧贴骨质的一侧有纹状缘。破骨细胞是一种多核大细胞，一般可含 6～50 个细胞核；细胞质强嗜酸性，呈泡沫状。电镜下，纹状缘是由许多不规则的微绒毛组成，又称皱褶缘 (ruffled border)。电镜下，可见细胞质内含大量的粗面内质网、发达的高尔基复合体、丰富的线粒体和溶酶体。破骨细胞具有很强的重吸收骨能力。

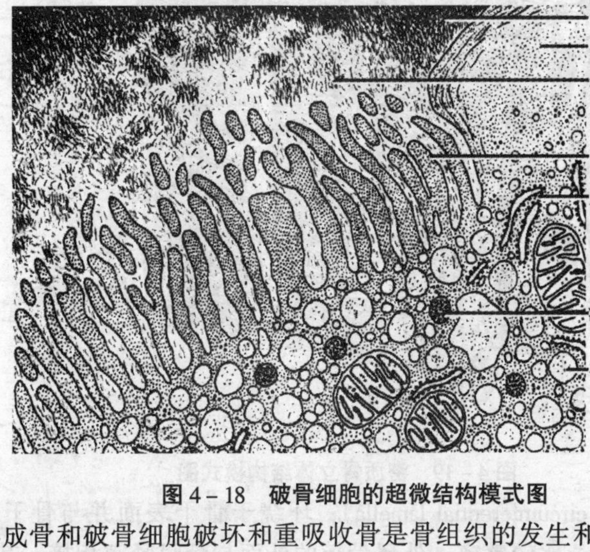

图 4－18　破骨细胞的超微结构模式图

成骨细胞形成骨和破骨细胞破坏和重吸收骨是骨组织的发生和骨的生长、发育必不可少的两个方面，通过二者的协同活动完成骨的成型和改建。

2. 细胞间质　骨组织的细胞间质又称骨基质（bone matrix），由有机成分及无机成分组成。有机成分是成骨细胞分泌的大量胶原纤维和少量基质所构成，约占密质骨重的24%。基质呈无定型凝胶状，具有粘合胶原纤维的作用。无机成分主要为钙盐，其化学结构为羟基磷灰石结晶（hydroxyapatite crystal，$Ca_{10}(PO_4)_6(OH)_2$），占密质骨重的75%。骨盐含量随年龄的增长而增加。有机成分使骨质具有韧性，无机成分使骨质坚硬。

骨组织中的胶原纤维多以高度有规律地分层排列为特征。每层的胶原纤维与基质共同构成薄板状结构，称骨板（bone lamella）。骨细胞位于骨板之间或骨板内的骨陷窝内，相邻骨细胞突起通过骨板内的骨小管相连接。同一骨板内的纤维相互平行，而相邻骨板内的纤维则相互垂直，如同多层木质胶合板（图4-17）。

（二）长骨的结构

长骨由松质骨、密质骨、骨膜、关节软骨及血管、神经等构成。

1. 松质骨（spongy bone）　多分布在长骨的骨骺部，由片状和针状的骨小梁连接而成，之间有肉眼可见的腔隙。腔隙内可见红骨髓（见本章血发生）及血管。骨小梁由成层排列的骨板和骨细胞所组成。

2. 密质骨（compact bone）　多分布在长骨骨干，由不同排列方式的骨板组成（图4-19）。骨板排列方式有以下四种：

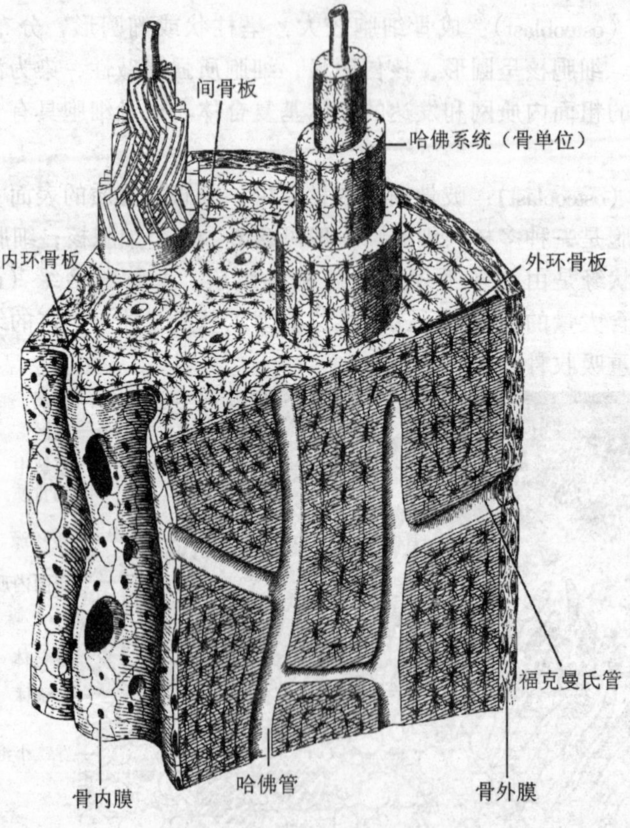

图4-19　密质骨立体结构模式图

（1）外环骨板（outer circumferential lamella）：环绕于骨干表面并与骨干表面平行排列的骨板，约有数层或十数层，比较整齐。外环骨板的外面与骨膜紧密相接，其中可见横向穿行的管道，称穿通管（perforating canal），又称福克曼（Volkmann）管，骨外膜的小血管由此进入骨内。

（2）内环骨板（inner circumferential lamella）：居于骨干的骨髓腔面，仅由少数几层骨板组成，不如外环骨板平整。内环骨板表面衬以骨内膜，后者与被覆于松质骨表面的骨内膜相接续。内环骨板中也有穿通管穿行，管中的小血管与骨髓血管相通连。

（3）哈佛骨板（Haversian lamella）：介于内、外环骨板之间，是骨干密质骨的主要部分，它们以哈佛管（Haversian canal）为中心呈同心圆排列，并与哈佛管共同组成哈佛系统（Haversian system），又称骨单位（osteon）。哈佛管也称中央管（central canal），内有血管、神经及少量的结缔组织。长骨骨干主要是由大量的哈佛系统组成（4－19）。

（4）间骨板（intermediate lamella）：为填充在骨单位之间的一些不规则的平行骨板，它是旧的未被吸收的骨单位或外环骨板的残留部分。其中除骨陷窝及骨小管之外，无其它管道。

3. 骨膜　由致密的结缔组织所组成的纤维膜。除关节面以外，骨的内、外表面均被覆一层骨膜。外表面的称骨外膜（periosteum），又可分为两层：外层较厚，由致密的结缔组织所组成，纤维粗大而密集，有的纤维横向穿入外环骨板，称穿通纤维（perforating fiber），起固定骨膜和韧带的作用；内层疏松，富含小血管及神经，并含有较多的骨原细胞或成骨细胞。骨内膜（endosteum）被覆在骨髓腔面、骨小梁的表面、中央管及穿通管的内表面，为薄层的结缔组织膜。该层纤维少，细胞常排列成一层，颇像单层扁平上皮，细胞间有缝隙连接，它们与骨细胞突起之间也可有缝隙连接。

（三）骨的发生

软骨及骨组织均源于骨原细胞。骨的发生有两种方式：

1. 膜性骨发生（intramembranous osteogenesis）　由含骨原细胞的结缔组织膜直接骨化而成。只有额骨、顶骨、面骨及锁骨等一些扁骨是以此方式发生。首先，在将要形成骨的部位血管增生，间充质细胞分裂增生形成膜状。在膜上开始成骨的部位称为骨化中心。该处的间充质细胞进一步分化为骨原细胞，其中大部分骨原细胞分化为成骨细胞。成骨细胞则可产生、分泌纤维和基质，称类骨质（osteoid）。成骨细胞逐渐被类骨质包埋而成为骨细胞，类骨质因有大量骨盐沉着而成为骨质。

在骨质的表面始终保留着少量骨原细胞。在骨化中心的周围骨化不断扩展，最初形成骨小梁，进而形成松质骨。以后成骨细胞在内、外骨膜之间、松质骨表面形成密质骨，并不断地增厚。成骨细胞在扁骨的外面成骨，而破骨细胞在扁骨的内面溶解吸收已形成的骨组织。例如颅骨在生长时，其外面生长的多，内面吸收的也多，使其曲度逐渐改变，以适应头颅的发育。

2. 软骨性骨发生（cartilagenous osteogenesis）　由间充质先形成软骨雏形，然后软骨不断生长并逐渐被骨所替换。颅底、躯干、四肢骨等主要是以此方式发生。同时，在骨外膜的内层又并存着膜性骨发生。

现以长骨的发生为例说明软骨性骨发生的过程（图4－21）。

（1）软骨雏形的形成：胚胎时期，间充质在将要形成长骨的部位，分化出骨原细胞；部分骨原细胞进一步分化为软骨细胞，并逐渐形成与长骨形状大致相似的透明软骨，其外被覆软骨膜。

（2）骨领形成：在软骨雏形的中段软骨膜下，深层的骨原细胞分化成为成骨细胞，并在

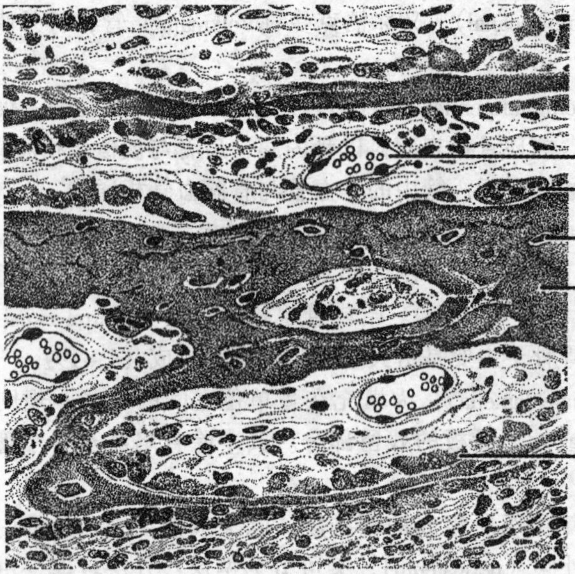

图 4-20 头部膜成骨光镜结构图

（引自 Basic Histology）

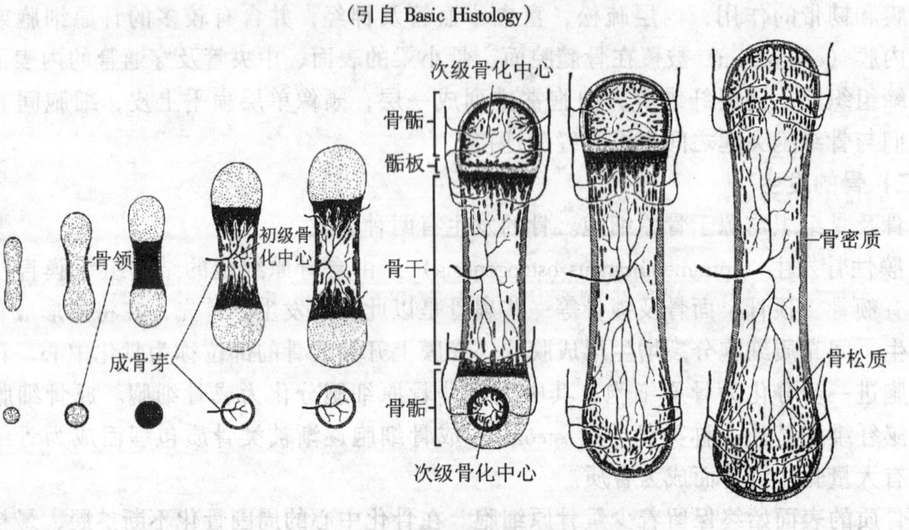

图 4-21 长骨发生模式图

一定的条件下以膜内成骨的方式形成薄层原始骨组织。这层骨组织在软骨膜深层包绕软骨雏形，尤如领圈状，故称骨领（bone collar）。骨领形成后，其表面的软骨膜即改名为骨外膜。

（3）初级骨化中心形成：出现在软骨雏形的中央。在骨领形成的同时，此处的软骨细胞停止分裂，并渐成熟、肥大、退化，软骨细胞间质钙化而呈强嗜碱性。骨外膜的血管和骨原细胞侵入。在营养和氧供应充足的前提下，骨原细胞不断地分化为成骨细胞。成骨细胞附于钙化的软骨基质残片表面而成骨，由此确定了最先发生骨化的部位。

（4）骨髓腔的形成：初级骨化中心所形成的骨组织均是原始骨组织，并且是针状或薄片状的骨小梁，它们互相连接成原始松质骨。在骨化中心两侧，从软骨雏形两端至骨化中心，软骨组织不断增长使软骨雏形逐渐加长，骨化又不断向两端扩展，使骨干不断地加长。同时，已形成的骨小梁逐渐被破骨细胞破坏、重吸收，使骨干中央出现仅有血管和骨髓样组织分布的大腔，称为骨髓腔。在此同时，骨领外面不断地以膜内成骨的方式成骨，使骨干不断加粗；而骨领内面又不断地被破骨细胞溶解吸收，由此骨髓腔不断地增宽、加大。

（5）次级骨化中心出现与骺板形成：在骨发生和生长的过程中，长骨的两端软骨内又先后出现新的骨化中心，称次级骨化中心。但各骨出现的时间有所不同，大多在出生后出现；同一长骨两端的次级骨化中心出现的时间也有早晚。

次级骨化中心出现之后，位于骨骺和干骺端之间的软骨便称为骺板（epiphyseal plate），它是长骨增长的基础。骨的增长主要是通过骺板软骨向两端生长所致。

骺板内的软骨细胞不断地增殖、生长、分泌软骨基质以及细胞间质钙化；同时，初级骨化中心又不断向两端扩展，破骨细胞溶解、吸收钙化的软骨；成骨细胞产生类骨质并钙化为骨质。由此骺板和骨干间具有软骨静止状态、软骨增殖状态、软骨基质钙化以及形成类骨质并随即被钙化为骨质，使此处的软骨全部被骨质所替换的连续过程。

通过以上的依次变化使长骨不断增长。正常情况下，软骨增长的速度与软骨破坏及成骨的速度保持平衡状态，故骺板的厚度相对恒定。约至 17～20 岁时骺板软骨完全被骨质所替换，骨停止生长。骨的增粗是由骨膜向骨表面不断形成外环骨板的方式而实现的，一般在 25～30 岁时停止增粗。

（四）骨的再生及影响骨生长的因素

1. 骨组织的再生能力较强。骨折后，只要及时采取正确的措施，一般均可完全愈合。全过程经过急性炎症期、修复期及改建期。

2. 影响骨生长的因素很多，其中包括内因和外因两个方面，如遗传因素、母体妊娠期间的身体及营养状况等。

七、血液和血发生

血液（blood）　血液是一种液状、特殊的结缔组织，由血细胞、血小板和血浆组成（表 4－1）。

表 4－1　血液的组成与各种细胞和血小板的正常值

- 血液
  - 血浆
    - 纤维蛋白原
    - 血清
  - 血细胞
    - 红细胞（350 万～500 万个/μl）
    - 白细胞（4 000～10 000 个/μl）
      - 有粒白细胞
        - 中性粒细胞（50%～70%）
        - 嗜酸性粒细胞（0.5%～3%）
        - 嗜碱性粒细胞（0～1%）
      - 无粒白细胞
        - 淋巴细胞（20%～30%）
        - 单核细胞（3%～8%）
  - 血小板（10 万～40 万个/μl）

1. 血浆　是流动的液体，约占血液容积的 55%，其中约 90% 是水，其余为血浆蛋白（包括白蛋白、球蛋白、纤维蛋白原）及其它可溶性物质。血液从血管流出后，其内的纤维蛋白原转变为纤维蛋白，并参与血细胞的凝固。血液凝固后所析出的淡黄色清明液体，称血清。因此，血清中不含纤维蛋白原。

2. 血细胞及血小板　约占血液容积的 45%，正常人各种血细胞的数量和比例相对呈动态平衡。临床上将血细胞、血小板的形态、数量、比例和血红蛋白的含量的测定称为血象。

血象对于了解机体状况和诊断疾病十分重要。

血细胞的形态结构通常是采用外周血涂片、Wright 和（或）Giemsa 染色、光镜下进行观察。

（一）血细胞

血细胞（blood cell）又包括红细胞和白细胞两大类。

1. 红细胞（red blood cell，erythrocyte）　红细胞呈双凹扁圆形，中央较薄，周边较厚，直径约 7～8μm（图 4－22）。扫描电镜下，可清楚地显示红细胞的这种形态特点（图 4－23）。新鲜的血液，常见红细胞粘合成串，为红细胞缗钱。

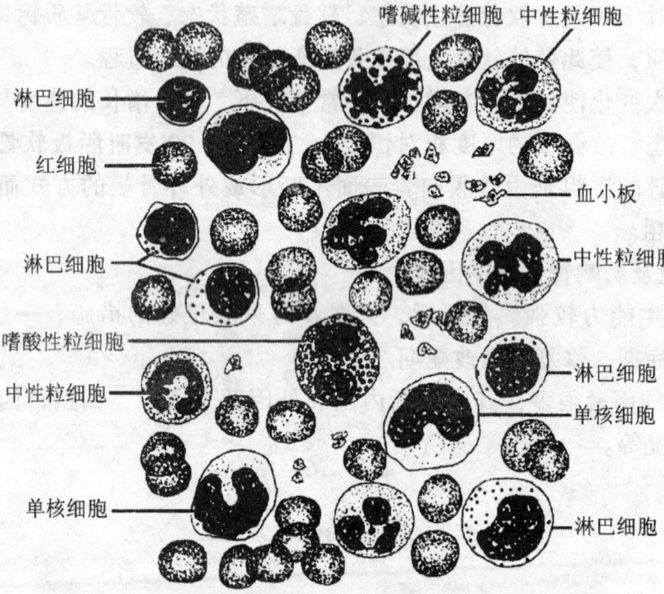

图 4－22　血液中各种血细胞和血小板光镜结构模式图

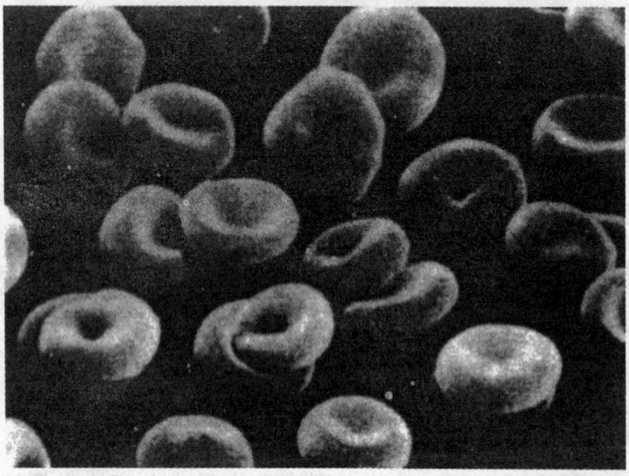

图 4－23　红细胞扫描电镜像

新鲜单个的红细胞在光镜下呈黄绿色，而大量红细胞肉眼观察时为猩红色。成熟的红细胞无细胞核和其它细胞器，细胞质中充满了血红蛋白（hemoglobin，Hb）。血红蛋白在细胞质内浓度很高，约占红细胞重量的 33%。它是一种含铁的蛋白质，具有与 O_2 结合为氧合血红蛋白的能力。

在肺泡中 O_2 分压高时，通过血液循环，红细胞借血红蛋白把 O_2 携带到体内各组织、细胞中。而在组织、细胞中，CO_2 分压高、而 O_2 分压低时，它也可以释放 O_2，而与 CO_2 结合成还原血红蛋白，把 CO_2 带到肺泡内释放，并再与 O_2 结合，以此进行细胞与外界的气体交换。而红细胞的形态结构提供了进行气体交换更大的、有效的表面积。

正常成人血液中，女性约含 350 万 ~ 450 万个/μl 红细胞，每 100ml 血液中含 10.5 ~ 13.5g 血红蛋白；男性约含 400 万 ~ 500 万个/μl 红细胞，每 100ml 血液中含 12 ~ 15g 血红蛋白；幼年血液中两者的含量均较高。

红细胞在体内一般可存活 120 天左右。

网织红细胞（reticulocyte）：网织红细胞是一种未完全成熟的红细胞，数量很少，只占成人外周血红细胞总数的 0.5% ~ 1.5%，新生儿可达 3% ~ 6%。网织红细胞较成熟红细胞略大，常规染色下两者不易区分。用煌焦油蓝体外活体染色，可见细胞内有蓝色的细网或颗粒，电镜下为残留的核糖体。因此，网织红细胞还具有合成血红蛋白的能力，1 ~ 3 天后网织红细胞即可发育成熟，并失去该功能。在临床上，网织红细胞的计数可作为贫血等某些血液性疾病诊断、疗效判断和预后估计的指标之一。

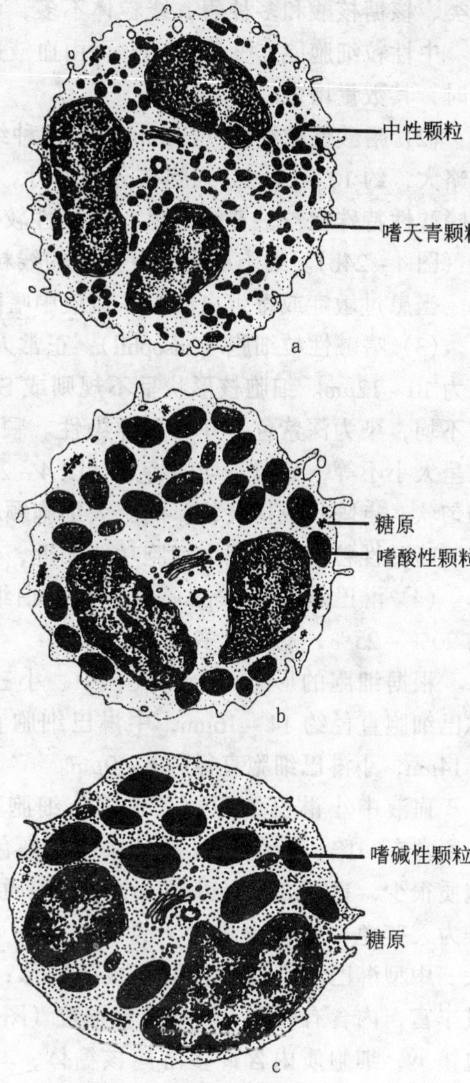

图 4-24　中性粒细胞(a)、嗜酸性粒细胞(b)、嗜碱性粒细胞（c）超微结构模式图

2. 白细胞（white blood cell，leukocyte）

白细胞为无色、有核的球形细胞。正常成人的血液中含量较少，一般为 4 000 ~ 10 000 个/μl，幼儿较多。白细胞可分为有粒和无粒白细胞两类。有粒白细胞的胞质内含有特殊颗粒，在 Wright 染色下又可分为三种，即中性粒细胞、嗜酸性粒细胞和嗜碱性粒细胞（图 4-24）。无粒白细胞又可分为淋巴细胞和单核细胞。

(1) 中性粒细胞（neutrophil）：白细胞中最多的一种，约占白细胞总数的 50% ~ 70%，细胞直径约 10 ~ 12μm。细胞核形态多样，有的为弯曲带状，称带状核；有的核分叶，叶间有细丝相连，称分叶核。分叶核的叶数 2 ~ 6 叶不等，正常成人血液中多见 2 ~ 3 叶核的细胞。带状核的细胞较幼稚，约占粒细胞总数的 5% ~ 10%，若比例显著增高，临床上称之为核型左移，此现象多出现在严重的细菌性感染时。细胞核内的染色质颗粒粗大，凝聚成块状，无核仁；细胞质内散布着细小的颗粒（图 4-22）。电镜下可见颗粒为米粒状，少数呈球形，长约 0.2 ~ 0.5μm。颗粒又可分为两种：即特殊颗粒，较小，显中性，被染为淡粉红色，约占 80%；嗜天青颗粒，较大，染为红紫色，约占 20%。另外，细胞质内含有糖原、脂类、核糖核酸和多种酶，线粒体不多，可见高尔基复合体（图 4-24a）。

中性粒细胞能作变形运动，可由血液进入结缔组织中，具有活跃的吞噬能力。在急性炎症时，其数量增多。

（2）嗜酸性粒细胞（eosinphil）：这种细胞占白细胞总数的 0.5%～3%。体积较中性粒细胞略大，约 10～15μm。细胞核分为两叶，染色质颗粒粗大，染色略浅。细胞质内含有粗大的嗜酸性特殊颗粒，着鲜红色，折光性较强（图 4-22）。电镜下，可见颗粒中含有晶状小体（图 4-24b）。细胞质内含有少量的线粒体，可见高尔基复合体。

当患过敏症或寄生虫病时，血液中嗜酸性粒细胞增多。

（3）嗜碱性粒细胞（basophil）：正常人血液中极少，只占白细胞总数的 0～1%。细胞直径为 10～12μm。细胞核形状呈不规则或 S 形，着色很浅。细胞质内特殊颗粒大小不等、分布不均，染为深紫色，并具有异染性。颗粒常遮盖细胞核（图 4-22）。电镜下，嗜碱性颗粒呈大小不等，分布不均的特点（图 4-24c）。功能活跃的嗜碱性颗粒内含有细小微粒，呈均匀状、点阵状或指纹状，同肥大细胞颗粒（参见图 4-5）。

嗜碱性粒细胞与肥大细胞功能相近，但两者关系尚不清楚。

（4）淋巴细胞（lymphocyte）：约为白细胞总数的 20%～25%，幼儿较多。

根据细胞的形态可分为大、中、小三型。大淋巴细胞直径约 14～16μm，中淋巴细胞直径约 9～14μm，小淋巴细胞直径约 6～9μm。

血液中小淋巴细胞数量最多。细胞核圆形，一侧常有凹陷，染色质致密呈块状，染色深。细胞质很少，只在细胞周边成一窄缘，胞质嗜碱性，染为天蓝色，常含少量嗜天青颗粒（图 4-22）。大、中型淋巴细胞较少，细胞核呈肾形；细胞质较丰富，内含有较多大的嗜天青颗粒（图 4-22）。电镜下，细胞质内含许多游离核糖体，其它细胞器不发达（图 4-25a）。

目前，根据淋巴细胞的发生部位、表面特征、寿命长短和免疫功能的不同，至少又可分为 T 细胞、B 细胞、K（killer，杀伤）细胞和 NK（natural killer，自然杀伤）细胞等四类。

T 细胞是在胸腺（thymus）内分化、发育，而后进入血液循环或淋巴组织的，故以其字首“T”表示。该类细胞数量最多，约占淋巴细胞总数的 75%；寿命较长，可长达数月至数年；具有参与机体细胞免疫的功能。

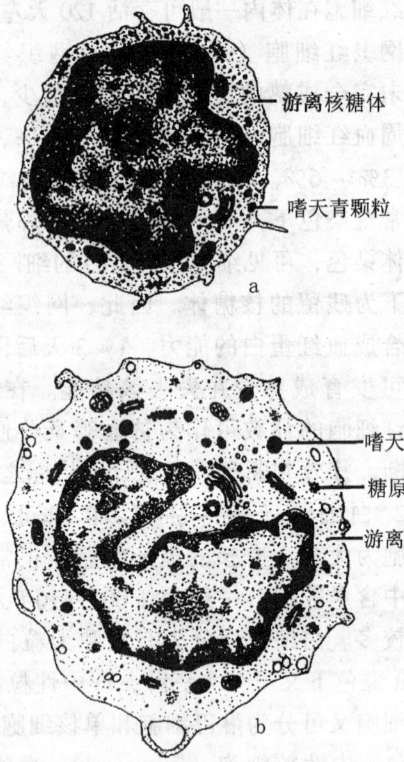

图 4-25　淋巴细胞（a）、单核细胞（b）、超微结构模式图

B 细胞是在骨髓（bone marrow）内分化、发育，而后进入血液循环或淋巴组织的，故以其字首“B”表示。该类细胞约占淋巴细胞总数的 10%～15%；寿命长短不同，为数日、数周至数年；具有参与机体体液免疫的功能。

（5）单核细胞（monocyte）：这种细胞占白细胞总数的 3%～8%。是血液中体积最大的细胞，约 14~20μm。细胞核形态多样，呈圆形、卵圆形、肾形、不规则形或马蹄形，核染色质颗粒细小，呈细网状，染色较浅；细胞质丰富，呈弱嗜碱性，染为浅灰蓝色，内含紫红色的嗜天青颗粒（图 4-22）。电镜下，高尔基复合体大而明显，多位于细胞质较多的一侧（图 4-25b）。

单核细胞在血液内具有一定的吞噬作用，属于单核吞噬细胞系统的成员之一（参见第九章淋巴器官）。

3. 血小板（blood platelet）　血小板是由骨髓内巨核细胞脱落而成的细胞质碎块，体积很小，直径为 2~4μm。在血循环中，血小板一般呈双凸盘状，当受到刺激时，则伸出突起，成不规则形。在 Wright 染色的血涂片，光镜观察，血小板一般呈星状多突形，常聚集成群；血小板内无细胞核，周边部分透明、微嗜碱性；中央部分含有嗜天青颗粒，染为紫红色（图 4-22）。电镜下，血小板内有小管系、线粒体、微丝、血小板颗粒及糖原颗粒等（图 4-26）。

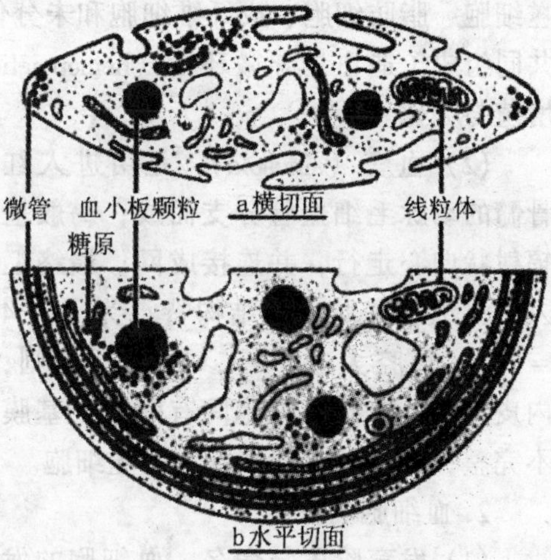

图 4-26　血小板超微结构模式图

血小板在止血和凝血过程中起着重要作用。当血管受损伤或破坏时，血小板受到刺激，聚集粘着在损伤处与血细胞共同形成凝血块而止血，同时释放血小板内的颗粒物质，进一步促进止血和凝血。

正常成人血小板数量为 10 万~40 万/μl，低于 10 万/μl 为血小板减少，若低于 5 万/μl 则有出血的危险。

（二）骨髓与血细胞的发生

机体中的血细胞总是在不断地进行更新，不断地遵循生长、发育、衰老、死亡的自然规律。血细胞中红细胞的寿命为 120 天左右；血小板的寿命为 7~14 天左右；白细胞的寿命长短不等，可以几天、数月、以至数年，但是终究要衰老死亡。同时，机体造血器官又会不断地产生、补充新的血细胞，以保持血细胞正常值的动态平衡。一旦失去这种平衡，便可能发生血液性疾病。如：再生障碍性贫血、白细胞减少症或白血病等。

在人体发育的不同阶段其执行造血的器官各不相同，大致可以分为三个阶段：

卵黄囊造血期：此期为人胚的第 13~15 天左右，首先卵黄囊壁上的胚外中胚层形成血岛，在此产生原始造血细胞并履行造血功能，产生血细胞。约第 11 周消退。

肝脏造血期：包括肝脏、脾、胸腺及淋巴结造血。人胚第 6 周末，肝脏开始出现造血灶，11 周达到造血高峰，出生之前仍然残留个别造血灶。脾脏在第 12 周开始造血，持续到出生前。而造淋巴细胞的功能维持至终生。胸腺约在第 2 个月（第 8 周）开始产生 T 细胞。淋巴结约在第 4 个月（第 16 周）开始出现淋巴细胞，其功能延续终生。

骨髓造血期：人胚在第 4 个月才真正开始造血，并维持终生。

出生后，机体造血主要由骨髓来完成。现就骨髓的结构和血细胞的发生简述如下。

1. 骨髓的结构　位于骨髓腔内，占体重的 4%~6%，是人体主要的造血器官。主要产生红细胞系、粒细胞系、单核细胞系的细胞及血小板。另外，B 细胞、NK 细胞也来自骨髓。

同时骨髓参与机体的防御和免疫应答。

成人骨髓可分为红骨髓（red bone marrow）和黄骨髓（yellow bone marrow）。两者比例约为1∶1。红骨髓具有活跃的造血功能，而黄骨髓则不能，但黄骨髓仍具有造血的潜能。红骨髓由造血组织和血窦所构成。

（1）造血组织：造血组织是由网状组织和造血细胞组成。网状结缔组织（即网状细胞和网状纤维）构成网状支架，网孔中充满着发育不同阶段的各种血细胞、少量造血干细胞、巨噬细胞、脂肪细胞、成纤维细胞和未分化间充质细胞。网状结缔组织、微血管及巨噬细胞等共同组成了造血诱导微环境（hemopoietic inductive microenvironment，HIM），调节造血细胞的增殖与分化。

（2）血窦（sinusoid）：是由进入红骨髓的动脉毛细血管分支而成；一般呈辐射状向心走行，并连接成网；最终汇入中央纵行静脉，其结构特点为（图4－27）：管腔大小不一，形状不规则；内皮细胞上有孔，细胞间有间隙；基膜不完整；基膜外有周细胞和巨噬细胞。

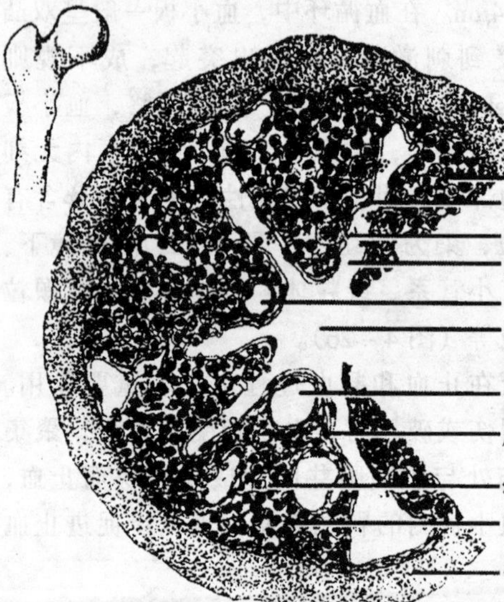

图4－27　管状骨内红骨髓的造血组织与血窦

2. 血细胞的发生

（1）发育阶段与命名：血细胞的发生为一连续变化的过程，各种血细胞的发生大致可分为三个阶段，即原始阶段、幼稚阶段和成熟阶段。红细胞、粒细胞系的幼稚阶段又可分为早、中、晚三阶段。以表4－2简要说明各细胞系不同阶段的命名。

表4－2　血细胞的发育阶段与命名

阶段＼命名＼分类		红细胞系	粒细胞系	巨噬细胞系	巨核细胞系
原始阶段		原红细胞	原粒细胞	原单核细胞	原巨核细胞
幼稚阶段	早	早幼红细胞	早幼粒细胞	幼单核细胞	幼巨核细胞
	中	中幼红细胞	中幼粒细胞		
	晚	晚幼红细胞	晚幼粒细胞		
成熟阶段		网织红细胞 红细胞	杆状核粒细胞分 叶核粒细胞	单核细胞 巨噬细胞	巨核细胞 血小板

（2）红、粒细胞系发生过程中形态变化的一般规律

细胞体：由大逐渐变小；

细胞核：由大逐渐变小；红细胞最终失去细胞核，粒细胞的核呈分叶状；染色质由细疏逐渐变得粗密；核仁由有到无。

细胞质：由少逐渐增多；嗜碱性由强逐渐变弱，至略嗜酸性；

特殊产物均由无逐渐到有、到多，红细胞内含血红蛋白、粒细胞内含特殊颗粒。

分裂能力：由有逐渐到无。

以下就各细胞系发生过程中，各阶段细胞形态特点以简表说明。

(3) 红细胞系发生中各阶段细胞形态特点（见表 4－3）。

表 4－3　红细胞系发生中各阶段细胞形态特点

名称＼形态＼内容	细胞体		细胞核			细胞质			分裂能力
	大小（μm）	形状	形状	染色质	核仁	染色性	着色	血红蛋白	
原红细胞	15～22	圆形	圆形	细粒状	2～3	强嗜碱	深蓝色	无	有
早幼红细胞	14～18	圆形	圆形	粗粒状	偶见	嗜碱性	蓝色	出现	有
中幼红细胞	10～14	圆形	圆形	粗粒状	消失	多染性	红蓝色	多	有
晚幼红细胞	7～10	圆形	圆形	致密块状	消失	嗜酸性	弱红色	多	无
网织红细胞	7～9	圆形	无核			嗜酸性	红色	多	无
红细胞	7～8	圆形	无核			嗜酸性	红	多	无

(4) 粒细胞系发生中各阶段细胞形态特点（见表 4－4）。

表 4－4　粒细胞系发生中各阶段细胞形态特点

名称＼形态＼内容	细胞体		细胞核			细胞质			分裂能力
	大小（μm）	形状	形状	染色质	核仁	染色性	着色	颗粒	
原粒细胞	10～18	圆形	圆形	细网状	2～5个	嗜碱性	深蓝色	无	有
早幼粒细胞	13～24	圆形	圆形	粗网状	偶见	弱嗜碱	淡蓝色	少量	有
中幼粒细胞	11～16	圆形	半圆	网块状	不明显	多染性	淡蓝色	大量	有
晚幼粒细胞	10～16	圆形	肾形	网块状	消失	嗜酸性	淡红色	大量	无
杆状核粒细胞	10～15	圆形	带状	粗块状	消失	嗜酸性	淡红色	大量	无
分叶核粒细胞	10～15	圆形	分叶状	粗块状	消失	嗜酸性	淡红色	大量	无

(5) 单核细胞系发生中各阶段细胞形态特点（见表 4－5）。

单核细胞系的发生经过原单核细胞、幼单核细胞、单核细胞和巨噬细胞阶段。

原单核细胞的胞体呈圆形；细胞质丰富；细胞核呈椭圆形，核仁明显。

幼单核细胞胞体椭圆形或不规则形；细胞质丰富，嗜碱性强。幼单核细胞增殖力很强，特别是当机体出现炎症时，该细胞可加速分裂、增殖、分化为单核细胞进入血流，1～2天后穿过毛细血管进入结缔组织，成为巨噬细胞，参与机体的防御保护功能。

以上各阶段的细胞及分布于各处的巨噬细胞总称为单核吞噬细胞系（见第九章淋巴器官）。

表 4-5 单核细胞系发生中各阶段细胞形态特点

名称 \ 形态 \ 内容	细胞体 大小 (μm)	细胞体 形状	细胞核 大小	细胞核 形状	细胞核 染色质	细胞核 核仁	细胞质 多少	细胞质 染色性	细胞质 着色	细胞质 颗粒
原单核细胞	12~22	圆形	大	椭圆形	纤细略有凹陷折叠	有	丰富	嗜碱性	灰深蓝	无
幼单核细胞	增大 15~25	椭圆形 不规则	大	有凹陷 呈椭圆形	细网状	不明显	丰富	嗜碱性	蓝色	紫色 细小
单核细胞	大 14~22	椭圆形 圆形	大	形态各异	纤细松散 丝网状	无	丰富	弱嗜碱	灰蓝色	嗜天青 颗粒

(6) 血小板发生中各阶段细胞形态特点。

表 4-6 巨核细胞系发生中各阶段细胞形态特点

名称 \ 形态 \ 内容	细胞体 大小 (μm)	细胞体 形状	细胞核 大小	细胞核 形状	细胞核 染色质	细胞核 核仁	细胞质 多少	细胞质 染色性	细胞质 着色	细胞质 颗粒
原巨核细胞	15~40	圆形	巨大	圆形 椭圆形	疏松 网状	2~3个	较少	强嗜碱	深蓝	无
幼巨核细胞	增大 25~50	椭圆形	巨大	有凹陷 呈肾形	粗密 凝聚	消失	增多	嗜碱或嗜酸	蓝/粉红	紫色 细小
巨核细胞	巨大 40~70~100	不规则	大	不规则分 叶或环状	粗致密 条索状	无	丰富	嗜碱或嗜酸	淡蓝或淡红	均匀分布 紫色细小

血小板来源于巨核细胞，巨核细胞可分为颗粒型巨核细胞、血小板型巨核细胞两种（见表4-6）。

颗粒型巨核细胞：细胞质中均匀分布着紫红色细小颗粒的细胞。

血小板型巨核细胞：细胞质中的紫红色颗粒常在细胞的边缘聚集成团，并从细胞的边缘随胞质一同断离脱落，而形成血小板。每个巨核细胞可以生成约2000个血小板。

3. 造血干细胞（hemopoietic stem cell）又称多能干细胞（multipotential stem cell）。造血干细胞可增殖、分化成造血祖细胞（hemopoietic progenitor），又称定向干细胞（committed stem cell）。定向干细胞只能向某一血细胞系增殖、分化。因此，机体内的各种血细胞均起源于造血干细胞。

目前体外实验证实，不同的集落刺激因子（CSF）作用下可确定的定向干细胞有：①红细胞系干细胞（CFU-E）；②中性粒-巨噬细胞系干细胞（CFU-C 或 CFU-GM）；③巨核细胞系干细胞（CFU-M）；④B 和 T 细胞系干细胞（TL-CFU；BL-CFU）；⑤嗜酸性粒细胞系干细胞（CFU-EO）；⑥嗜碱性粒细胞、肥大细胞可能起源于同一个定向干细胞。

造血干细胞的特征：多能造血干细胞是能增殖、分化为各种血细胞的最原始的造血细胞。它具有很强的分裂能力、分化成多种血细胞的潜在能力以及自我复制的更新力（即一个细胞分裂后生成两个性质与母细胞完全相同的细胞）。因而，它不仅能持续地补充各种血细胞，还能通过自我复制来保持造血干细胞的特性和恒定的数量。

造血干细胞的形态：目前尚未确认，可能是与小淋巴细胞形态相近的一种细胞。

（唐军民）

第五章　肌组织

肌组织（muscle tissue）主要由肌细胞组成。肌细胞细长，又称肌纤维（muscle fiber）。肌纤维的细胞膜称肌膜（sarcolemma），肌膜外附有基膜。细胞质称肌浆（sarcoplasm），肌浆中含有大量与细胞长轴平行排列的肌丝，它是肌纤维收缩和舒张的物质基础。

根据肌纤维的结构和功能特点，将肌组织分为三类：骨骼肌、心肌、平滑肌。

一、骨 骼 肌

骨骼肌（skeletal muscle）借肌腱附着于骨骼上。肌纤维有明暗相间的横纹，其收缩有力，受意识支配。每条肌纤维周围包有少量结缔组织称肌内膜（endomysium），若干条肌纤维平行排列形成肌束，外包结缔组织称肌束膜（perimysium），若干肌束组成一块肌肉，外包结缔组织称肌外膜（epimysium）（图 5－1）。

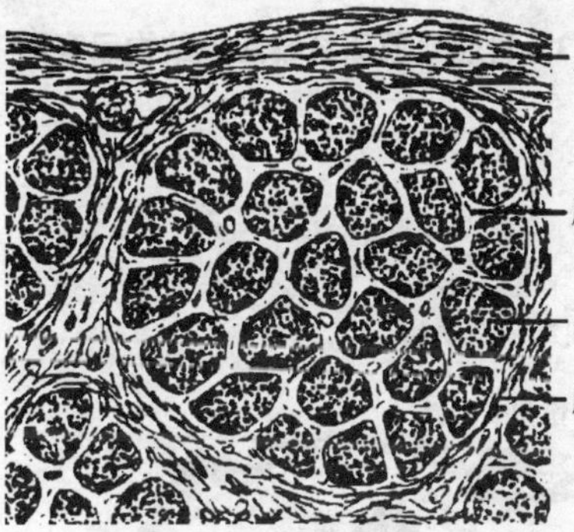

图 5－1　骨骼肌结构模式图

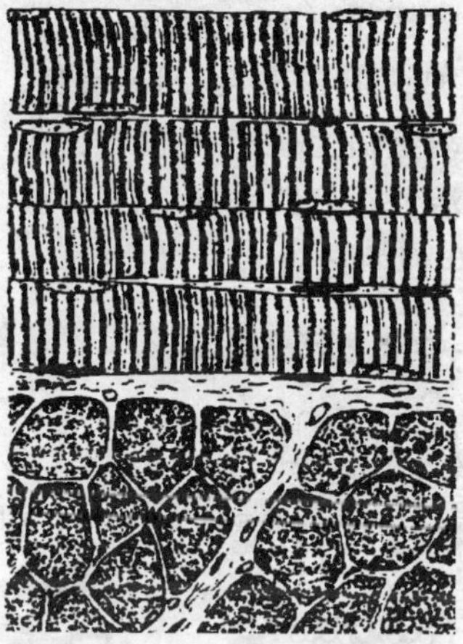

图 5－2　骨骼肌光镜结构纵、横切面模式图

（一）骨骼肌纤维的光镜结构

骨骼肌纤维呈长柱形、直径约 10～100μm，长 1～40mm，含数十到数百个细胞核，核椭圆形，染色较浅，位于肌膜下方（图 5－2）。肌浆内含有大量肌原纤维（myofibri1）（图 5－3），肌原纤维之间含有丰富的线粒体、糖原，脂滴等。肌浆内还含有肌红蛋白。

肌原纤维呈细丝状，直径约 1～2μm，与细胞长轴平行排列。每条肌原纤维上都有明暗相间的横纹（图 5－3），明带又称 I 带，宽约 0.8μm，暗带又称 A 带，宽约 1.5μm。明带中央有一条深色的 Z 线，暗带中部有一条染色浅的 H 带，H 带中央有一条深色的 M 线。相邻两条 Z 线之间的一段肌原纤维称肌节（sarcomere）。每个肌节由 1/2 I 带＋A 带十 1/2 I 带组成。它是实现骨骼肌收缩和舒张功能的基本结构单位。

（二）骨骼肌纤维的超微结构

1. 肌原纤维　由粗、细两种肌丝有规律地排列而成。粗肌丝（thick myofilament）长约 1.5μm，直径约 15nm，位于肌节 A 带，中央固定于 M 线上，两端游离。细肌丝长约 1μm，直径约 5nm，一端固定于 Z 线上，另一端游离，插入粗肌丝之间，止于 H 带外缘。I 带内只有细肌丝，H 带内只有粗肌丝，而 A 带其余部分则由粗、细两种肌丝组成（图 5－3）。

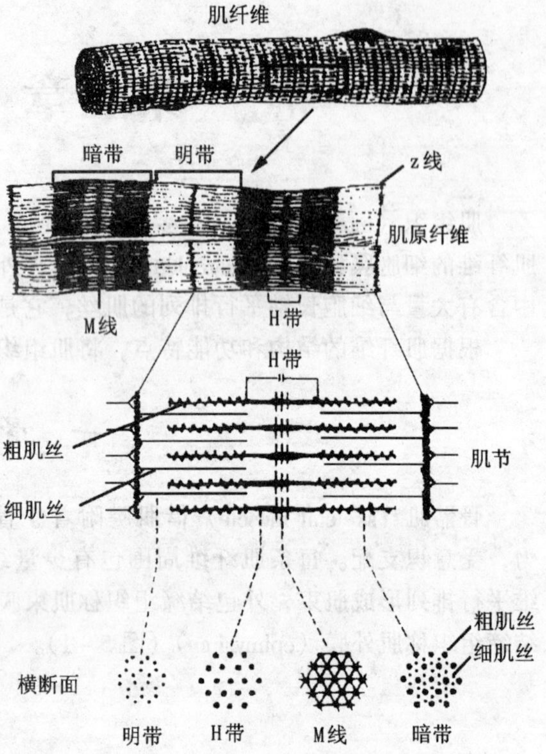

图 5－3　骨骼肌肌原纤维超微结构示意图

粗肌丝的分子结构：粗肌丝由肌球蛋白（myosin）分子组成（图 5－4）。肌球蛋白分子呈豆芽状，分为头部和杆部，两者之间的部分类似关节，可以屈动。M 线两侧的肌球蛋白分子对称排列，杆部均朝向粗肌丝的中段，头部则朝向粗肌丝的两端并露出表面，称为横桥（cross bridge）。肌球蛋白头部是一种 ATP 酶并与 ATP 结合，只有当横桥与肌动蛋白上位点接触时，头部 ATP 酶才被激活，并立即水解 ATP 释放能量，使横桥发生屈曲运动。

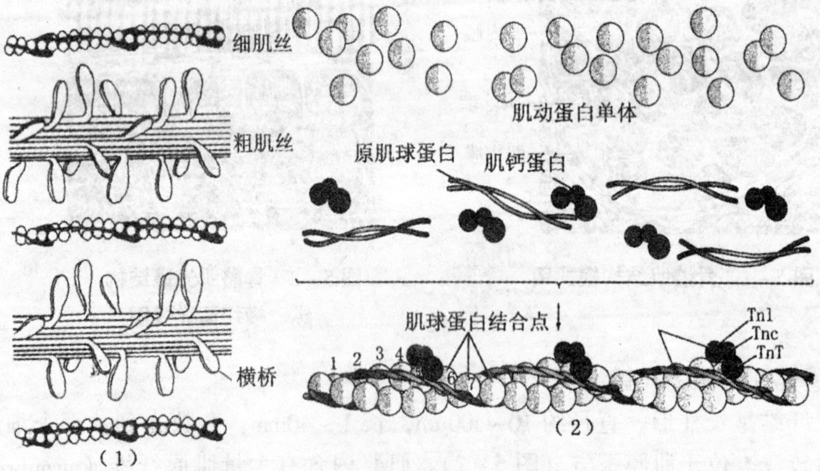

图 5－4　粗、细肌丝分子结构模式图

（1）细、粗肌丝排列（2）细肌丝组装

细肌丝的分子结构：细肌丝（thin myofilament）由肌动蛋白、原肌球蛋白和肌钙蛋白三种分子组成。肌动蛋白单体呈球形，每个单体上都有与肌球蛋白结合的位点，单体相连成两条相互缠绕的串珠状螺旋链。原肌球蛋白由较短的双股螺旋多肽链组成，首尾相连，嵌于肌动蛋白双螺旋链两侧的浅沟内。肌钙蛋白由三个球形亚单位组成，分别称为 TnT、TnI、TnC，其中 TnC 可与钙结合而引起肌钙蛋白构象改变（图 5－4）。

2. 横小管（transverse tubule） 由肌膜向肌浆内凹陷形成的小管，垂直于肌膜表面，因此称为横小管，也称 T 小管。哺乳动物骨骼肌横小管位于 I 带与 A 带交界处（图 5-5）。横小管的功能是将肌膜的电兴奋快速同步地传至每个肌节。

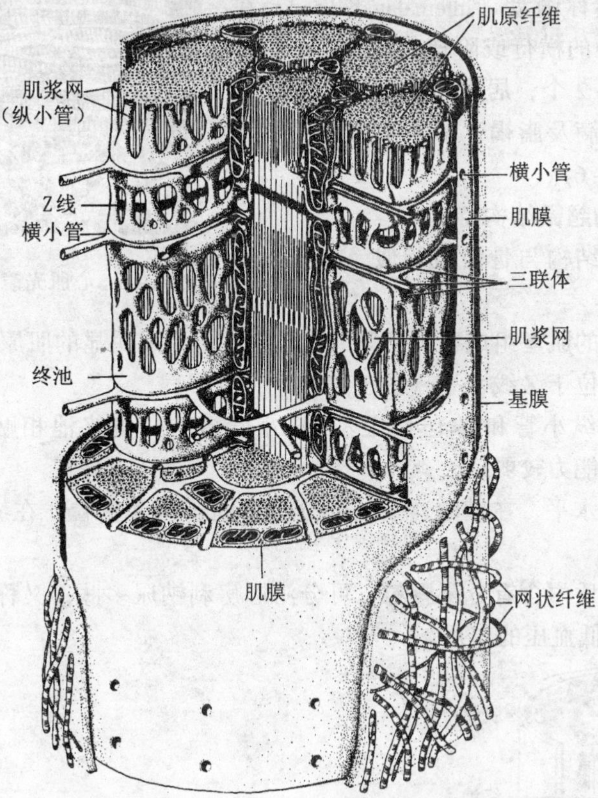

图 5-5 骨骼肌纤维超微结构模式图

3. 肌浆网（sarcoplasmic reticulum） 是肌纤维内特化的滑面内质网，环绕在肌原纤维周围。在横小管两侧，肌浆网汇合为环行扁囊称终池（terminal cisterna），终池之间有纵小管吻合成网。每条横小管与其两侧的终池共同构成三联体（triad）（图 5-5）。肌浆网的功能是调节肌浆内钙离子浓度。

（三）骨骼肌纤维的收缩原理

目前认为，骨骼肌收缩是依据肌丝滑动原理进行的。过程大致如下：①神经冲动经运动终板传给肌膜；②肌膜兴奋经横小管传向终池；③肌浆网膜的钙通道开启，肌浆网内钙向肌浆内迅速释放；④肌钙蛋白 TnC 与钙结合引发构象改变，进而使原肌球蛋白位置改变；⑤肌动蛋白上的位点暴露，迅即与肌球蛋白头部接触；⑥肌球蛋白 ATP 酶被激活、水解 ATP 并释放能量；⑦肌球蛋白头部发生扭曲，将肌动蛋白拉向 M 线；⑧细肌丝滑入粗肌丝之间，I 带和 H 带缩窄，A 带长度不变，肌节缩短，肌纤维收缩；⑨收缩完毕后，肌浆网膜钙泵将肌浆内的钙再泵回肌浆网，细肌丝与粗肌丝分离并退回原位，肌节复原，肌纤维舒张。

二、心 肌

心肌（cardiac muscle）分布于心脏及其相连的大血管近段，属不随意肌。心肌收缩具有自动节律性，缓慢而持久。

(一) 心肌纤维的光镜结构

心肌纤维为短柱状、有分支，互相连接成网，心肌纤维之间的连接称闰盘（intercalated disc），在HE染色标本中呈深染的横行或阶梯状粗线。心肌纤维的核呈卵圆形，1～2个，居中，核两端肌浆较丰富，内含线粒体、脂滴及脂褐素等。心肌的横纹不如骨骼肌明显（图5-6）。

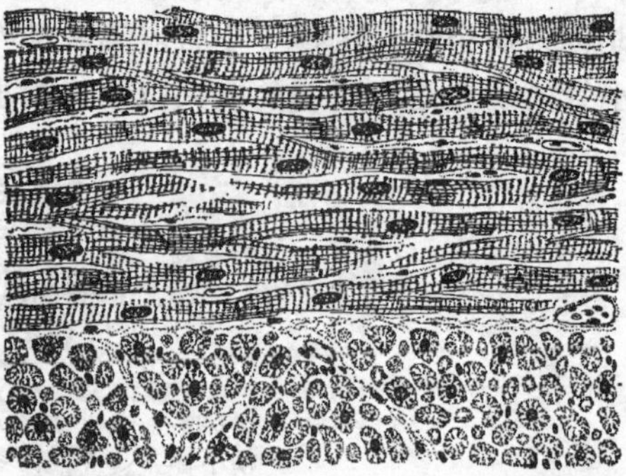

图5-6 心肌光镜结构纵、横切面模式图

(二) 心肌纤维的超微结构特点

心肌纤维的超微结构与骨骼肌相似，有如下特点：

1. 大量纵行排列的肌丝组成粗细不等的肌丝束，不形成明显的肌原纤维；

2. 横小管较粗，位于Z线水平（图5-7）；

3. 肌浆网稀疏，纵小管和终池不发达，横小管多与一侧终池相贴组成二联体（diad）（图5-7），故贮存钙能力较弱；

4. 闰盘位于Z线水平，在横向连接的部分有中间连接和桥粒，在纵向连接部分有缝隙连接（图5-8）；

5. 心房肌纤维胞质内含有分泌颗粒，可分泌心房利钠尿多肽，又称心钠素，具有排钠、利尿和扩张血管、降低血压的作用。

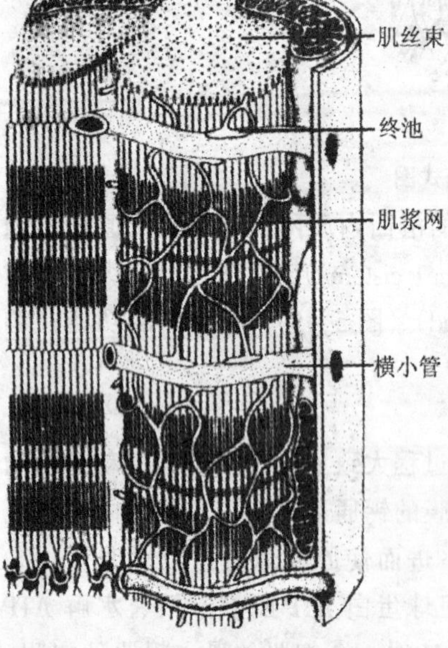

图5-7 心肌纤维超微结构模式图

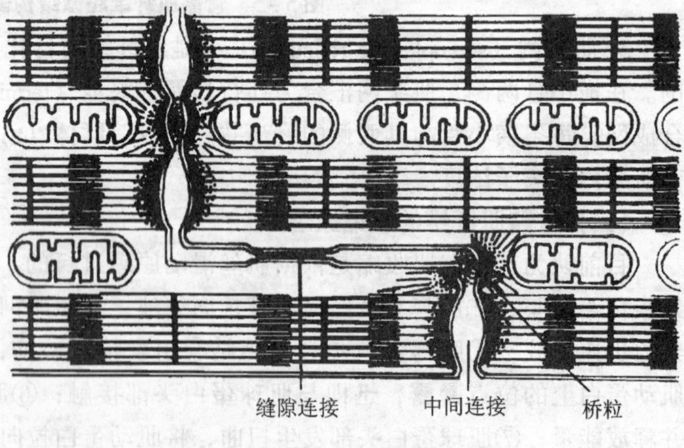

图5-8 心肌闰盘超微结构模式图

三、平 滑 肌

平滑肌（smooth muscle）分布于内脏器官和血管壁，无横纹，其收缩受内脏植物神经支配，缓慢而持久，属不随意肌。

（一）平滑肌纤维的光镜结构

平滑肌纤维呈长梭形，无横纹；核呈长椭圆形或杆状，居中，收缩时可扭曲呈螺旋形。核两端肌浆较丰富（图 5-9）。不同器官平滑肌纤维长短不一，一般为 200μm，小血管壁平滑肌短至 20μm，妊娠子宫平滑肌可长达 500μm。

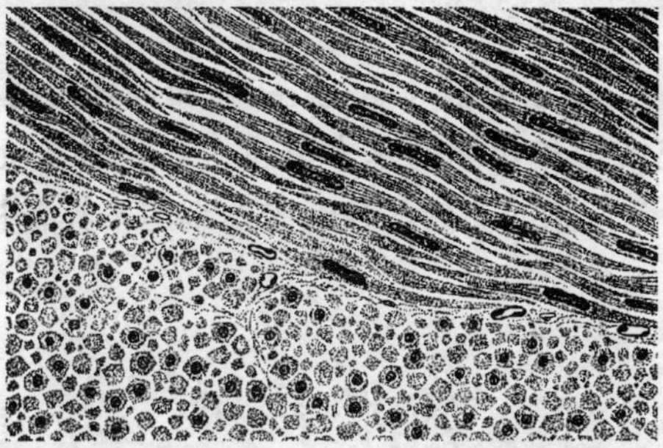

图 5-9　平滑肌光镜结构纵、横切面模式图

（二）平滑肌纤维的超微结构

肌膜向下凹陷形成许多小凹（caveola），相当于横纹肌的横小管。肌浆网不发达，呈小管状。核两端肌浆较多，含有线粒体、高尔基复合体、脂滴等。平滑肌的骨架系统比较发达，由密斑、密体和中间丝组成。密斑和密体均为电子致密小体，前者位于肌膜内面，后者位于胞质内，二者之间有中间丝相连（图 5-10）。平滑肌纤维肌浆内含有粗、细两种肌丝。细肌丝一端固定于密斑或密体上，另一端游离。若干条粗肌丝和细肌丝聚集形成肌丝单位或收缩单位。

相邻平滑肌纤维之间有缝隙连接，便于肌纤维之间的化学信息和神经冲动的传导，使众多平滑肌能够同步收缩。

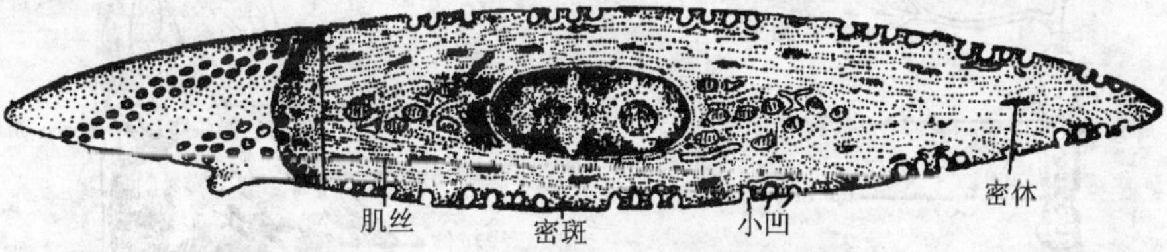

图 5-10　平滑肌纵切面超微结构模式图

（焦丽娅）

第六章　神经组织

神经组织（nerve tissue）由神经细胞（nerve cell）和神经胶质细胞（neuroglial cell）共同组成。神经细胞是神经系统结构和功能的基本单位，亦称神经元（neuron）。神经元具有接受刺激、传导神经冲动、整合信息的功能。神经胶质细胞不具备神经元的上述性能，仅对神经元起支持、营养、保护和绝缘等作用。

一、神　经　元

（一）神经元的结构

神经元为多突起细胞，分细胞体和突起两部分。细胞膜具有接受刺激、传导冲动的功能，是可兴奋性膜（图 6-1，图 6-2）。

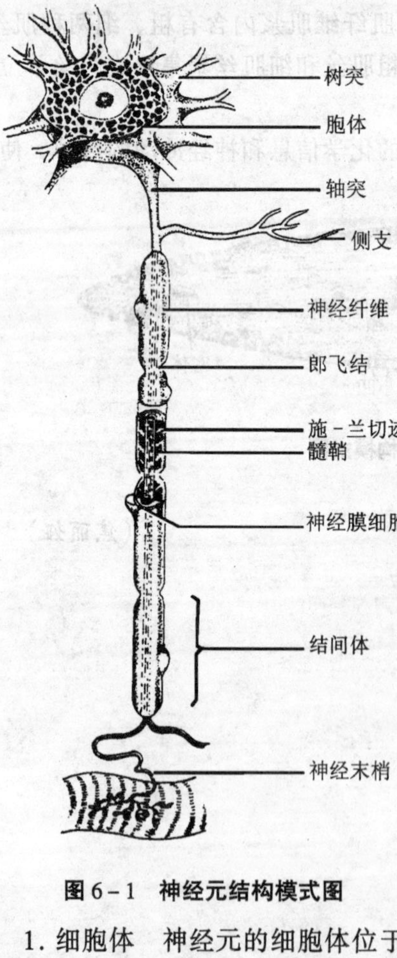

图 6-1　神经元结构模式图

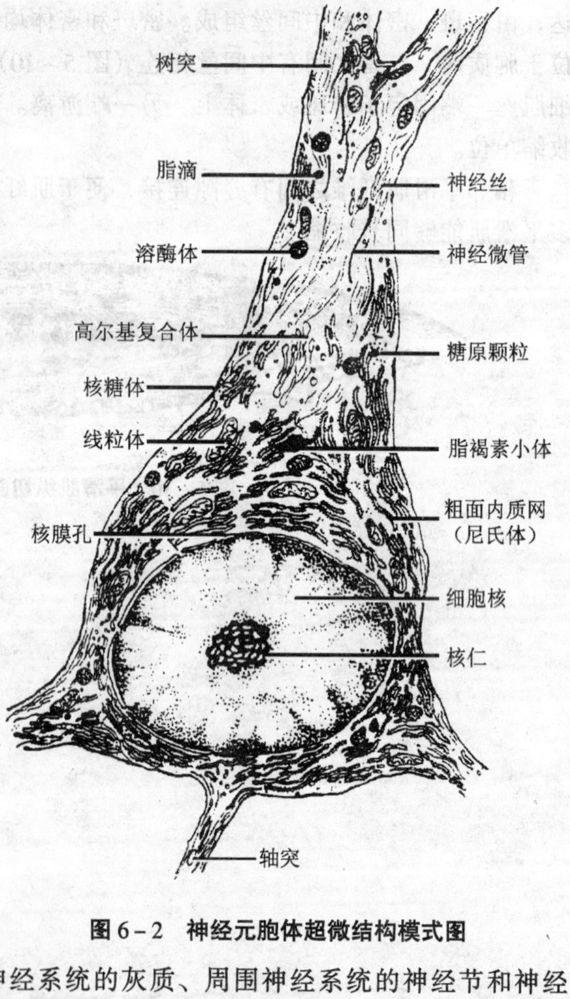

图 6-2　神经元胞体超微结构模式图

1. 细胞体　神经元的细胞体位于中枢神经系统的灰质、周围神经系统的神经节和神经丛内，是神经元的营养代谢中心。细胞体有多种形态，呈锥形、梨形、梭形、星形和圆形等。直径大小不等，约4～120μm。细胞核大而圆，着色浅，核膜明显，核仁清晰。细胞核周围的细胞质又称核周质（perikaryon），除了含有一般细胞器外，还含有下述神经元特有的细胞器。

（1）尼氏体（Nissl body）：光镜下，尼氏体呈嗜碱性斑块或细颗粒。电镜下为密集排列的粗面内质网和游离核糖体，表明细胞体具有旺盛的合成蛋白质功能（图6－3）。

（2）神经原纤维（neurofibril）：光镜下观察镀银标本，神经原纤维是棕黑色、交错排列的细丝。电镜下由神经丝（neruofilament）和神经微管（neurotubule）组成。神经原纤维构成了神经元的细胞骨架，并参与神经元内的物质运输（图6－3）。

（3）脂褐素：属细胞的包涵物，是脂类物质的代谢产物，呈棕黄色颗粒状。6周岁后随年龄增加而增多。

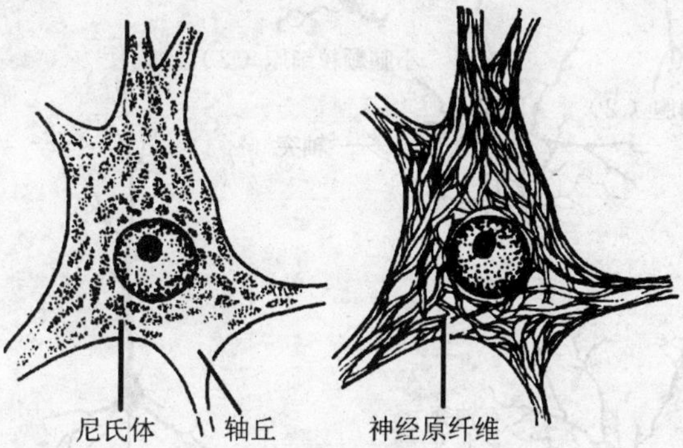

图6－3　尼氏体、神经原纤维、轴丘结构模式图

另外，某些具有内分泌功能的神经元，称为分泌神经元（secretary neuron）。该类神经元的细胞内还含有直径约为0.1～0.3μm的分泌颗粒。颗粒内所含的肽类物质，也称神经激素，如下丘脑的视上核和室旁核分泌的加压素和催产素等。

2. 突起　神经元的突起可分为树突和轴突两种。

（1）树突（dendrite）：一个神经元有一个或多个树突。树突短而粗，反复分支呈树枝状。树突内的结构与核周质基本相同，但无高尔基复合体。树突表面有许多棘状的小突起称树突棘（dendritic spine），是神经元之间发生联络的主要部位。电镜下，树突棘内有数层滑面内质网形成的板层结构称棘器（apparatus），树突棘的细胞膜上具有较多的受体蛋白。树突接受刺激，并将神经冲动传给细胞体。

（2）轴突（axon）：一个神经元只有一个轴突。短者几微米，长者可达1m以上。轴突表面光滑，细而长，分支少，仅有少数呈直角发出的细小分支，轴突终末分支呈爪样，与其他神经元或效应细胞形成突触。细胞体发出轴突的起始部有一圆锥状浅染区称轴丘（axon hillock），该区及轴突内均无尼氏体。

（二）神经元的分类

根据神经元的形态、功能以及所释放的神经递质的不同，具有以下几种分类方法。

1. 根据突起数量多少分三类

（1）多极神经元：含有多个树突，一个轴突。

（2）双极神经元：含有一个树突，一个轴突。

（3）假单极神经元：先从细胞体发出一个突起，离细胞体不远处该突起再分出两分支，一支分布到其它组织或器官中，称周围突；另一支进入中枢神经系统，称中枢突（图6－4）。

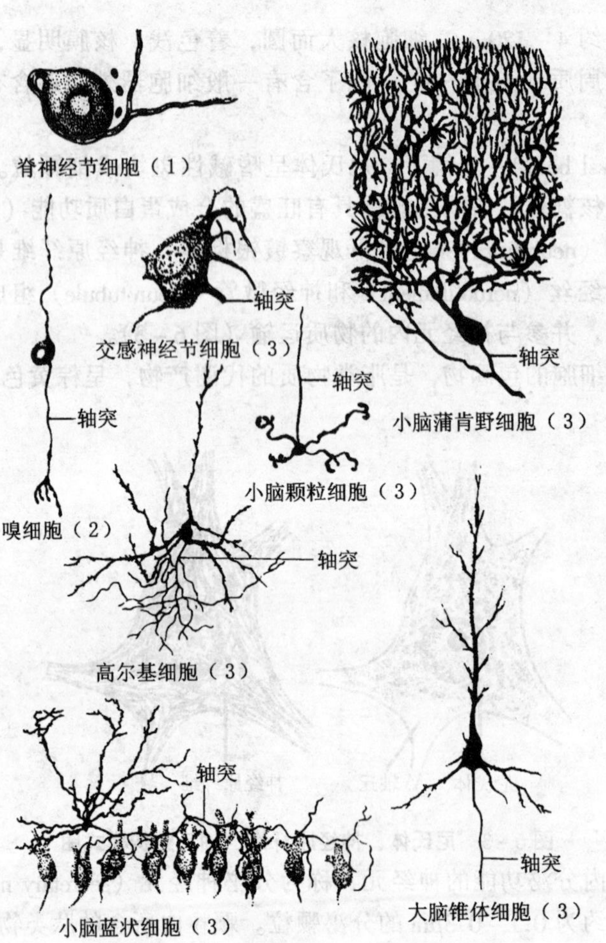

图6-4　神经元形态及分类模式图

(1) 假单极神经元 (2) 双极神经元 (3) 多极神经元

2. 根据轴突长度分类

(1) 长轴突大神经元或称 GolgiⅠ型神经元：轴突较长，最长可达 1m 以上。

(2) 短轴突小神经元或称 GolgiⅡ型神经元：轴突较短，仅为几微米。

3. 根据神经元功能分类

(1) 感觉神经元（sensory neuron）或传入神经元（afferent neuron）：属假单极神经元。细胞体位于脑、脊神经节内；周围突接受体刺激，并将刺激经中枢突传入中枢神经。

(2) 运动神经元（motor neuron）或传出神经元（efferent neuron）：属多极神经元。细胞体位于脑、脊及植物神经节内；树突接受中枢的高级指令；轴突支配肌纤维或腺细胞，使其产生收缩或分泌效应。

(3) 中间神经元（interneuron）或联合神经元（association neuron）：多数属多极神经元。约占神经元总数的 99%，分布在感觉神经元和运动神经元之间，起联络作用（图 6-4）。

4. 根据神经元释放的神经递质分类

(1) 胆碱能神经元。

(2) 肾上腺素能神经元。

(3) 肽能神经元。

（三）突触

突触（synapse）是指神经元与神经元之间或神经元与非神经元（肌细胞或腺细胞）之间特化的细胞连接。一个神经元所形成突触数量的多少视不同类型神经元有很大差异，如小脑的颗粒细胞只有几个突触，而蒲肯野细胞多达 10 万个以上。多数突触利用神经递质（化学物质）作为传递信息的介质，称化学性突触。有的突触通过缝隙连接传递电信息，称电突触。

光镜下银染标本中，神经元轴突末端膨大成杵状或钮扣状，紧贴于另一神经元细胞体或树突表面，称突触结。电镜下，化学性突触由三部分组成（图 6－5）。

（1）突触前成分：指轴突终末的膨大部分，内含单位膜包裹的小泡称突触小泡，内含神经递质。与突触后膜接触部位的轴膜为突触前膜，膜内侧有一层高电子密度物质。

（2）突触后成分：是后一神经元或效应细胞与突触前成分相对应的局部区域。该处的细胞膜为突触后膜，膜上有神经递质的受体，膜内侧也有高电子密度物质分布。

（3）突触间隙：是位于突触前膜与突触后膜之间的狭小间隙，宽约 15nm～30nm，含有糖蛋白和细丝状物质。

当突触前神经元信息传递至突触前膜时，突出小泡紧贴突触前膜，以胞吐方式释放神经递质，经过突触间隙，与突触后膜上特异性受体结合，将信息传给后一神经元或效应细胞。

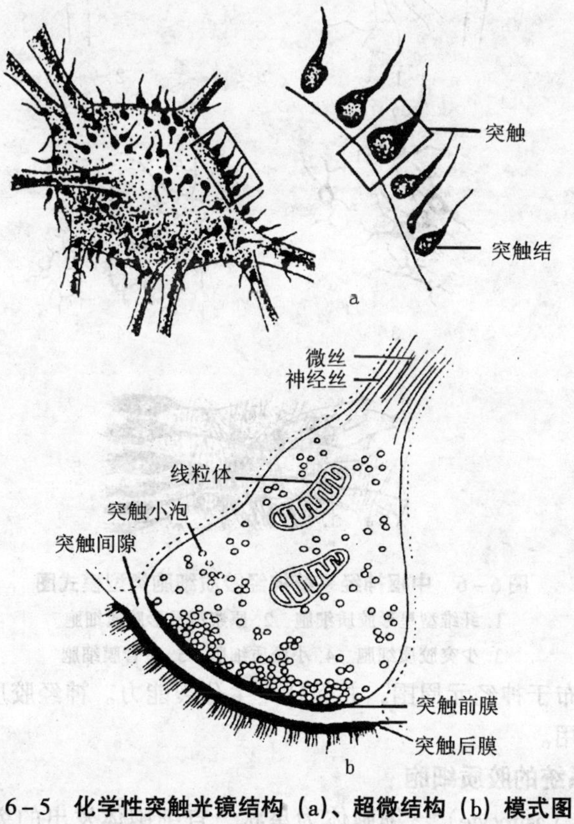

图 6－5　化学性突触光镜结构（a）、超微结构（b）模式图

二、神经胶质细胞

神经胶质细胞（neuroglia cell）简称胶质细胞或神经胶质（neuroglia）。数量较神经元多，胶质细胞与神经元数目之比约为10:1～50:1。形态多样（图6－6），也有突起，但无轴突和树突之分，也没有传导神经冲动的功能。

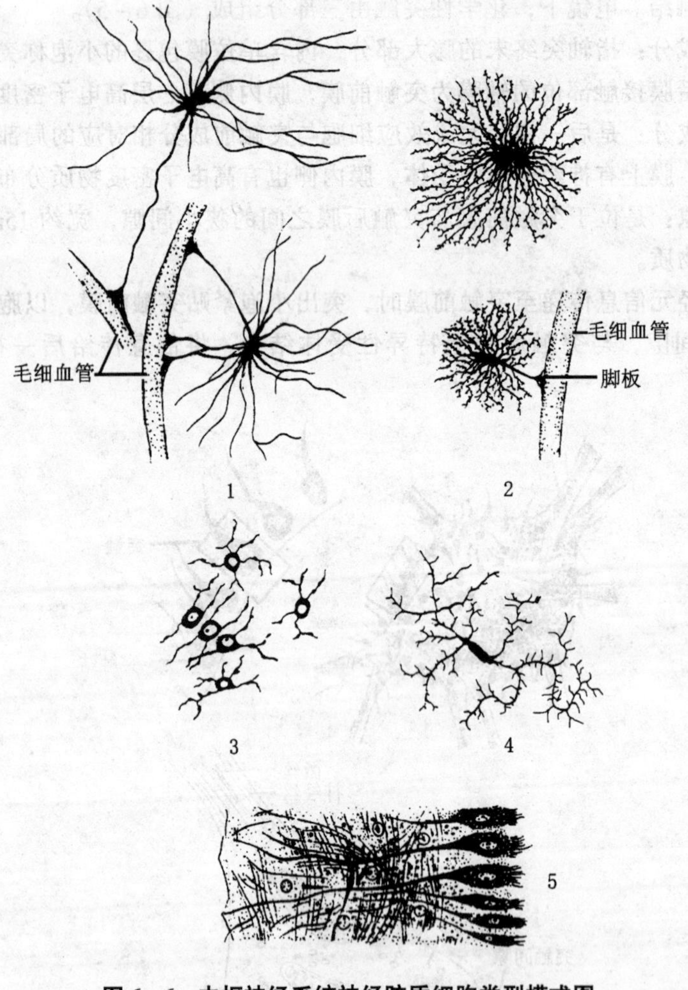

图6－6　中枢神经系统神经胶质细胞类型模式图

1. 纤维型星形胶质细胞　2. 原浆型星形胶质细胞
3. 少突胶质细胞　4. 小胶质细胞　5. 室管膜细胞

胶质细胞广泛分布于神经元周围，并保持终生分裂能力。神经胶质细胞对神经元的代谢和功能活动起辅助作用。

（一）中枢神经系统的胶质细胞

1. 星形胶质细胞（astrocyte）　细胞体为星状，自细胞体发出的突起呈放射状伸展并反复分支，突起末端膨大形成脚板。脚板常附着在毛细血管壁上或脑和脊髓表面，形成胶质膜，是构成血－脑屏障的成分之一。星形胶质细胞可分为两种类型：

（1）纤维型星形胶质细胞：突起细长，分支少，表面光滑。突起内含较多的胶质丝

(glial filament)。分布于脑和脊髓的白质。

(2) 原浆性星形胶质细胞：细胞突起短而粗，分支多，表面粗糙。突起内含胶质丝少。分布于脑和脊髓灰质中。

2. 少突胶质细胞（oligodendrocyte）　细胞突起较少，突起末端为叶片样膨大，呈同心圆包绕轴突，形成中枢神经系统有髓神经纤维的髓鞘。

3. 小胶质细胞（microglia）　神经胶质细胞中体积最小的一种，突起细长、分支，表面形成许多小棘。细胞质中含有大量溶酶体。

小胶质细胞是单核吞噬细胞系统分布在中枢神经系统的成员，具有吞噬功能。当中枢神经损伤时，可以吞噬细胞碎屑和溃变的髓鞘。

4. 室管膜细胞（ependymal cell）　细胞呈立方或柱形，细胞游离面形成微绒毛或纤毛，基底部伸出细长的突起。室管膜细胞呈单层被覆于脑室和脊髓中央管腔面，形成室管膜，防止脑脊液直接进入脑、脊髓组织中。有支持、保护作用。

（二）周围神经系统的胶质细胞

1. 神经膜细胞（neurolemmal cell）　又称施万细胞（Schwann cell）。细胞呈薄片状，细胞质较少，双层细胞膜同心圆状包卷轴突，形成周围神经系统有髓神经纤维的髓鞘。神经膜细胞外附有基膜，对神经再生起到支持和诱导作用（图 6 – 7，图 6 – 8，图 6 – 9）。

2. 卫星细胞（satellite cell）　又称被囊细胞（capsule cell）。细胞扁平或立方形，包裹在神经节细胞的周围（图 6 – 16，图 6 – 17）。

三、神经纤维和神经

神经纤维（nerve fiber）由神经元长突起和包绕其外的神经胶质细胞共同构成。根据神经纤维有无髓鞘（myelin sheath）可分为两种类型。

（一）有髓神经纤维

神经元的长突起（通常是轴突）构成神经纤维的中轴，称轴索。施万细胞同心圆包绕轴突，形成髓鞘。施万细胞的细胞膜与外周的基膜共同构成神经膜。一个施万细胞包卷一段轴索，构成一个结间体。相邻施万细胞之间没有髓鞘，轴膜裸露，称郎飞结（Ranvier node）。该处电阻低，利于神经冲动传导。

有髓神经纤维（myelinated nerve fiber）传导神经冲动是从一个郎飞结跳跃到相邻的另一个郎飞结。因此，结间体越长，传导的速度就越快。

髓鞘的主要成分是脂蛋白，光镜下观察常规制片标本，因髓鞘的脂类物质被溶解而呈现浅染的泡沫状。电镜下，髓鞘是施万细胞的细胞膜反复包卷轴突形成的同心圆排列的板层结构。(图 6 – 7、图 6 – 8、图 6 – 9)。

中枢神经系统有髓神经纤维的髓鞘由少突胶质细胞的叶片状的突起包绕轴突而成。一个少突胶质细胞伸出的多个叶片状突起可分别包绕多个轴突，少突胶质细胞的细胞体位于有髓神经纤维之间（图 6 – 10）。

（二）无髓神经纤维

无髓神经纤维（nonmyelinated nerve fiber）的轴突外仅有单层神经膜细胞的细胞膜包绕，而无髓鞘。一个神经膜细胞常可包绕多个轴突。电镜下，可见轴突被包埋在神经膜细胞膜所形成的凹陷中，局部的轴膜可出现裸露现象。中枢神经系统的无髓神经纤维就是裸露的轴

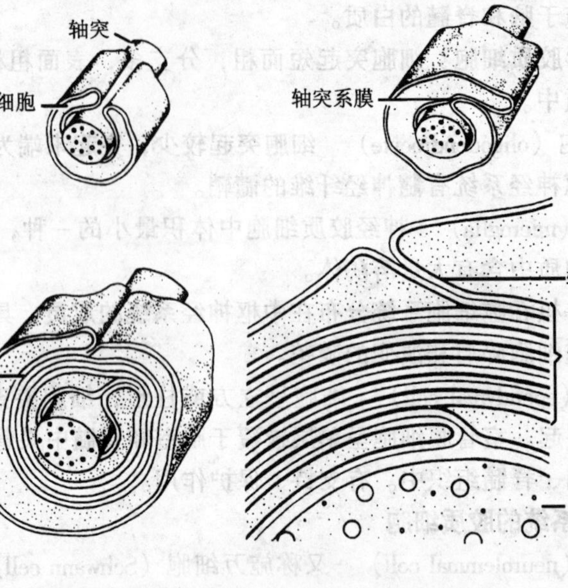

图 6－7　周围神经纤维髓鞘形成示意图

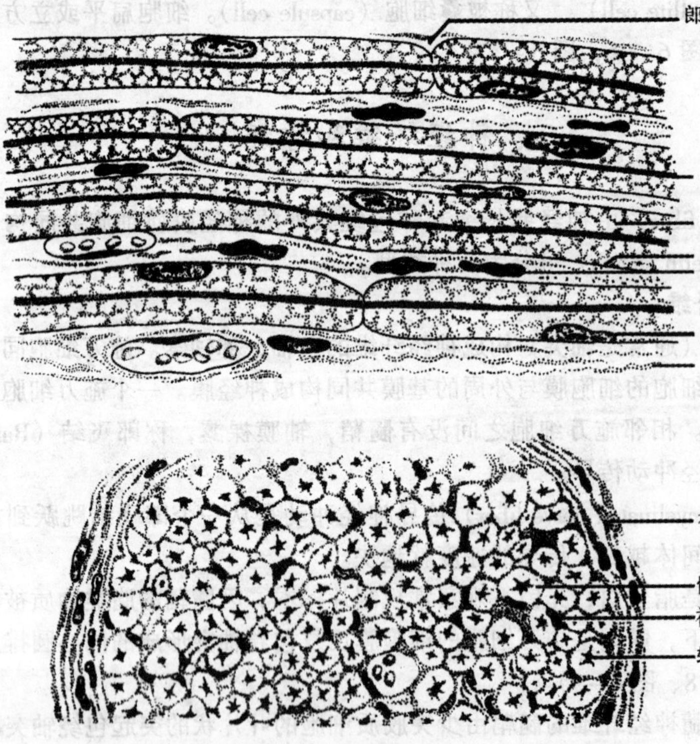

图 6－8　有髓神经纤维光镜结构模式图

突。无髓神经纤维的传导速度较慢（图 6－11）。

大量神经纤维及其周围的结缔组织、血管和淋巴管共同构成一条周围神经。在一条神经内，神经纤维多为混合型，包括感觉、运动以及植物性神经纤维；传入、传出神经纤维；纤维粗细不等；髓鞘或有或无。每条神经含若干神经束，而每一神经束又含许多神经纤维。神经、神经束和神经纤维的周围都有结缔组织包裹。这些结缔组织分别称为神经外膜、神经束

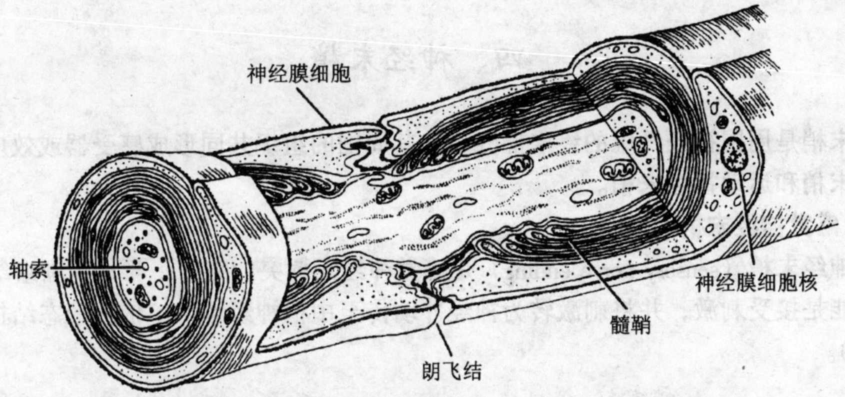

图 6-9　有髓神经纤维超微结构立体模式图

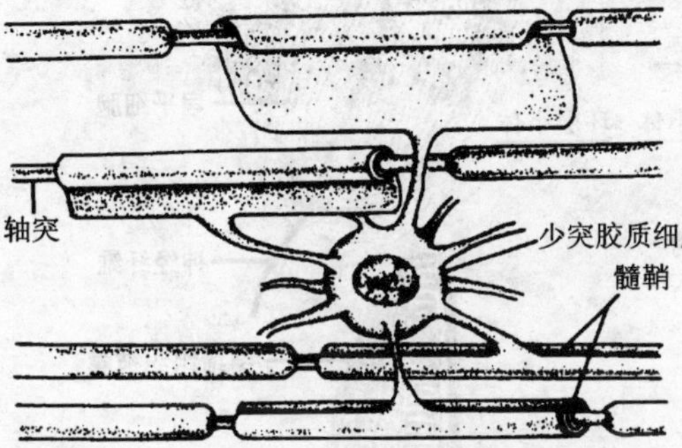

图 6-10　中枢神经系统有髓神经纤维髓鞘形成模式图

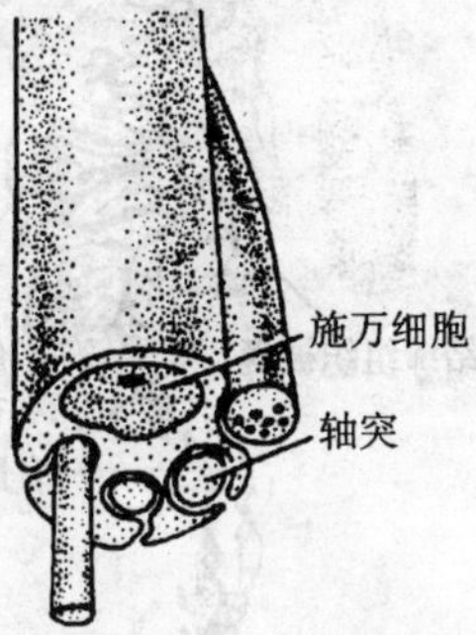

图 6-11　无髓神经纤维结构示意图

膜和神经内膜（图 6-12）。

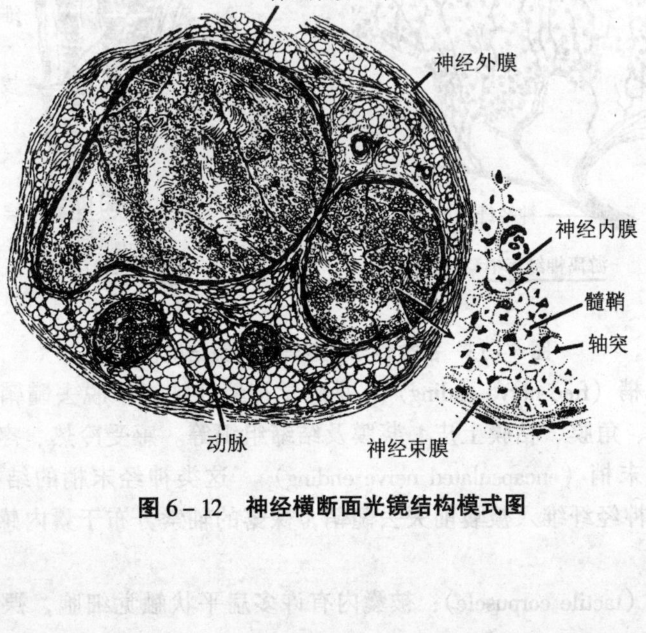

图 6-12　神经横断面光镜结构模式图

四、神经末梢

神经末梢是周围神经纤维的终末部分，与其周围的组织共同形成感受器或效应器。分为感觉神经末梢和运动神经末梢。

（一）感觉神经末梢

感觉神经末梢（sensory nerve ending）是感觉神经元树突的终末，与其周围组织构成感受器。其功能是接受刺激，并将刺激转为神经冲动传至中枢神经系统。依据形态结构分为两型（图 6-13）。

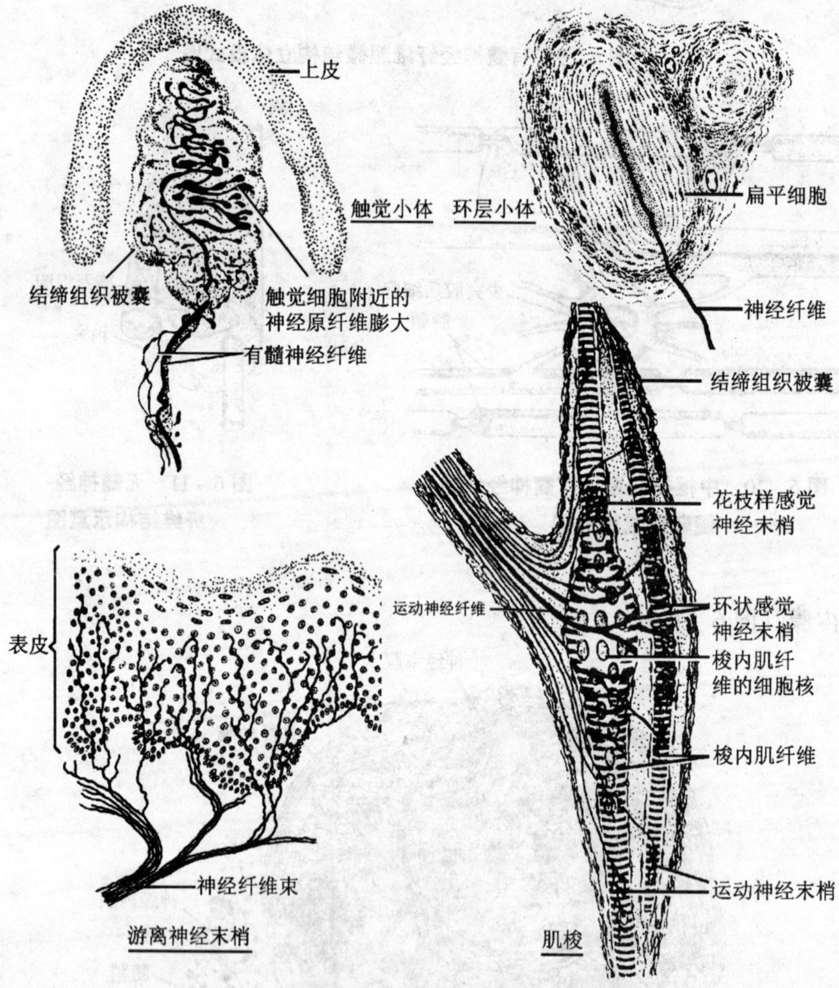

图 6-13　各类感觉神经末梢光镜结构模式图

1. 游离神经末梢（free nerve ending）　是感觉神经纤维终末脱去髓鞘，裸露的树突反复分支后分布在表皮、角膜、粘膜上皮、浆膜及结缔组织等。感受冷热、疼痛和轻触等刺激。

2. 有被囊神经末梢（encapsulated nerve ending）　这类神经末梢的结构特点是周围均具有结缔组织被囊，神经纤维入被囊前失去髓鞘，裸露的轴索分布于囊内感觉细胞周围。又可分为 3 种类型。

（1）触觉小体（tactile corpuscle）：被囊内有许多扁平状触觉细胞，裸露的轴索呈螺旋状缠绕于触觉细胞上。触觉小体多分布在手指、足趾掌面的真皮乳头内。感受触觉。

(2) 环层小体（lameller corpuscle）：被囊内有数十层呈同心圆排列的扁平细胞，中央有一均质样的柱状体，裸露的神经纤维穿行于柱状体内。多见于手掌、足趾的皮下组织以及外生殖器、肠系膜等处。感受震动、张力和压觉。

(3) 肌梭（muscle spindle）：被囊内有数条梭内肌纤维，裸露的轴索缠绕在梭内肌纤维中心段的外表。肌梭分布于骨骼肌纤维之间。感受肌纤维的伸缩、牵拉变化，调节骨骼肌纤维的张力，属本体感受器。

（二）运动神经末梢

运动神经末梢（motor nerve ending）是指运动神经元的轴突终末。它与分布区的肌组织或腺体细胞共同构成效应器（effector），支配肌纤维的收缩或腺体的分泌活动。可分为两种类型。

1. 躯体运动神经末梢（somatic motor nerve ending）　是支配骨骼肌的运动神经末梢。运动神经元轴突接近骨骼肌纤维时失去髓鞘，裸露的轴突先形成爪状样分支，各分支末端再形成钮扣样膨大，附着在肌纤维的肌膜上，构成神经－肌突触，又称运动终板（motor end plate）。

电镜下，运动终板处肌浆丰富，线粒体和细胞核较多。肌膜表面局部凹陷形成突触槽，槽底肌膜即突触后膜。为了扩大表面积，槽内的肌膜再向肌浆内反复凹陷形成许多皱褶。槽内嵌入的轴突终末为突触前成分，轴膜即是突触前膜。轴膜与肌膜间约有 30～50nm 的间隙。因此，运动终板即是一个化学性突触。

一个运动神经元轴突及其所支配的全部骨骼肌纤维合称一个运动单位（motor unit）（图 6－14，图 6－15）。

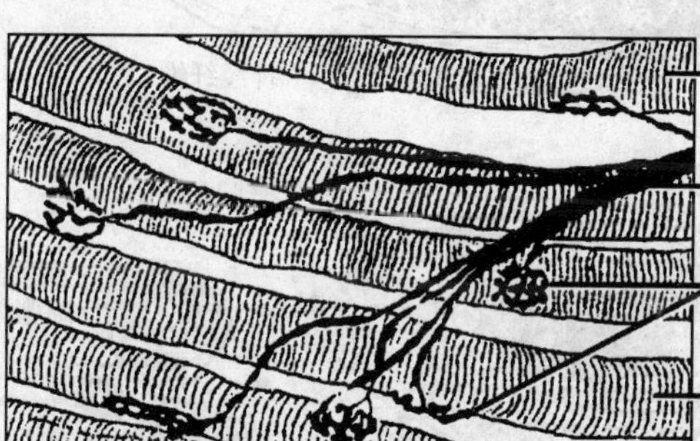

图 6－14　运动终板整体压片，氯化金染色光镜结构模式图

2. 内脏运动神经末梢（visceral motor nerve ending）　植物性神经节发出的无髓神经纤维末梢，反复分支，终末呈串珠状或膨大的小结，附于内脏和血管的平滑肌或腺体细胞上，构成突触。支配平滑肌、心肌的收缩、舒张或腺细胞的分泌活动。

五、神经节、脊髓、大脑皮质和小脑皮质

（一）神经节

神经节（nerve ganglion）是周围神经系统神经元胞体聚集的结构。呈卵圆形，外有结缔组织被膜，内含的神经元称节细胞。节细胞的胞体周围分布着卫星细胞，相邻节细胞之间分

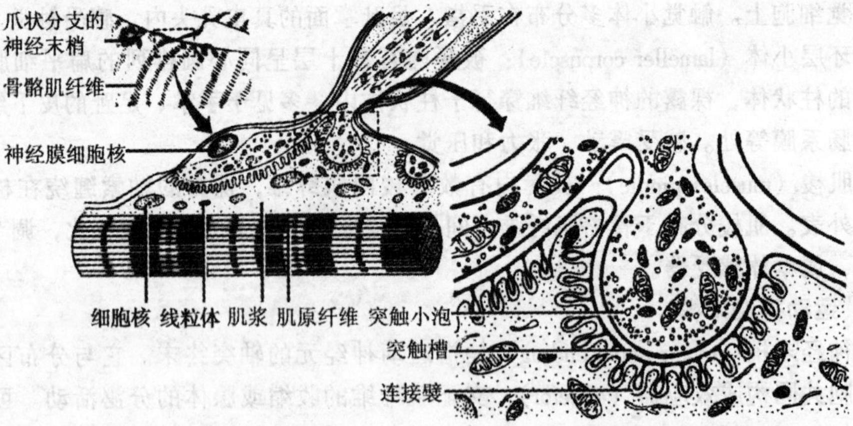

图 6-15　运动终板连续放大示意图

布有大量神经纤维和少量结缔组织及血管。

1. 脑脊神经节（cerebrospinal ganglion）　属感觉神经节。主要分布于脑神经干和脊神经后根上。节细胞属假单极神经元，细胞体圆形，大小不等，直径约 15～100μm。节细胞被成束的神经纤维分隔成群，节内的神经纤维大部分是有髓神经纤维（图 6-16）。

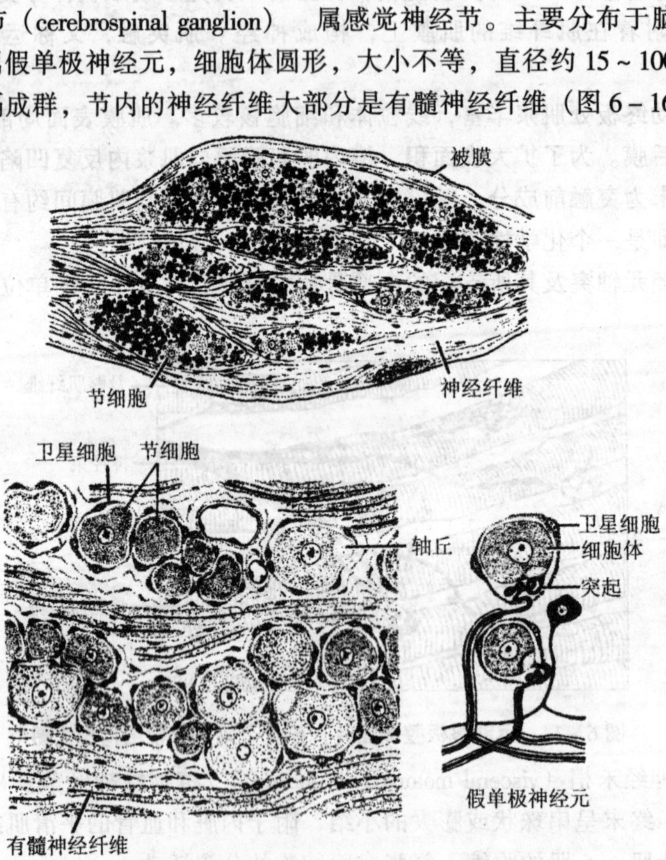

图 6-16　脊神经节连续放大模式图

2. 植物神经节（vegetative ganglion）　按其生理功能不同又有交感神经节和副交感神经节之分。交感神经节主要位于脊柱两侧，节细胞主要属肾上腺素能神经元。副交感神经节主要位于器官旁或器官内，节细胞主要属胆碱能神经元。上述两种节细胞均属植物神经系统的节后神经元，在形态上属多极神经元。细胞体较小，细胞核偏位。卫星细胞数量较少，不完全包裹节细胞的细胞体。节细胞之间多为无髓神经纤维（图 6-17）。

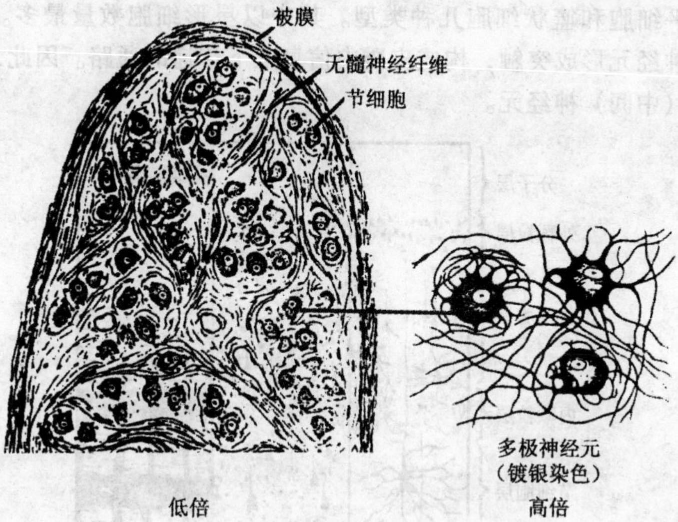

图 6－17　交感神经节结构模式图

（二）脊髓

脊髓（spinal cord）为圆柱体，白质位于周边，中间是蝴蝶形的灰质。灰质分前角、后角和侧角。灰质中心有脊髓中央管。神经元细胞体集中分布在灰质，神经纤维走行在白质和灰质内。前角内有体积较大的多极运动神经元，尼氏体呈虎斑状。侧角内和后角内的神经元体积较小（图 6－18）。

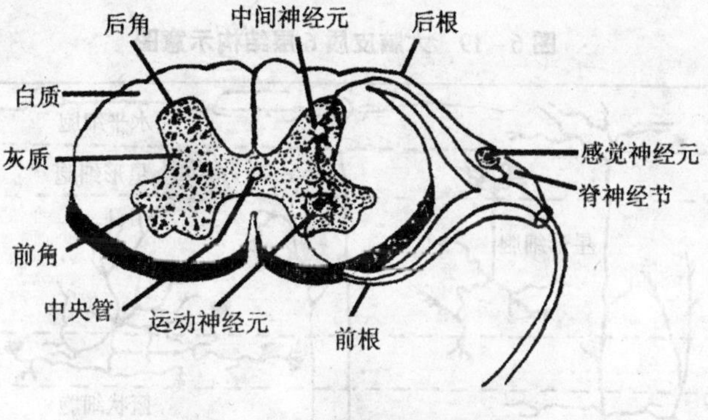

图 6－18　脊髓横切面示意图

（三）大脑皮质

大脑皮质由大量有序排列的神经元以及神经胶质细胞构成。神经元在大脑皮质的分布从浅向深一般可分为 6 层，依次为：分子层、外颗粒层、锥体细胞层、内颗粒层、节细胞层和多形细胞层。大脑皮质神经元这种与水平方向垂直的纵向排列分布方式称垂直柱（vertical column）。垂直柱是大脑皮质结构与功能的基本单位。大脑皮质的神经元均属多极神经元，大致分为三类（图 6－19，图 6－20）。

1. 锥体细胞（pyramidal cell）　依据细胞体大小可分大、中、小三种，他们的形态结构近似。细胞体呈锥形，向上发出一支较粗的主树突，伸向皮质表面；细胞体周围发出一些短而细的树突。细胞体底部发出一条细长的轴突，走向皮质深层或髓质，构成投射纤维和联合纤维。锥体细胞是大脑皮质主要的投射（传出）神经元。

2. 颗粒细胞（granular cell）　数量最多，细胞体较小，呈颗粒状。树突多，轴突短。分为星形细胞、水平细胞和篮状细胞几种类型。其中以星形细胞数量最多。颗粒细胞轴突较短，仅与邻近的神经元形成突触，构成皮质内信息上下传递的通路。因此，颗粒细胞是大脑皮质主要的局部（中间）神经元。

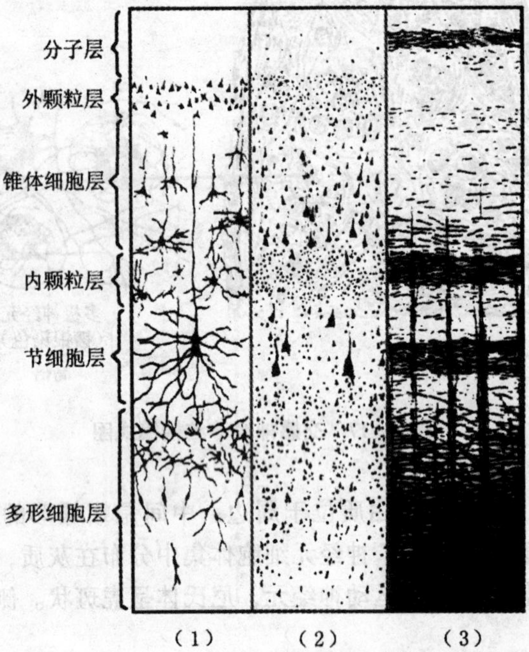

图 6－19　大脑皮质 6 层结构示意图

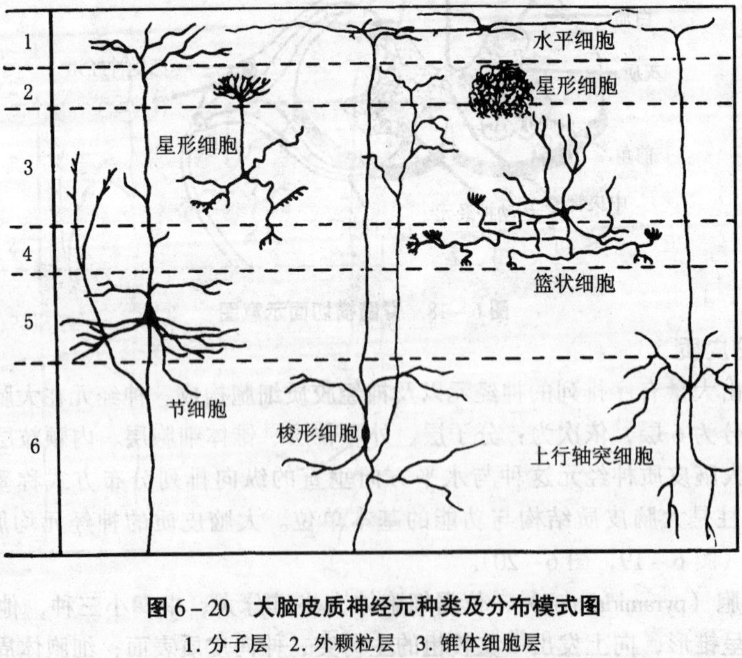

图 6－20　大脑皮质神经元种类及分布模式图

1. 分子层　2. 外颗粒层　3. 锥体细胞层

4. 内颗粒层　5. 节细胞层　6. 外形细胞层

3. 梭形细胞（fusiform cell）　主要分布于皮质深部。细胞体呈梭形，树突从细胞体上下两端发出。细胞体上端发出的树突较长，多数可伸展至皮质表面，与锥体细胞的主树突末端平行；细胞体下端发出的树突较短。轴突从细胞体下端树突的主干上发出，向下延伸至髓质，形成投射纤维和联合纤维。

（四）小脑皮质

小脑皮质内的神经元有五种类型：即星形细胞（stellate cell）、篮状细胞（basket cell）、蒲肯野细胞（Purkinje cell）、颗粒细胞（granule cell）和高尔基细胞（Golgi cell）。上述细胞在小脑皮质由浅至深排列形成三层，即分子层、蒲肯野细胞层和颗粒层（图6-21、6-22）。

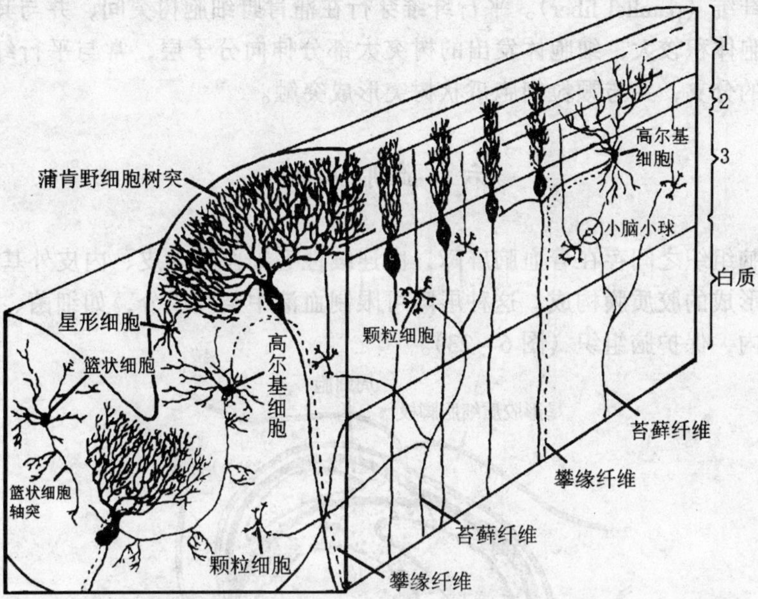

图6-21 小脑皮质神经元种类及分布模式图

1. 分子层 2. 浦肯野细胞层 3. 颗粒层

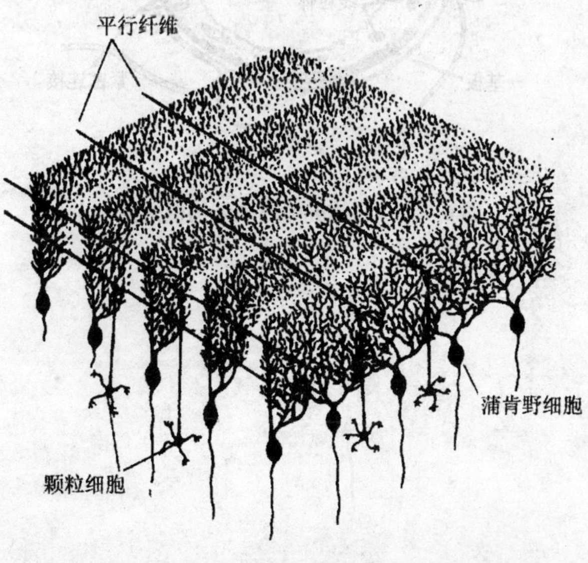

图6-22 平行纤维与蒲肯野细胞排列关系示意图

1. 分子层 主要由无髓神经纤维和少量星形细胞、篮状细胞组成。

2. 蒲肯野细胞层　一层蒲肯野细胞水平排列而成。蒲肯野细胞体积大，细胞体呈梨形。细胞体顶端发出数条较粗的主树突，反复分支后延伸至分子层。树突形如柏树叶状，扇面与小脑回长轴垂直。细胞体底部发出较长的轴突，穿越颗粒层，进入小脑髓质并与一些神经核团形成突触。蒲肯野细胞是小脑皮质中唯一的传出神经元。

3. 颗粒层　由密集分布的颗粒细胞和高尔基细胞组成。颗粒细胞体积小，细胞体发出数条较短的爪样树突。轴突较长，向皮质浅层穿越整个蒲肯野细胞层，行至分子层后呈水平分支，称平行纤维（parallel fiber）。平行纤维穿行在蒲肯野细胞树突间，并与其形成突触。

高尔基细胞体积较大，细胞体发出的树突大部分伸向分子层，常与平行纤维形成突触。轴突呈短而密的分支，并与颗粒细胞爪状树突形成突触。

六、血脑屏障

在血液与脑组织之间存在着血脑屏障，由连续性毛细血管内皮、内皮外基膜、周细胞和星形胶质细胞形成的胶质膜构成。这种屏障可限制血液中某些成分，如细菌、毒素及其它有害物质进入脑内，保护脑组织（图 6－23）。

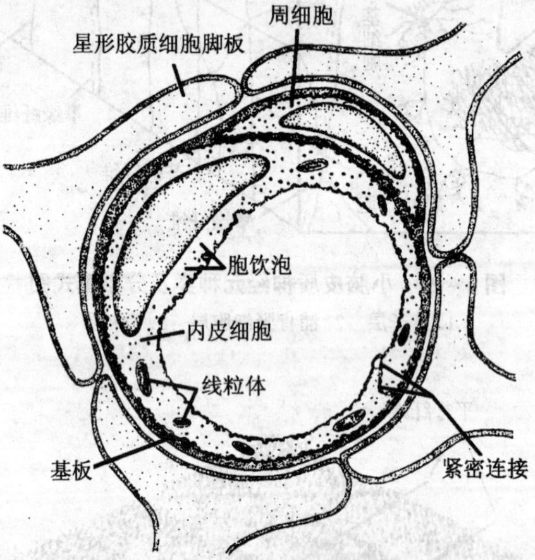

图 6－23　血脑屏障超微结构模式图

（郭顺根）

第七章　循环系统

循环系统是一个封闭的连续管道系统，包括心血管系统和淋巴管系统。心血管系统由心脏、动脉、毛细血管和静脉组成。心脏是循环系统的动力器官，可将血液射入动脉，动脉把血液输送至全身的组织、器官内的毛细血管，毛细血管中的血液与组织进行物质交换，静脉则将物质交换后的血液送回心脏。淋巴管系统是一个辅助循环管道，由毛细淋巴管及各级淋巴管组成。

一、毛细血管

毛细血管（capillary）是管径最细，管壁最薄，分布最广的血管。它连于动脉与静脉之间，有许多分支，互相吻合成网。毛细血管的密度有很大差别，在骨骼肌、心肌、肾、肺等代谢旺盛的器官内毛细血管密度大，而在骨、肌腱、韧带等代谢缓慢的组织内毛细血管分布稀疏。

（一）毛细血管的组织结构和分类

1. 毛细血管的组织结构　毛细血管的管径约6～8μm，管壁由内皮及基膜组成。其横断面由1个或2～3个内皮细胞围成，内皮细胞呈扁平梭形，其长轴与血管长轴平行，相邻细胞互相嵌合（图7－1），内皮附着于基膜上，毛细血管周围有少许结缔组织。内皮细胞与基膜之间，还有一种扁平、有突起的细胞，称为周细胞（pericyte）（图7－1）。周细胞可能是未分化的细胞，在血管生长和再生时分化为内皮细胞、平滑肌纤维或成纤维细胞；也可能有机械支持作用。

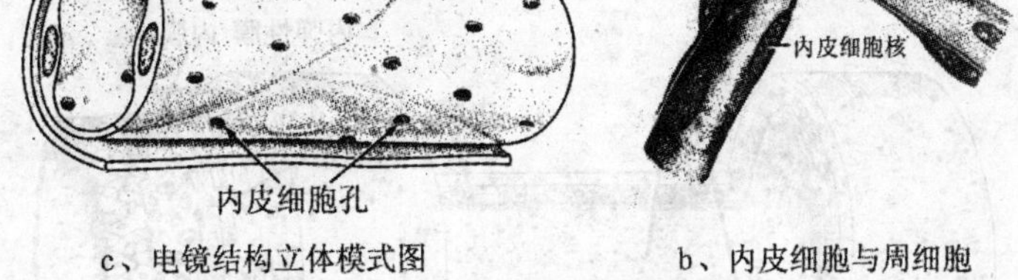

图7－1　毛细血管结构模式图

2. 毛细血管的分类　光镜下，毛细血管的结构相似。在电镜下根据内皮细胞等的结构特点，将毛细血管分为三型。

(1) 连续毛细血管（continuous capillary）：内皮细胞含核的部分较厚，凸向管腔，不含核部分很薄，细胞质内含有许多吞饮小泡（图7－2）。内皮细胞连续排列，细胞间有紧密连接。基膜完整，在周细胞处基膜分开包绕周细胞（图 7－2）。此型血管主要分布在结缔组织、肌组织、中枢神经系统等处。

（2）有孔毛细血管（fenestrated capillary）：内皮细胞不含核的部分很薄，并有许多贯通的窗孔，孔的直径约 60～80nm（图 7－2），孔上有或无隔膜封闭，胞质内吞饮小泡较少。内皮细胞间有连接结构。基膜完整。此型毛细血管主要存在于胃肠粘膜、某些内分泌腺、肾血管球等处。

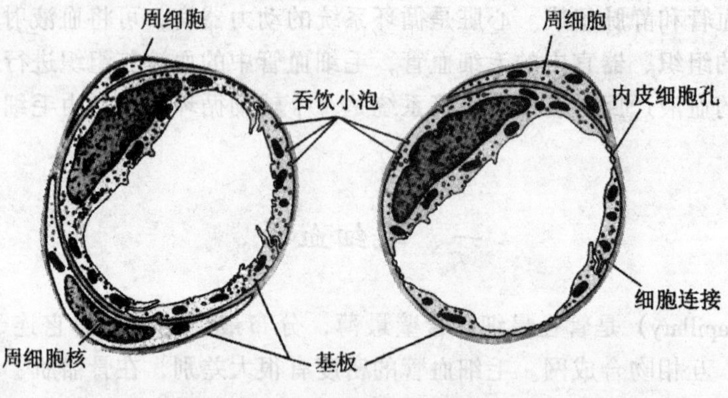

图 7－2　毛细血管超微结构模式图

（3）窦状毛细血管（sinusoidal capillary）或血窦（sinusoid）：管腔较大，形状不规则。内皮细胞上有或无窗孔，细胞间隙较大。基膜不连续，甚至缺如，主要分布于肝、脾、骨髓和内分泌腺内。

（二）毛细血管的功能

毛细血管是血液与周围组织进行物质交换的主要场所。毛细血管管壁薄，通透性强，人体毛细血管总面积很大。一般来说，体循环与肺循环毛细血管的总面积分别约为 $60m^2$ 和 $40m^2$，这些特点为进行物质交换提供了有利条件。尤其是血窦，腔大壁薄，血液流速缓慢，还有利于巨噬细胞行使吞噬功能。

二、动　　脉

动脉管壁由内向外可分为内膜、中膜和外膜。动脉有多级分支，随着管径逐渐变细，管壁也逐渐变薄。根据管径大小可将动脉分为大、中、小三级，其中以中动脉管壁结构最为典型（图 7－3）。

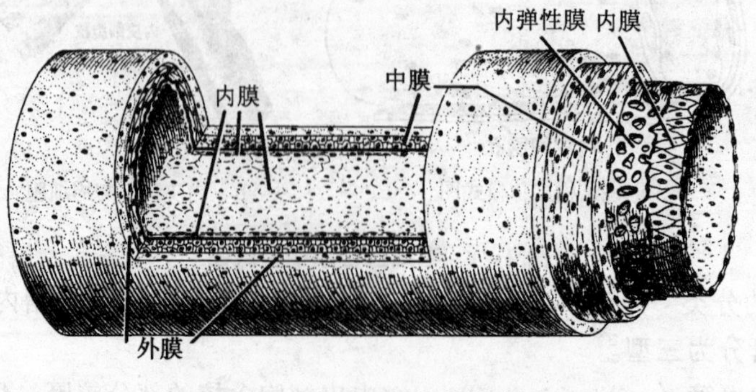

图 7－3　血管一般结构模式图

（一）中动脉

除主动脉、肺动脉、无名动脉等大动脉外，凡在解剖学上有名称的动脉都属中动脉（medium-sized artery），中动脉管壁平滑肌丰富，因此又称肌性动脉（muscular artery），其平滑肌舒缩使血管管径扩大或缩小，对体内各器官的血量分配起调节作用。

1. 内膜　内膜（tunica intima）位于血管腔面，是三层膜中最薄的一层，内膜表面衬有内皮，内皮外有薄层结缔组织构成内皮下层，其内含少量纵行平滑肌。内皮下层再往外是由弹性蛋白组成的内弹性膜（internal elastic membrane），膜上有许多小孔。中动脉内弹性膜明显，是内膜和中膜的分界。在横切面上，因血管管壁收缩，内弹性膜常呈波浪状（图 7－4）。

2. 中膜　中膜（tunica media）很厚，主要由 10～40 层环形平滑肌组成，平滑肌之间有一些弹性纤维和胶原纤维（图 7－4）。

3. 外膜　外膜（tunica adventitia）厚度与中膜相近，由结缔组织组成，其中含有营养血管、淋巴管和神经。在外膜与中膜交界处，有些中动脉有较密集的弹性纤维组成的外弹性膜（图 7－4）。

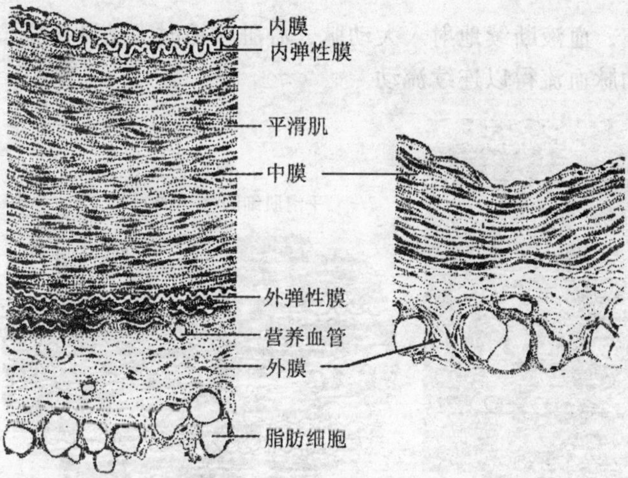

图 7－4　中动脉（左）和中静脉（右）光镜结构模式图

（二）小动脉和微动脉

管径在 1mm 以下的动脉称为小动脉（small artery），小动脉也属肌性动脉。较大的小动脉，有明显的内弹性膜，中膜有几层环形平滑肌，外膜厚度与中膜相近（图 7－5）。

管径在300μm以下的动脉称微动脉（arteriole）。内膜的内皮外只有极薄的内皮下层，无内弹性膜，中膜有 1～2 层平滑肌，外膜较薄。

小动脉和微动脉管壁平滑肌收缩，可使血管口径变细，增加血流阻力，调节血压和器官、组织的血流量，故又称小动脉和微动脉为外周阻力血管。

（三）大动脉

大动脉（large artery）包括主动脉、肺动脉、无名动脉、颈总动脉、锁骨下动脉、椎动脉和髂总动脉等。大动脉管壁含多层弹性膜和弹性纤维，平滑肌较少。因此，又称弹性动脉（elastic artery）。

1. 内膜　内皮下层较厚，其中含一些平滑肌。内皮下层外的内弹性膜与中膜的弹性膜相连，内膜和中膜无明显的分界（图 7－6）。

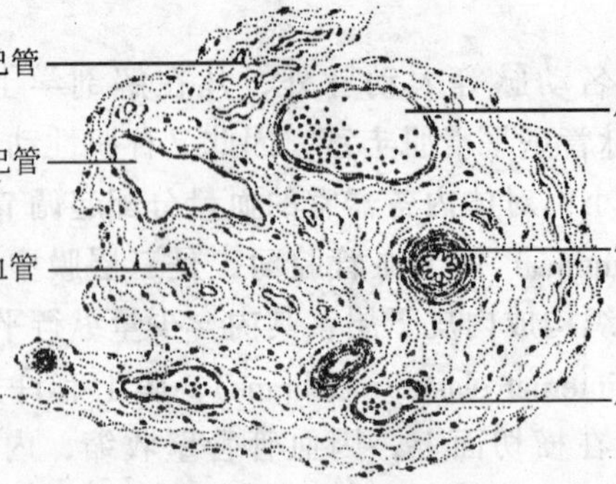

图 7-5 小动脉、小静脉、毛细血管和小淋巴管光镜结构模式图

2. 中膜　有发达的弹性膜，成人可达 40~70 层，弹性膜之间有散在的环行平滑肌及少量胶原纤维和弹性纤维（图 7-6)。

3. 外膜　较薄，由结缔组织组成，内含营养血管、淋巴管和神经，无明显的外弹性膜(图 7-6)。

心脏规律的舒缩，血液断续地射入大动脉，心脏收缩时大动脉扩张，心脏舒张时大动脉管壁弹性回缩，使动脉血流得以连续流动。

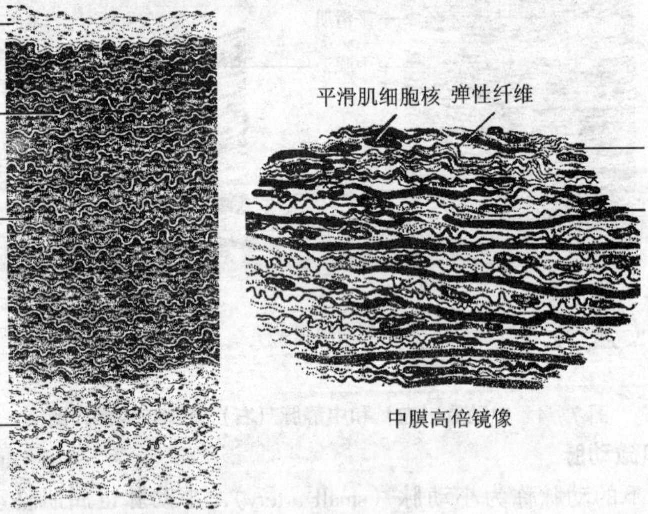

图 7-6 大动脉光镜结构模式图

三、静　脉

静脉由小到大，逐级汇合，管径渐粗，管壁渐厚，最终与心脏衔接。根据管径大小静脉也可分为大、中、小三级，中、小静脉常与相应的动脉伴行，但较动脉数量多、管径粗、管壁薄、弹性小，故切片中的静脉常变扁或不规则。

静脉管壁变异较大，也大致分为内膜、中膜和外膜，但三层膜常常分界不清。

（一）中静脉

除大静脉外，凡在解剖学上有命名的静脉均属中静脉（medium-sized vein)。中静脉内膜薄，多数没有内弹性膜。中膜由稀疏的环行平滑肌束和少量结缔组织构成。外膜比中膜厚，由结缔组织组成，无外弹性膜（图 7－4）。

（二）小静脉和微静脉

管径在200μm以下的静脉称微静脉(venule)，内皮外仅有排列稀疏的平滑肌，外膜薄。管径在 200μm～1mm 之间属小静脉（small vein），内皮外有一层较完整的平滑肌（图 7－5）。较大的小静脉，中膜有数层平滑肌，外膜也增厚。

（三）大静脉

管径在 10mm 以上，包括上、下腔静脉，无名静脉和颈外静脉等属大静脉（large vein）。大静脉内膜较薄，结构与中静脉内膜相似。中膜很不发达，由几层排列疏松的环行平滑肌组成。外膜最厚，由结缔组织构成，常含有纵行平滑肌束（图 7－7）。

（四）静脉瓣

管径在 2mm 以上的静脉，尤其是下肢静脉常有瓣膜，其作用是防止血液倒流。静脉瓣由内膜向管腔突入，游离缘朝向血流方向，形成两个半月形的薄片，彼此相对，表面为内皮，中心是结缔组织（图 7－8）。

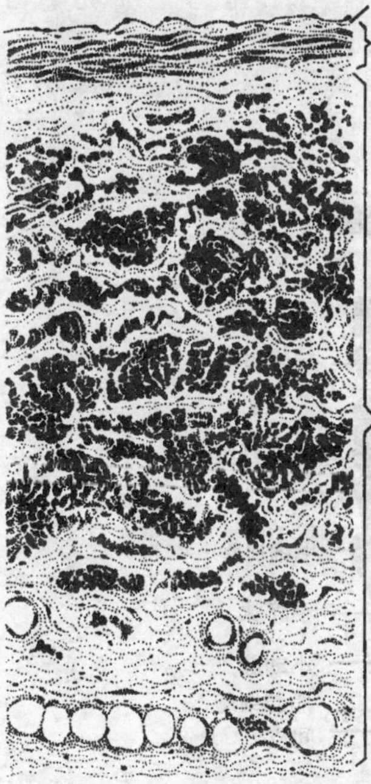

图 7－7　大静脉光镜结构模式图

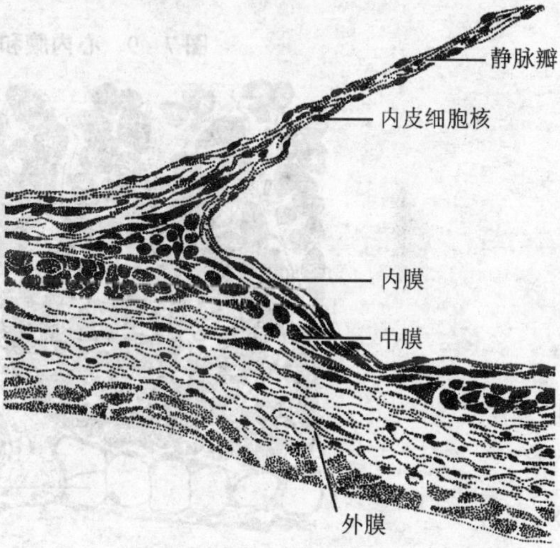

图 7－8　静脉瓣光镜结构模式图

四、心　脏

心壁主要由心肌构成，能自主地进行节律性舒缩，使血液在血管内环流不息，以保证全身器官、组织的血液供应。

（一）心脏的结构

心壁很厚，从内向外分为心内膜、心肌膜和心外膜。

1. 心内膜（endocardium）表面衬有内皮，与出入心脏的血管内皮相连续。内皮外为内皮下层，由薄层结缔组织构成，含少量平滑肌，内皮下层深面是心内膜下层，由疏松结缔组织构成，其中含血管和神经以及心脏传导系统的分支（图 7-9）。

2. 心肌膜（myocardium）构成心脏的主体，主要由心肌构成，心房的心肌较薄，心室的心肌较厚，左心室最厚。心肌纤维多集合成束，螺旋状环绕心室，大致分为内纵、中环和外斜等层，肌束间有较多的疏松结缔组织和丰富的毛细血管（图 7-9，图 7-10）。电镜下心房肌纤维含心房特殊颗粒，颗粒内含有肽类物质，称心房利钠尿多肽（atrial natriuretic polypeptide），有利尿、排钠、扩张血管的作用。心肌纤维还分泌多种生物活性物质，能促进心肌细胞的生长及增强心肌收缩力。

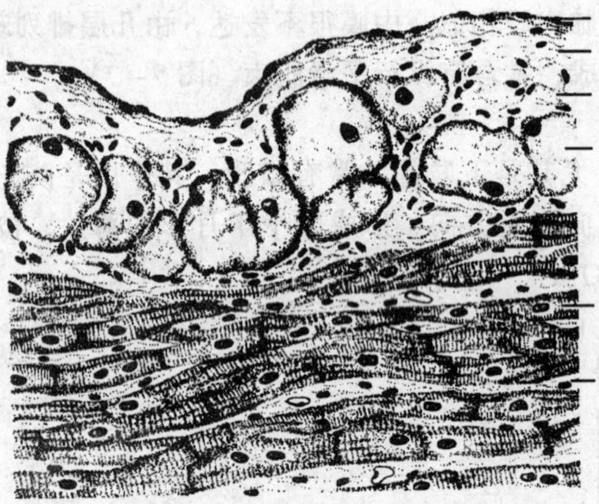

图 7-9　心内膜和心肌膜光镜结构模式图

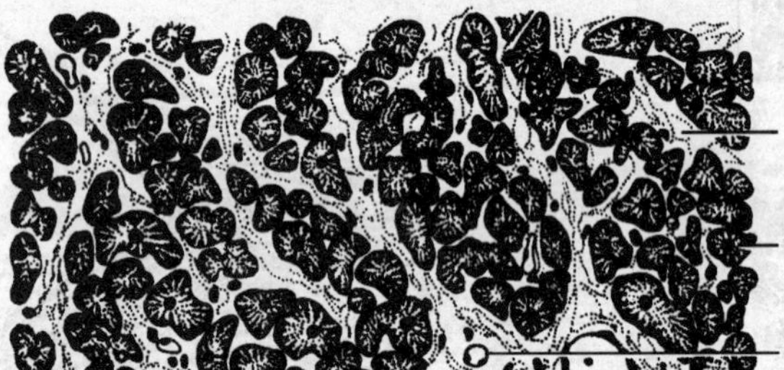

图 7-10　心肌膜和心外膜光镜结构模式图

在心房肌和心室肌交界处，由致密结缔组织构成心脏的支架，称心骨骼（cardiac skeleton）包括室间隔膜部、纤维三角和纤维环。心房肌、心室肌和心瓣膜分别附着于此。

3. 心外膜（epicardium）是心包膜脏层，为浆膜。外覆间皮，间皮内面是薄层疏松结缔组织，其中含有血管、神经和少量脂肪组织（图 7-10）。

4. 心瓣膜（cardiac valve）包括房室瓣、主动脉瓣和肺动脉瓣，是心内膜向心腔突出形成的薄片状结构。表面被覆内皮，中心为致密结缔组织。其功能是防止血液逆流。

（二）心脏的传导系统

心脏传导系统由特殊心肌纤维构成，包括窦房结、房室结、房室束及其分支。窦房结位于右心房的心外膜下，其余大多分布在心内膜下层，由结缔组织将它们与心肌膜隔开（图 7

-11，7-9)。此系统受交感神经和副交感神经纤维支配，其功能是产生并传导冲动到整个心脏，以协调心房肌和心室肌按一定节律收缩。

蒲肯野纤维（Pukinje fiber）组成房室束及其分支，又称束细胞。束细胞比普通心肌细胞短而宽，细胞中央有1~2个核，肌浆丰富，肌原纤维少，位于细胞周边，有较多的线粒体和糖原（图7-9)。心肌纤维间有闰盘相连。蒲肯野纤维末端与心肌纤维相连。

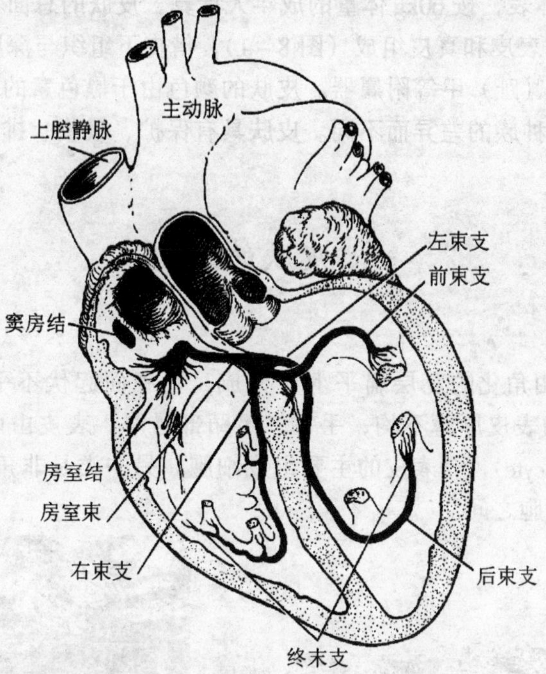

图7-11　心脏传导系统分布模式图

五、淋巴管系统

淋巴管系统由毛细淋巴管、淋巴管和淋巴导管组成。

(一) 毛细淋巴管

毛细淋巴管是淋巴管系统于组织内的起始部分，为盲管。管腔大，不规则，管壁很薄，只由一层内皮和极薄的结缔组织组成，细胞间隙大，无周细胞和基膜，通透性强（图7-5)。

(二) 淋巴管和淋巴导管

管壁结构与静脉相似，管腔大而不规则，管壁较薄。内皮外有少量平滑肌和结缔组织。淋巴管瓣膜较多，其结构与静脉瓣相似。

（赵淑敏）

第八章 皮 肤

皮肤（skin）覆盖体表，按 60kg 体重的成年人计算，皮肤的总面积约 1.2～2.0m^2，占体重的 16%左右。皮肤由表皮和真皮组成（图 8－1），借皮下组织与深层组织相连。皮肤中有毛、汗腺、皮脂腺和指（趾）甲等附属器。皮肤的颜色由于黑色素的含量、血管的舒缩、角质层和颗粒层的厚度及种族的差异而不同。皮肤具有保护、吸收、排泄、感觉、调节体温及参与物质代谢等作用。

一、皮肤的结构

（一）表皮

表皮（epidermis）由角化的复层扁平上皮构成，基底面起伏不平，借基膜与真皮相连（图 8－1）。身体各部的表皮厚薄不均，手掌、足跖部最厚。表皮由两类细胞组成：一类是角质形成细胞（keratinocyte），是表皮的主要组成细胞。另一类是非角质形成细胞，数量少，散在分布于角质形成细胞之间。

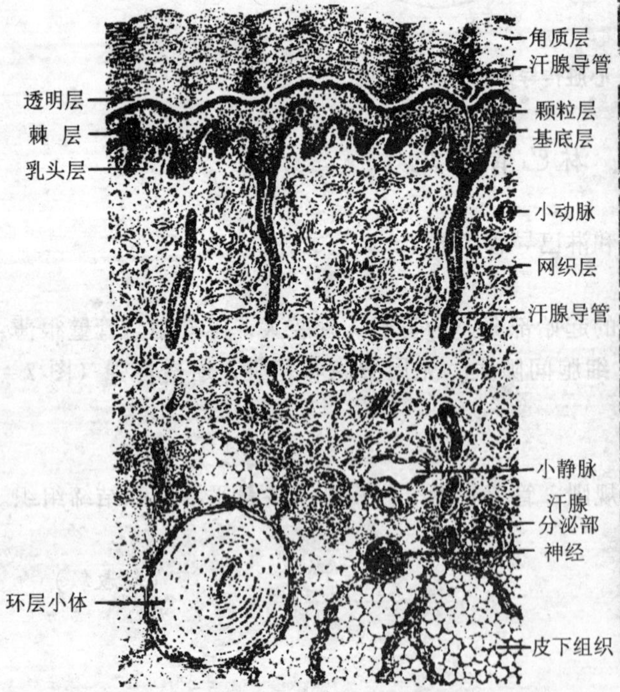

图 8－1　手指皮肤（低倍）

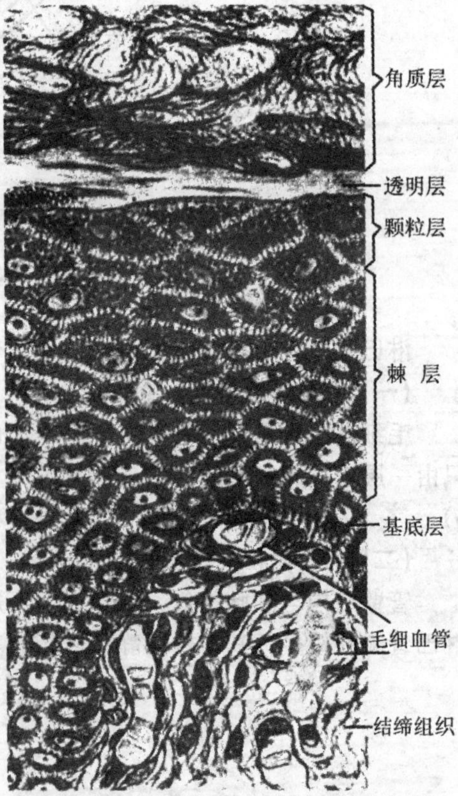

图 8－2　足底皮肤高倍光镜结构模式图

1. 角质形成细胞的分层与角化

(1) 基底层（stratum basal）：附着于基膜上，是一层矮柱状或立方形细胞，称基底细胞（basal cell）（图 8－2，图 8－3）。细胞核较大，圆形或椭圆形，胞质强嗜碱性，内含丰富的游离核糖体、张力丝（角蛋白丝），细胞间以桥粒相连，基底面以半桥粒固定在基膜上。基底细胞是未分化的幼稚细胞，具有很强的增殖和分化能力。新生的细胞向浅层推移，逐渐分化成其余几层细胞。

(2) 棘层（stratum spinosum）：位于基底层上方，由 5～10 层细胞组成。细胞体积较大，多边形，表面有许多棘状突起，故称棘细胞。胞核较大，圆形，胞质丰富，嗜碱性，胞质内有许多卵圆形的板层颗粒（lamellated granule）（图 8－2，图 8－3），颗粒内含糖脂和固醇。

(3) 颗粒层（stratum granulosum）：位于棘层上方，由 3～5 层较扁的梭形细胞组成。胞核趋于萎缩退化，胞质内含许多强嗜碱性、无单位膜包裹的不规则颗粒，称透明角质颗粒（keratohyalin granule）（图 8－2，图 8－3）。板层颗粒增多，多分布在细胞周边，渐与细胞膜相贴连，并将其内容物释放到细胞间隙内，在细胞外形成多层膜状结构，构成阻止物质透过表皮的主要屏障。

(4) 透明层（stratum lucidum）：位于颗粒层上方，由几层更扁平的梭形细胞组成，在无毛厚表皮中可见到此层。细胞界限不清，均质透明状，胞核及细胞器均已消失（图 8－2，图 8－3）。

(5) 角质层（stratum corneum）：表皮的最表层，由多层扁平的角质细胞组成，核和细胞器消失。细胞轮廓不清，呈均质状，红染。细胞膜内面附有厚约 12nm 的不溶性蛋白质，故厚而坚固。细胞间充满板层颗粒释放的脂类物质，最表面的细胞连接松散，逐渐脱落形成皮屑（图 8－2，图 8－3）。

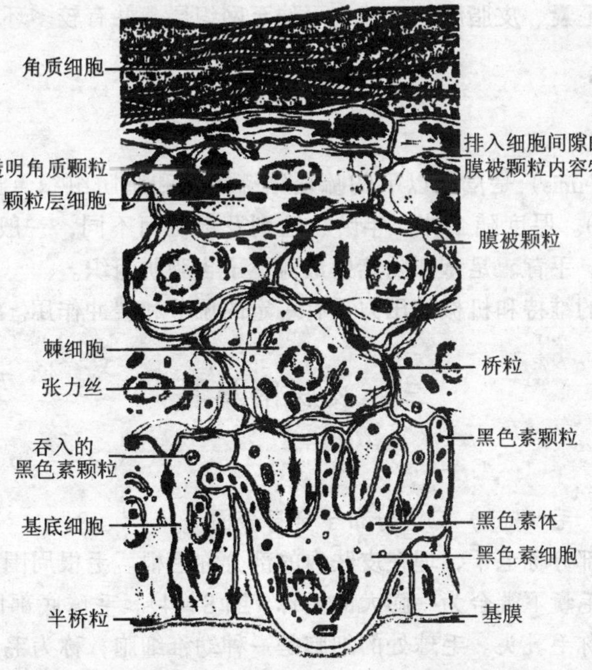

图 8－3　角质形成细胞和黑素细胞超微结构模式图

在薄的表皮，颗粒层和透明层常不明显，角质层也很薄。

表皮由基底层到角质层是角质形成细胞增殖、分化、向表面逐层推移和脱落的动态变化过程。角质层的细胞不断脱落，而深层的细胞不断增殖分化补充，以保持表皮的正常厚度。表皮角质形成细胞的更新周期一般为3~4周。

2. 非角质形成细胞 包括黑素细胞，朗格汉斯细胞，梅克尔细胞三种。

(1) 黑素细胞（melanocyte）：散在于基底细胞之间，数量少，体积较大，细胞顶部有多个突起，伸入到表皮基底层和棘层细胞之间（图8-3）。黑素细胞的主要特征是细胞质内含许多单位膜包裹的长圆形小体，称黑素体（melanosome）。黑素体内充满黑色素后称黑素颗粒。黑素颗粒经突起末端转移到周围基底细胞和棘细胞内。黑色素是决定皮肤颜色的主要成分，能吸收和散射紫外线，保护表皮深层的幼稚细胞免受损伤（图8-3）。

(2) 郎格汉斯细胞（Langerhans cell）：主要分布于棘层，具有树突状突起，是一种免疫辅助细胞，能捕捉、处理、呈递抗原给淋巴细胞，参与机体的免疫应答。

(3) 梅克尔细胞（Merkel cell）：是一种有短突起的、圆形或长圆形细胞，散在分布于毛囊附近的表皮基底细胞之间，细胞基底面与神经末梢形成化学性突触。可能是一种感觉细胞（感受触觉及机械刺激）。

(二) 真皮

真皮（dermis）位于表皮深层，由不规则致密结缔组织组成。真皮分为乳头层和网织层（图8-1）。

1. 乳头层（papillary layer）：借基膜与表皮相连，并向表皮底部突出形成许多嵴状或乳头状隆起，称真皮乳头。乳头内含丰富的毛细血管、游离神经末梢和触觉小体（图8-1）。

2. 网织层（reticular layer）：位于乳头层下方，是真皮的主要部分。由粗大的胶原纤维束交织成网，其间尚含有许多弹性纤维束，使皮肤既具韧性，又有弹性。此层还有较多的血管、淋巴管和神经。毛囊、皮脂腺、汗腺也可伸至网织层，并有较多环层小体（图8-1）。

二、皮下组织

皮下组织（hypodermis）是皮肤以下的疏松结缔组织和脂肪组织，连接皮肤与肌肉，常称为浅筋膜（图8-1）。厚度随个体、年龄、性别及部位而不同，一般以腹部和臀部最厚，脂肪组织丰富。眼睑、手背、足背和阴茎处最薄，不含脂肪组织。

皮下组织对体温的维持和机械的压力具有一定的调节和缓冲作用。

三、皮肤附属器

(一) 毛

除手掌及足底外，毛（hair）广泛分布于全身表面。

伸出皮肤外面的部分称毛干，埋在皮肤内的部分称毛根。毛根周围包有上皮和结缔组织组成的毛囊。毛根和毛囊下端合为一膨大的毛球（图8-4）。毛球底部凹陷，内为富含血管和神经的结缔组织，称毛乳头。毛球处的细胞是一种幼稚细胞，称为毛母质细胞，是毛和毛囊的生长点。黑素细胞位于毛球的毛母质细胞之间，可产生黑素颗粒并输送至形成毛干的细胞中，以维持毛的颜色。毛乳头对毛的生长起诱导作用。

毛和毛囊斜长在皮肤内，它们与皮肤表面呈钝角的一侧有一束斜行的平滑肌，称立毛肌，其一端附于毛囊，另一端终止于真皮浅部。立毛肌收缩，可使毛发直立（图8-4）。

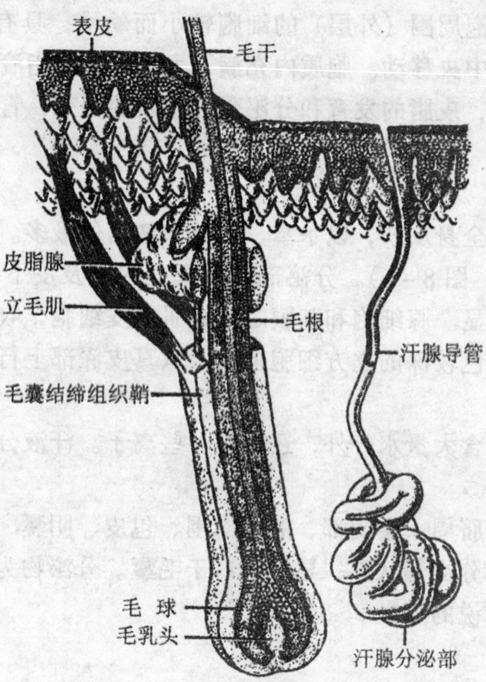

图 8-4　皮肤附属器模式图

(二) 皮脂腺

皮脂腺（sebaceous gland）为泡状腺，由分泌部和导管部组成（图 8-4、图 8-5）。由 2 ~5 个腺泡和一个共同的短导管组成。除手掌、足跖外，其余部位的皮肤均有皮脂腺存在。

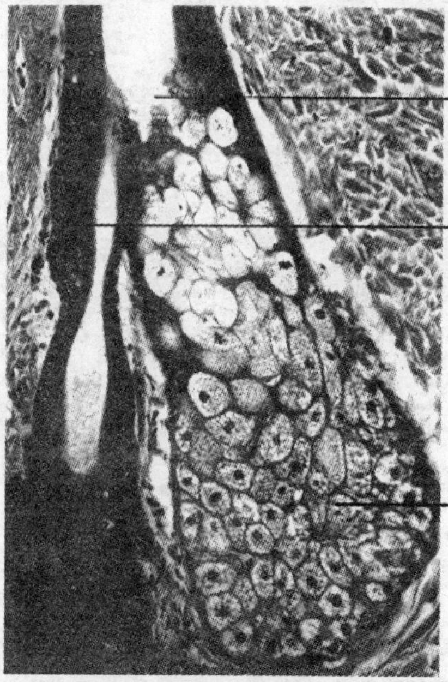

图 8-5　皮脂腺光镜结构模式图

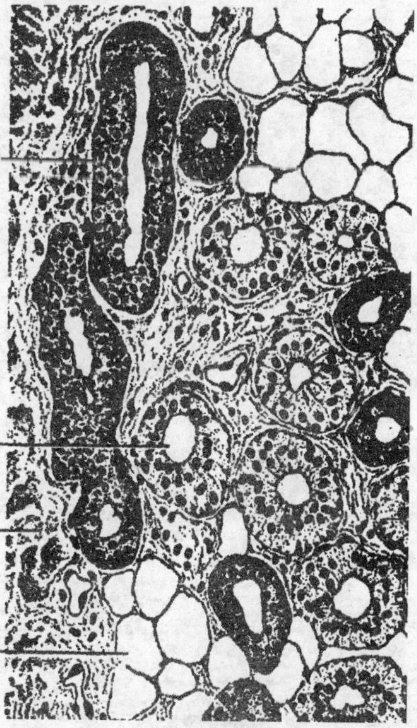

图 8-6　外泌汗腺光镜结构模式图

导管部由复层扁平上皮围成，较短而粗，开口于毛囊上 1/3 处。分泌部呈泡状，大多位于立毛肌和毛囊之间，腺泡周围（外层）的细胞较小而幼稚，具有很强的增殖和分化能力，分化的细胞长大并向腺泡中央移动。胞质内充满了大小不等的脂滴，最后，细胞解体，连同脂滴一同排出，即为皮脂，皮脂的发育和分泌受性激素的调节，青春期分泌活跃。皮脂具有润滑皮肤的作用。

(三) 汗腺

汗腺几乎分布于人的全身皮肤，以手掌、足趾和腋窝处最多。为单曲管状腺，由分泌部和导管部组成。(图 8-4、图 8-6)。分泌部位于真皮深层及皮下组织，由单层矮柱状细胞组成，周围基膜较厚而明显。腺细胞和基膜之间有肌上皮细胞，收缩时有助于分泌细胞排出汗液。汗腺导管由两层染色较深的立方细胞围成，从真皮深部上行，蜿蜒穿过表皮，开口于皮肤表面的汗孔。

汗液无色无味，除包含大量水分外，还包含一些离子。汗液分泌（出汗）可散发机体热量，调节体温。

在人的腋窝、乳晕、脐周、会阴部、肛门周围、包皮、阴囊、阴阜和小阴唇等处还有一种大汗腺，腺腔较大，为分支管状腺，导管开口于毛囊。分泌物为浓稠的乳状液，被细菌分解后产生异味，即通常所说的狐臭。

（焦丽娅）

第九章　淋巴器官

淋巴器官主要是由淋巴组织所构成的实质性器官。

淋巴组织（lymphoid tissue）是以网状组织为支架，网孔中分布着大量淋巴细胞、巨噬细胞以及少量交错突细胞（interdigtating cell）或滤泡树突状细胞（follicular dendritic cell）的组织（图 9-1）。淋巴组织分为弥散淋巴组织（diffuse lymphoid tissue）和淋巴小结（lymphoid nodule）两种类型。弥散淋巴组织是以 T 细胞为主的淋巴组织，与周围组织没有明显的分界。淋巴小结又称淋巴滤泡（lymphoid follicle），是以 B 细胞为主形成的球形或椭球形淋巴组织。

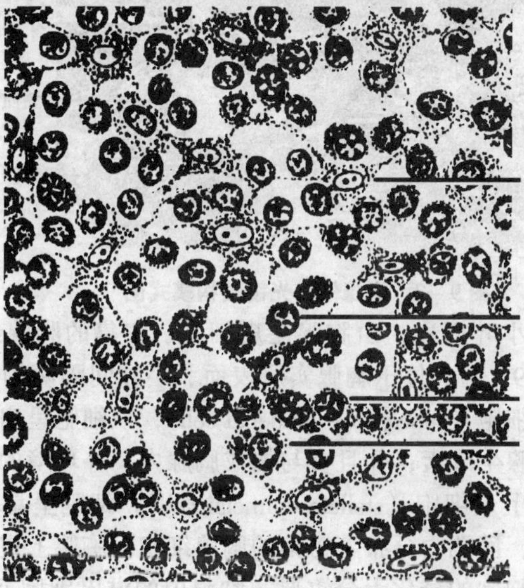

图 9-1　淋巴组织光镜结构模式图

淋巴器官根据其发生的时间和功能可分为中枢淋巴器官和周围淋巴器官。

中枢淋巴器官（central lymphoid organ）：包括胸腺、骨髓（人类）及腔上囊（禽类）。该类器官发生较周围淋巴器官早；是造血干细胞增殖、分化成 T 细胞或 B 细胞的场所，在此处增殖不需要外界抗原的刺激；并可向周围淋巴器官输送 T 细胞或 B 细胞及决定它们的发育；该类器官不直接参加机体的免疫功能。

周围淋巴器官（peripheral lymphoid organ）：包括淋巴结、脾脏及扁桃体等。该类器官发育较晚；其淋巴细胞最初来自中枢淋巴器官；该类器官的淋巴细胞增殖需外界抗原的刺激；并能直接参与机体的免疫功能。

一、胸　腺

胸腺为中枢淋巴器官。其重量随年龄而有明显变化，婴儿时期约重 10～15g；青春期约重 30～40g；而至老年期只重 15g 左右，而且多为脂肪所占据。

（一）胸腺的组织结构

1. 被膜　胸腺表面被覆由结缔组织构成的被膜，并可伸入实质形成小叶间隔或胸腺隔，将胸腺实质分隔成许多不完全的胸腺小叶（thymus lobule）。每一小叶又可分为周边的皮质、中央的髓质。皮质不完全包裹髓质，因此相邻小叶的髓质彼此相连成片（图 9-2）。

每一个小叶均由胸腺上皮细胞（thymic epithelial cell）构成网状支架，网间分布着大量的淋巴细胞及少量的巨噬细胞。胸腺上皮细胞形态多样，主要特点是胞质中含有角蛋白丝，突起相接处有桥粒连接。

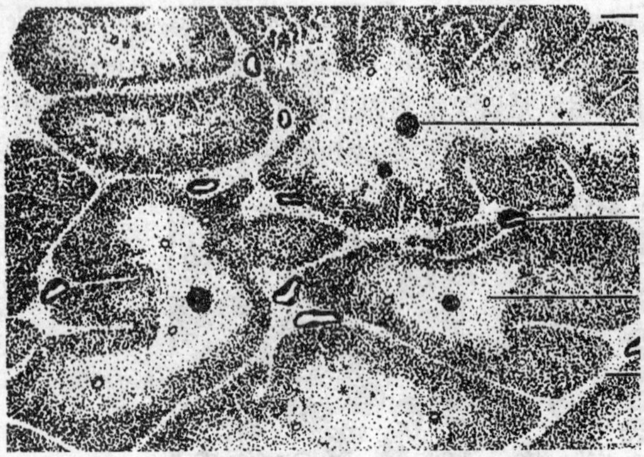

图 9-2　胸腺低倍光镜结构模式图

2. 皮质　胸腺皮质位于小叶周边，由胸腺上皮细胞、密集的胸腺细胞和巨噬细胞、毛细血管组成，着色较深（图 9-2）。位于胸腺实质表面、小叶间隔两侧及血管周围的胸腺上皮细胞称为被膜下胸腺上皮细胞（subcapsule epithelial cell），该细胞呈扁平形，向实质侧伸出一些突起，分泌胸腺素和胸腺生成素，并且参与构成胸腺内、外环境的屏障。位于皮质内的另一种胸腺上皮细胞是星形上皮细胞（stellate epirheial cell），细胞呈星形，突起较长，相互连接构成皮质内的立体网架，网孔内分布着密集的胸腺细胞。胸腺上皮细胞质膜与胸腺细胞质膜直接接触，对诱导胸腺细胞的分化十分重要。胸腺内的淋巴细胞又称胸腺细胞（thymocyte，简称 T 细胞），它们由胸腺内的淋巴干细胞增殖分化而成。皮质的淋巴细胞具有一定的排列规律，即皮质浅层的淋巴细胞较大而幼稚，有分裂能力；近髓质的淋巴细胞较小而成熟，无分裂能力。

胸腺哺育细胞（thymic nurse cell）：位于皮质浅层，是一种大球形细胞，由特化的皮质上皮细胞包裹着 20～100 个未成熟的胸腺细胞构成，这些胸腺细胞可以自由出入，这是胸腺细胞发育成熟的另一种方式。

3. 髓质　胸腺髓质由大量胸腺上皮细胞和少量成熟的胸腺细胞、交错突细胞、巨噬细胞构成，着色较浅（图 9-3）。髓质的胸腺上皮细胞有两类，一类是髓质上皮细胞（medullary epithelial cell）：胞体较大，长突起相互连接成网架，是分泌胸腺激素的主要细胞；另一类髓质上皮细胞是胸腺小体上皮细胞（thymic corpuscle epithelial cell）：呈扁平形，数层至十几层同心圆排列，形成大小不等的球形结构，称为胸腺小体（thymic corpuscle），外层细胞核呈新月形，胞质嗜酸性，细胞间有桥粒；小体中心细胞退化解体，结构不清。胸腺小体的功能不清楚。

（二）胸腺的功能

胸腺的主要功能是产生、培育 T 细胞，并向周围淋巴器官输送 T 细胞。另外它可以产生多

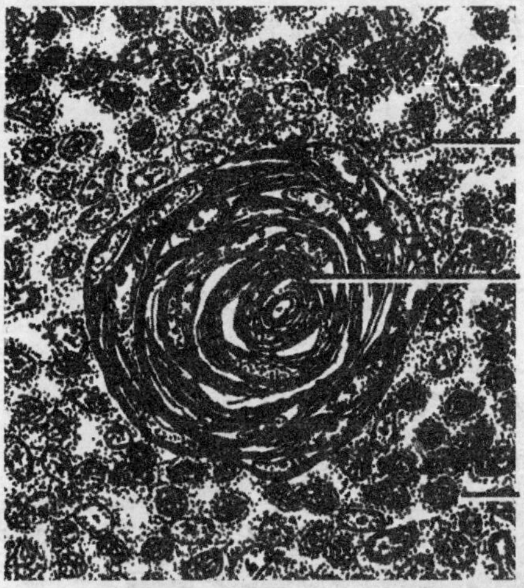

图 9-3　胸腺小体高倍光镜结构模式图

种胸腺激素，即胸腺生成素、胸腺素、胸腺体液因子等，以构成 T 细胞增殖、分化的微环境。

（三）血胸腺屏障

血胸腺屏障（blood-thymus barrier）为血液与胸腺皮质间的屏障结构（图 9-4），它可以阻止血液内的大分子物质进入胸腺皮质，从而使胸腺皮质的 T 细胞免受外源抗原的刺激。它主要由以下5层组成：①皮质的连续性毛细血管，其内皮间有紧密连接；②内皮外完整的基膜；③血管周间隙，间隙中可有巨噬细胞、周细胞、组织液等。④上皮性网状细胞基膜；⑤最外面包裹一层连续的上皮性网状细胞。这种屏障结构使得血液中的大分子物质（抗原物质）很难与胸腺细胞接触，故不引起直接的免疫反应。

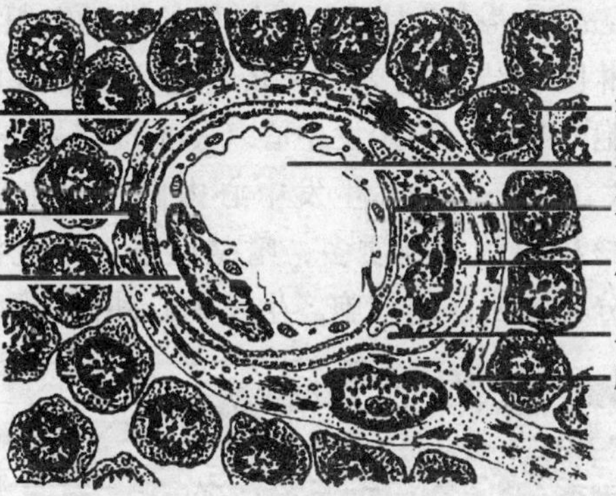

图 9-4　血-胸腺屏障超微结构模式图

二、淋　巴　结

（一）淋巴结的组织结构

淋巴结是周围性淋巴器官。它与淋巴管相连接，并沿淋巴管分布在机体淋巴所必经的部位。淋巴结呈椭圆形、豆形，大小不等，直径介于 1~25mm。

1. 被膜　淋巴结表面被覆由较致密的结缔组织构成的被膜。被膜上有多条输入淋巴管（afferent lymphatic vessel），它们穿过被膜进入淋巴结实质。在淋巴结的凹面有淋巴结门，这里的结缔组织较厚，其中有 2~3 条输出淋巴管（efferent lymphatic vessel），血管、神经由此出入。被膜及淋巴结门处的结缔组织（神经、血管伴随）可以深入实质形成小梁（trabecula），作为淋巴结粗的网架。在粗网架之间为不同类型的淋巴组织。淋巴结的实质可分为皮质和髓质两部分（图 9－5）。

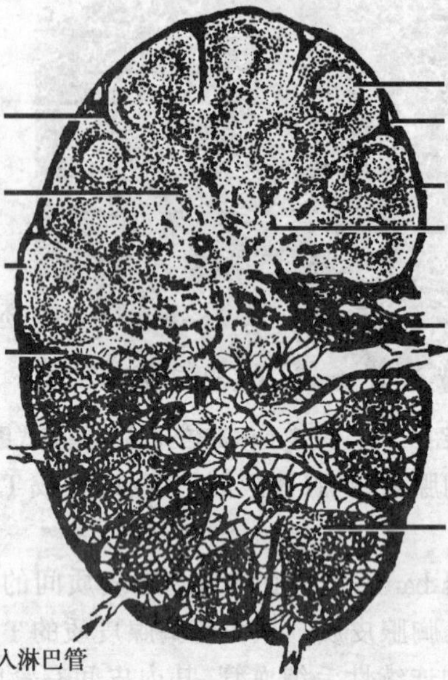

图 9－5　淋巴结整体结构切面模式图

2. 皮质　位于被膜下方，由浅层皮质、副皮质区及皮质淋巴窦等构成。各部的结构与厚度随免疫功能状态的不同而有很大变化。

（1）浅层皮质（peripheral cortex）：是临近被膜处的淋巴组织。主要含 B 细胞。当受到抗原刺激后，可出现大量的淋巴小结，主要是由 B 细胞密集而成的球状结构。功能活跃的淋巴小结中心浅染，多见细胞分裂像，称生发中心（germinal center）（图 9－6）。生发中心可分为暗区（dark zone）和明区（light zone）。生发中心内侧份聚集着大量的大淋巴细胞，染色深，为暗区。大淋巴细胞核染色浅；胞质多，嗜碱性强，染色深；细胞幼稚，分裂能力很强，可不断分裂、增殖、分化为明区的细胞。生发中心外侧份聚集着中等淋巴细胞、较多的

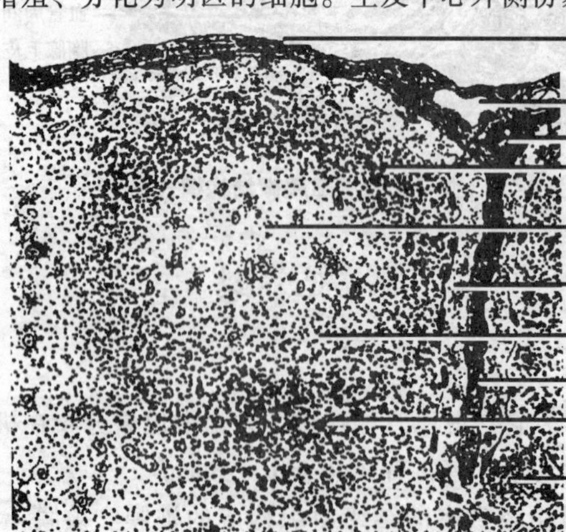

图 9－6　淋巴小结生发中心高倍光镜结构模式图

网状细胞、巨噬细胞和滤泡树突状细胞，故染色较浅，为明区。生发中心周边为中等淋巴细胞继续分裂、增殖、分化，并向小结周边推移而成小淋巴细胞，而且近被膜侧的小淋巴细胞常聚集成帽状结构，称小结帽（cap）。小淋巴细胞核染色深，胞质少，且成熟。同时淋巴小结内含较多的巨噬细胞。

(2) 副皮质区（paracortical zone）：又称深层皮质，是胸腺依赖区（thymus dependent area）。位于皮、髓质交接处，主要由 T 细胞组成。此区有毛细血管后微静脉通过（图 9-7），其结构特点为：管腔明显、内皮呈立方形，可见淋巴细胞出入。此处是血液内淋巴细胞进入淋巴组织的重要通道。

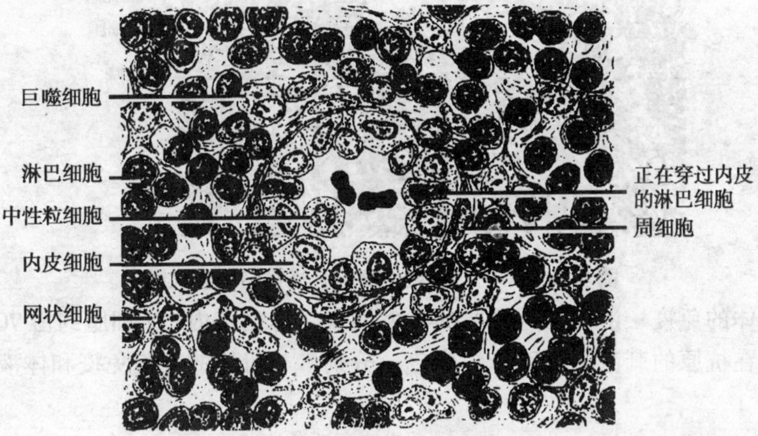

图 9-7　淋巴结毛细血管后微静脉超微结构模式图

(3) 皮质淋巴窦（lymphoid sinus）：主要为被膜下淋巴窦，其与输入淋巴管相通。结构特点为：扁平连续的内皮细胞围成窦壁，外侧紧贴被膜，内侧紧贴淋巴组织。细胞外有薄层基膜和少量的网状纤维。最外面可有一层扁平的网状细胞。窦腔内为网状结缔组织支撑，窦腔内或窦壁上有游离或附着的巨噬细胞及少量淋巴细胞（图 9-5）。

3. 髓质　位于淋巴结的中央，由淋巴索、髓质淋巴窦构成（图 9-8）。

(1) 淋巴索（lymphoid cord）：又称髓索（medullary cord），主要由 B 淋巴细胞组成，与副皮质区相连。淋巴细胞呈索条状分布，相互连接呈网状。此处还可见浆细胞及巨噬细胞。在慢性炎症时，浆细胞增多。

(2) 髓质淋巴窦：与皮质淋巴窦结构相似，但常含较多的网状细胞及巨噬细胞，故具有较强的滤过作用。

4. 淋巴结内的淋巴通路　淋巴液由输入淋巴管进入被膜下淋巴窦后，部分淋巴液经窄通道进入髓质淋巴窦，部分经淋巴组织渗入髓质淋巴窦而后流向输出淋巴管。淋巴液在淋巴窦腔内流动很慢，有利于巨噬细胞清除细菌、异物或处理抗原。同时，产生的淋巴细胞也可通过淋巴液进入血液循环。

(二) 淋巴结的功能

1. 滤过淋巴液　当细菌、病毒等抗原物质侵入机体后，很容易进入毛细淋巴管随淋巴液流入淋巴结。在流经淋巴结的淋巴窦时，窦内的巨噬细胞可以及时地清除它们，起到防御、保护的作用。

2. 产生 T、B 细胞　淋巴结是 T、B 细胞增殖的场所。淋巴小结主要产生 B 细胞，而副皮质区主要产生 T 细胞。所产生的 T、B 细胞可通过淋巴通路进入血液循环。

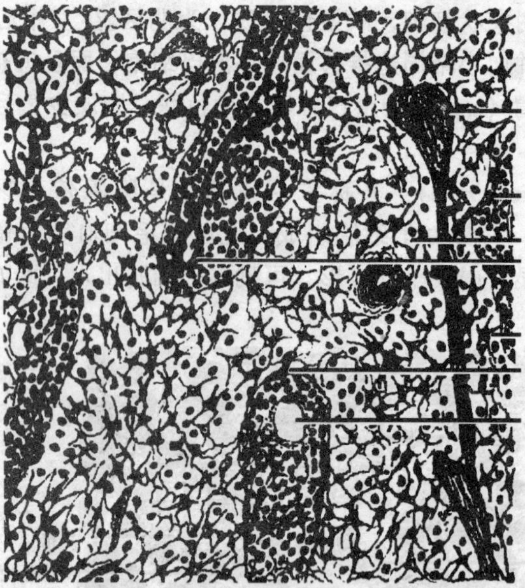

图 9-8　淋巴结髓质（高倍）光镜结构模式图

3. 参与机体的免疫　淋巴结是重要的免疫器官。淋巴结内，T 细胞约占 70%，B 细胞约占 28%，它们在抗原的刺激下淋巴母细胞化，分别参与机体的细胞免疫和体液免疫（表 9-1）。

表 9-1　淋巴细胞功能

抗原刺激 { B 效应细胞 / T 效应细胞 } → 淋巴母细胞化 { 浆细胞产生抗体（参与体液免疫） / T 细胞→杀伤等（参与细胞免疫） }

三、脾

位于血循环的通路上，为人体内最大的周围性淋巴器官。

（一）脾的组织结构

1. 被膜　脾的表面被覆被膜，由致密的结缔组织组成，内含丰富的弹性纤维及散在的平滑肌，外覆有间皮。脾的一侧凹陷为脾门，结缔组织较多，并有血管、神经和淋巴管进出。被膜及脾门处的结缔组织深入脾实质形成脾小梁（图 9-9），内含小梁静脉和小梁动脉、神经和淋巴管等。脾小梁在脾实质相互连接，构成脾的粗网架。网状结缔组织位于小梁之间构成多孔隙的微细网架，网孔中分布着淋巴细胞、浆细胞、巨噬细胞以及各种血细胞。

脾的实质可分为白髓、红髓及边缘区。

2. 白髓（white pulp）　散在分布于脾的实质中。新鲜的脾切面，可见白髓呈大小不等的灰白色小点状。白髓由密集的淋巴组织构成，沿中央动脉周围分布，又可分为脾小结和动脉周围淋巴鞘。

（1）脾小结（splenic corpusle）：即淋巴小结，位于动脉周围淋巴鞘与边缘区之间，大部嵌入动脉周围淋巴鞘内。其结构与淋巴结的淋巴小结相同，主要为 B 细胞，常有生发中心，同时含有巨噬细胞等。

（2）动脉周围淋巴鞘（periarterial lymphatic sheath）：简称淋巴鞘，由位于中央动脉（central arteriol）周围的淋巴组织构成。主要为 T 细胞，属于胸腺依赖区，同时含有巨噬细胞等。

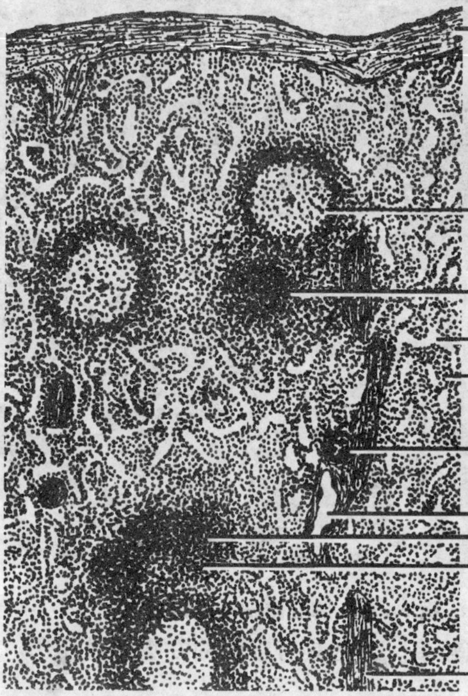

图 9－9　脾低倍光镜结构模式图

3. 红髓（red pulp）：除了白髓、脾小梁以外的其它脾的实质结构（图 9－10、图 9－11）。又可分为脾血窦和脾索。

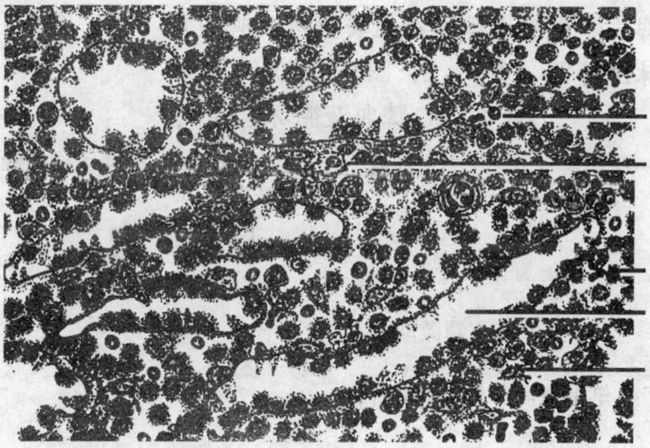

图 9－10　脾红髓高倍光镜结构模式图（示脾血窦与脾索的结构关系）

（1）脾窦（splenic sinusoid）：又称脾血窦，为腔大、不规则的血窦，并相互通连，腔内充满血液。其血窦壁由长杆状的内皮细胞沿血窦纵轴排列所构成，有核处胞体突向腔内。细胞间有裂隙。基膜不完整。此结构利于血细胞从脾索进入血窦。细胞质内含有微丝，可调节内皮裂隙。另外可见巨噬细胞附着在血窦壁外，常见其伪足伸在裂隙间。

（2）脾索（splenic cord）：为相邻血窦之间的淋巴组织结构。切片观呈条索状；立体观呈海绵网絮状。网状结缔组织构成网架，网孔中含淋巴细胞、各种血细胞、巨噬细胞和一些浆细胞，这些细胞可以穿过内皮裂隙进入血窦。

4. 边缘区（marginal zone）　为白髓向红髓移行的区域。结构疏松，含有大量的巨噬细

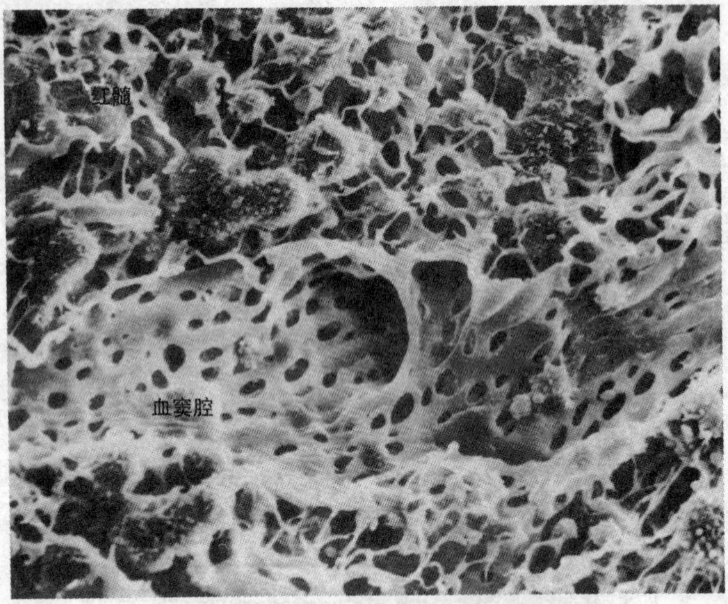

图 9－11　脾红髓扫描电镜像

胞和一些 T、B 细胞，以 B 细胞较多。该区具有很强的吞噬滤过作用。

（二）脾的血液循环

脾动脉自脾门进入，沿脾小梁分支成小梁动脉。沿途小梁动脉分支并离开脾小梁成中央动脉。中央动脉一部分分支成毛细血管开放于边缘区，一部分离开白髓分支成笔毛微动脉（其三级分支为髓微动脉、鞘毛细血管和毛细血管）。其毛细血管除一小部分直接与脾血窦通连外，大部分则开放于脾索。血液由脾索经血窦壁进入脾血窦。血窦逐渐汇合成髓静脉，进入小梁静脉，再经脾静脉出脾门（表 9－2，图 9－12）。

表 9－2　脾血液循环途径

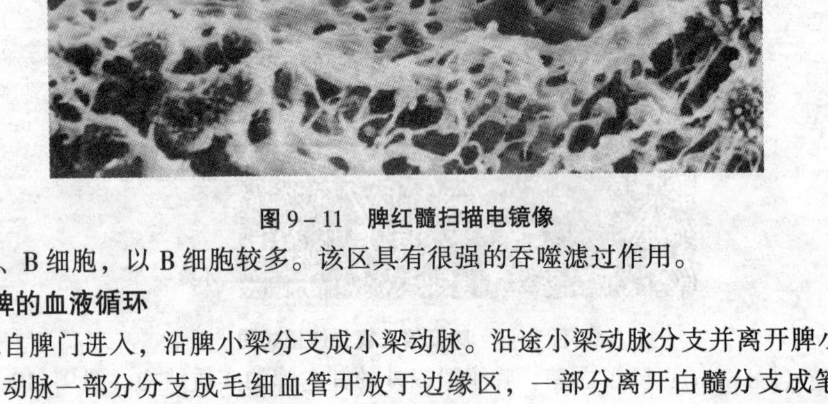

（三）脾的功能

1. 滤过血液　脾内含有大量的巨噬细胞。当血液流经脾的边缘区和脾索时，巨噬细胞可吞噬和清除血液中的病菌、异物、抗原和衰老的细胞、血小板等。

2. 造血　脾在胚胎时期就有造血功能，出生后脾渐转为免疫应答器官，具有产生 T、B 细胞的功能。成人脾中仍有少量的干细胞，因此，当机体大出血或严重缺血时，脾可恢复造血功能。

3. 储存血液　脾的血窦、脾索和其它部位可储存约 40ml 的血液，当脾收缩时可将所储

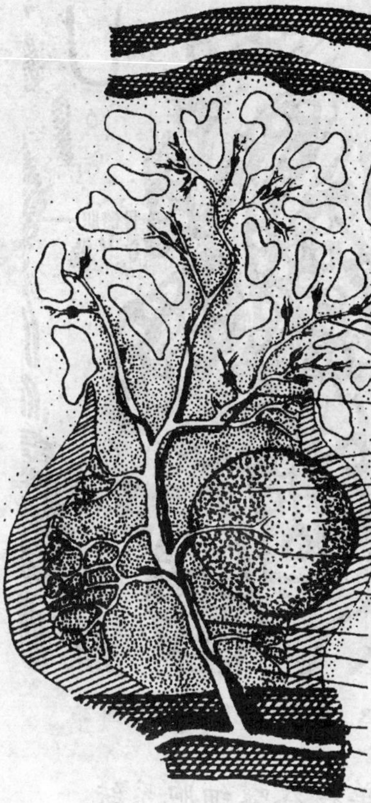

图 9－12　脾血液循环模式图

存的血液排出，并加速脾内的血流，使血进入血循环。

4. 免疫功能　血液内的淋巴细胞通过淋巴组织进行再循环时有 50% 是通过脾的，因此脾是淋巴细胞再循环的中心。脾内的 T、B 细胞可分别参与细胞免疫和体液免疫。

四、扁　桃　体

为位于舌根、咽部周围上皮下的临近外界的周围淋巴器官，包括腭扁桃体、咽扁桃体和舌扁桃体，其中以腭扁桃体最大。现就其一般结构简述如下。

腭扁桃体为一对实质性周围淋巴器官（图 9－13），位于舌腭弓与咽腭弓之间，呈椭圆形。其粘膜表面为复层扁平上皮，上皮深陷至固有膜结缔组织内形成 10～20 个隐窝。上皮下及隐窝周围结缔组织内分布着大量淋巴小结（主要由 B 细胞组成）及弥散淋巴组织（含 T、B 细胞、巨噬细胞等）。淋巴小结的生发中心比较明显。弥散淋巴组织的区域也可见毛细血管后微静脉。上皮内常有大量的淋巴细胞侵入。深部为结缔组织被膜，与其它组织无明显的分界。

扁桃体是 T、B 细胞增殖的场所，在此淋巴细胞直接参与机体的细胞免疫和体液免疫，同时具有很重要的防御保护作用。

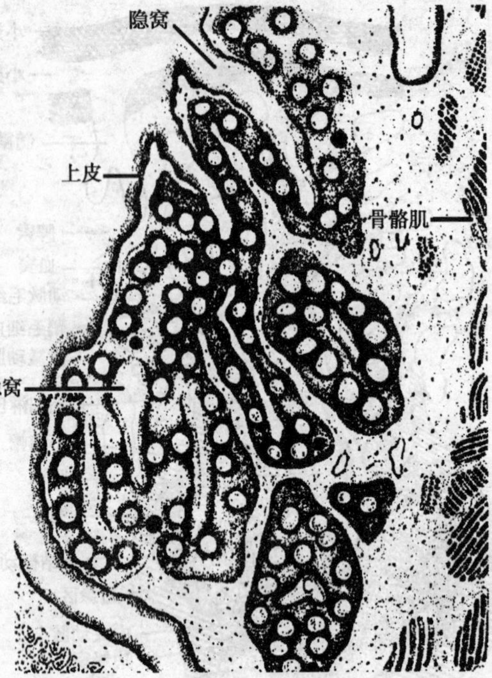

图 9-13　扁桃体光镜结构模式图

五、单核吞噬细胞系统

单核吞噬细胞系统（mononuclear phagocyte system，MPS）

是指体内除粒细胞以外，分散于全身各处的吞噬细胞系统。共同来源于造血干细胞。分布十分广泛，如：①结缔组织、淋巴结、脾脏、扁桃体等处的巨噬细胞；②神经系统的小胶质细胞；③血液中的单核细胞；④骨髓中的原单核细胞、幼单核细胞；⑤肝脏中的枯否细胞；⑥肺内的肺巨噬细胞；⑦皮肤表皮内的朗格汉斯细胞；⑧骨组织中的破骨细胞等。它们都具有吞噬细菌、病毒、异物，参与机体免疫反应，以及加工、处理抗原等功能。

（韩伊林）

第十章 消化系统

消化系统由消化管和消化腺组成，主要功能是消化食物和吸收营养物质。

消 化 管

一、消化管的一般结构

消化管壁的组织结构，除口腔和咽外，由内向外分为粘膜、粘膜下层、肌层和外膜四层（图 10－1）。

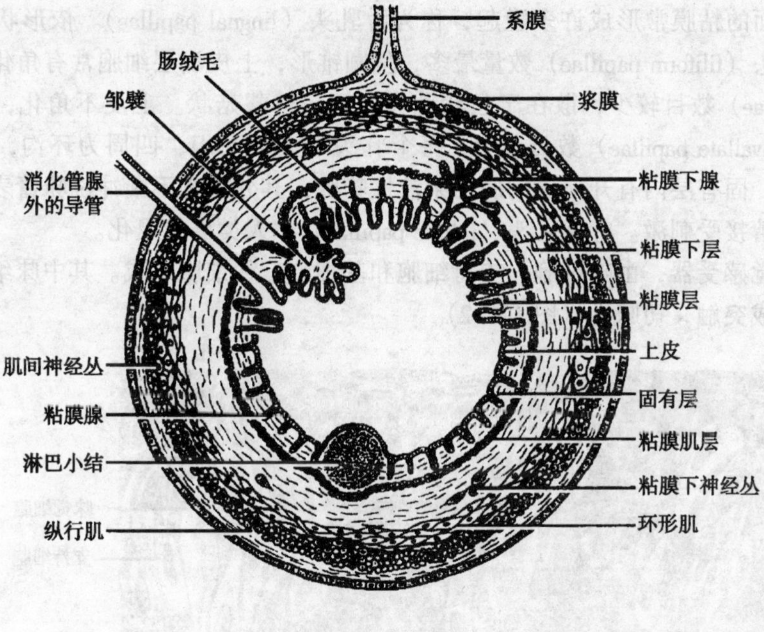

图 10－1 消化管壁光镜结构模式图

（一）粘膜

粘膜（tunica mucosa）由上皮、固有层和粘膜肌组成。

1. 上皮 口腔、食管和肛门的上皮为复层扁平上皮，具有保护作用。胃、小肠和大肠为单层柱状上皮，参与食物的消化和吸收。

2. 固有层（lamina propria） 为疏松结缔组织，富含血管、淋巴组织及腺体。

3. 粘膜肌（muscularis mucosa） 一般为内环行、外纵行排列的薄层平滑肌，其收缩可使粘膜活动，促进腺体的分泌和血液运行，并有利于营养物质的吸收。

（二）粘膜下层

粘膜下层（lamina submucosa）由疏松结缔组织构成，内含较大的血管、淋巴管和粘膜下神经丛。在食管和十二指肠的粘膜下层内分别有食管腺和十二指肠腺。

（三）肌层

除咽、食管上段及肛门处的肌层（tunica muscularis）为骨骼肌外，其余为平滑肌。一般分为内环行、外纵行两层，其间可见肌间神经丛（myenteric nerve plexus）。可调节肌层的舒缩。

（四）外膜

外膜（tunica adventitia）分纤维膜和浆膜两种。纤维膜由结缔组织构成，浆膜由间皮和结缔组织构成。

二、口腔及咽

（一）口腔

口腔粘膜只有上皮和固有层，无粘膜肌。口腔内有舌和牙。

1. 舌　由表面的粘膜和深部的舌肌组成。粘膜由复层扁平上皮和固有层构成，舌肌为骨骼肌。舌背面的粘膜常形成许多隆起，称为舌乳头（lingual papillae）。依形状不同可分为四种。丝状乳头（filiform papillae）数量最多，呈圆锥形，上皮浅层细胞常有角化。菌状乳头（fungiform papillae）数目较少，散在于丝状乳头之间，呈蘑菇状。上皮不角化，有味蕾。轮廓乳头（circumvallate papillae）数目很少，每个乳头中央较平坦，四周为环沟，沟两侧上皮内有较多味蕾。固有层内有开口于沟底的浆液性味腺，其分泌物不断冲洗味蕾表面的食物残渣，有助于味蕾接受刺激。叶状乳头（foliate papillae）在人类已趋退化。

味蕾是味觉感受器，由味细胞、支持细胞和基细胞三种细胞组成。其中味细胞基部与味觉神经末梢形成突触，司味觉（图 10－2）。

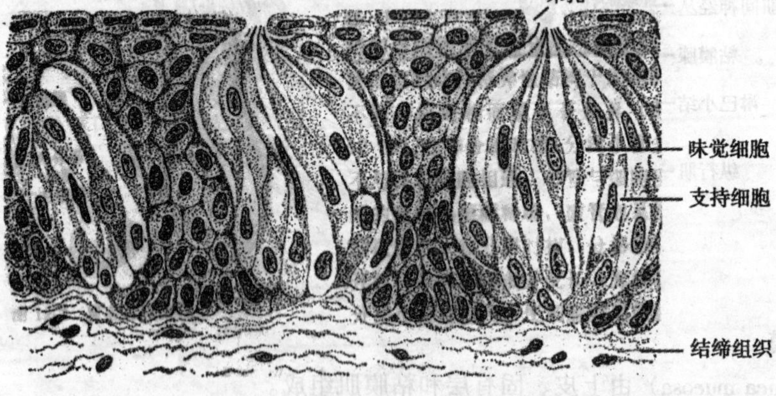

图 10－2　味蕾光镜结构模式图

2. 牙　分三部分，露在口腔的部分为牙冠，埋在牙槽里面的为牙根，两者交界部分为牙颈。牙由釉质、牙本质、牙骨质构成。牙根底部有一牙根孔与牙中央的牙髓腔相通，腔中充满牙髓。牙根周围的牙周膜、牙槽骨骨膜及牙龈统称牙周组织（图 10－3）。

（1）牙本质（dentin）：构成牙的主体，由牙本质小管与间质组成。牙本质小管为细微管道，里面含有牙本质纤维，是牙髓腔内成牙质细胞的突起。牙小管之间的间质，由大量胶原原纤维及钙化的基质构成。

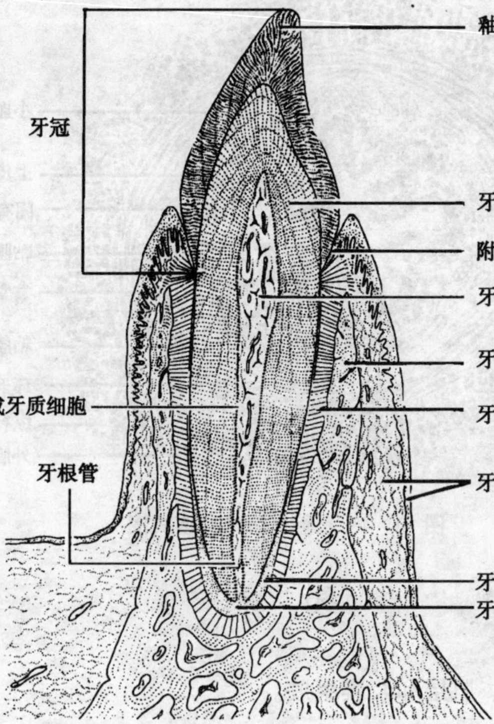

图 10－3　牙光镜结构模式图

(2) 釉质（enamel)：位于牙冠部，包在牙本质的表面，含无机物 96%，它是体内最坚硬的组织，由釉柱和少量间质构成。

(3) 牙骨质：位于牙根部，包在牙本质外面，结构与骨组织相似。

(4) 牙髓：位于牙中轴的牙髓腔内，内含疏松结缔组织、血管和神经。

(二) 咽

咽分口咽，鼻咽和喉咽三部分，咽壁由粘膜、粘膜下层、肌层和外膜组成。鼻咽的结构与呼吸道相似，口咽和喉咽与消化道相似。

三、食　　管

食管壁较厚，具有消化管典型的四层结构（图 10－4)。

1. 粘膜　粘膜表面为未角化的复层扁平上皮，在与胃贲门交界处移行转变成单层柱状上皮。固有层为细密的结缔组织，在食管两端常含少量的粘液腺。粘膜肌层由纵行的薄层平滑肌组成。

2. 粘膜下层　由疏松结缔组织构成。含食管腺，属粘液性腺体，导管穿过粘膜开口于食管腔。

3. 肌层　分内环行与外纵行两层。食管上四分之一段为骨骼肌；中四分之一段为平滑肌与骨骼肌混杂存在；下二分之一段为平滑肌。

4. 外膜　为纤维膜。

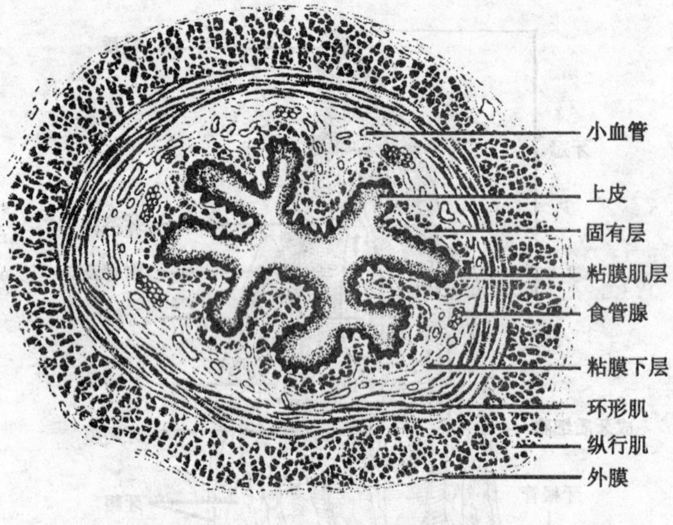

图 10-4 食管光镜结构模式图

四、胃

胃壁由粘膜、粘膜下层、肌层和浆膜组成。

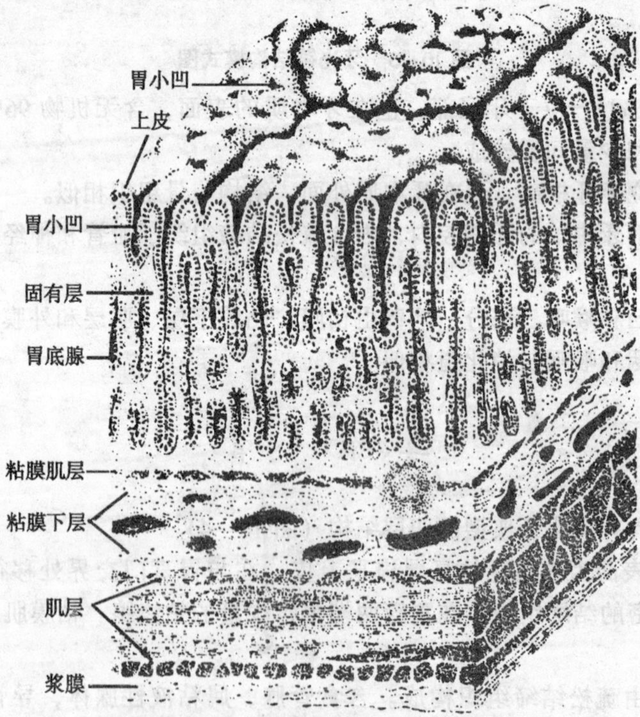

图 10-5 胃底部光镜结构模式图

(一) 粘膜

胃粘膜较厚，粘膜表面上皮下陷，形成胃小凹（gastric pit），胃小凹的底部有胃腺开口（图 10-5）。

1. 上皮　与胃小凹的上皮相连续，为单层柱状，核椭圆形，位于细胞基部。顶部细胞质内充满粘原颗粒，HE染色时，由于颗粒溶解消失成为透明区。粘原颗粒排出后形成粘液层，覆盖于上皮表面，不易被胃液溶解。上皮细胞之间有紧密连接，它与上皮表面的粘液层共同构成胃粘膜屏障，可防止胃酸及胃蛋白酶对上皮细胞的侵蚀。胃上皮细胞约三天更新一次，由胃小凹底部的细胞不断分裂补充。

2. 固有层　内有紧密排列的腺体，根据其所在部位及结构的不同，可分为胃底腺、贲门腺和幽门腺。

(1) 胃底腺（gastric gland）：主要分布于胃底及胃体部，为分支管状腺。每一腺体可分颈、体、底三部分。胃底腺主要由四种细胞构成（图10-6）。

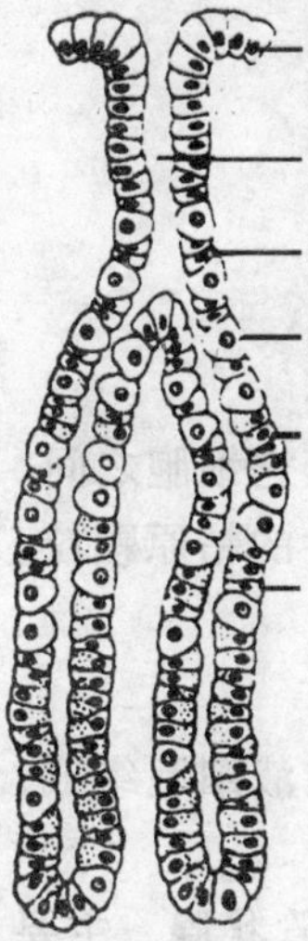

图10-6　胃小凹与胃底腺光镜结构模式图

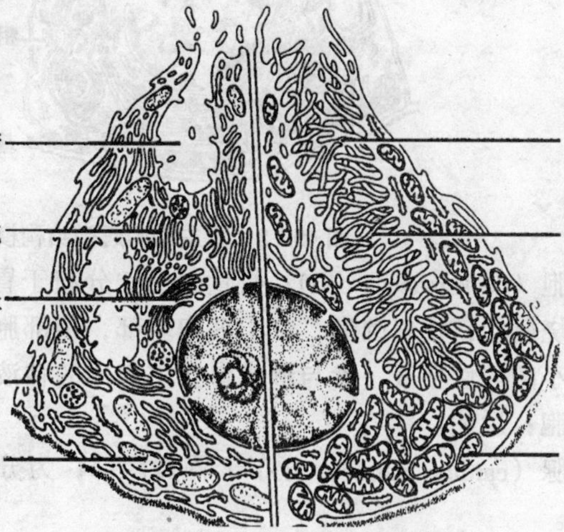

图10-7　壁细胞超微结构模式图

壁细胞（parietal cell）：又称泌酸细胞，数量较少，分布于胃底腺各部，以体部及颈部较多。细胞呈三角形或圆形，核圆居中，有的可见双核，胞质嗜酸性强。电镜下可见壁细胞胞质内有迂曲分支的细胞内分泌小管（intracellular secretory canaliculus）。管壁与细胞游离面质膜相连，并形成微绒毛。分泌小管周围有表面光滑的小管和小泡，称微管泡系统（tubulovesicular system）。壁细胞的此种特异性结构在细胞的不同分泌时相呈显著差异（图10-7）。在非分泌时相，分泌小管多不与胃底腺腔相通，小管与细胞游离面的微绒毛短而稀疏，微管泡系统却极发达；在分泌时相，分泌小管开放，微绒毛增多并变长，充填在分泌小管管腔内，使细胞游离面扩大约5倍，而微管泡系统的管泡数量则剧减。这表明微管泡系统实际上是分泌小管膜的储备形式。壁细胞还有大量线粒体，其它细胞器较少。

壁细胞的功能是分泌盐酸。胞质内含大量的碳酸酐酶，使碳酸解离生成H^+，H^+被主动运输至细胞内分泌小管，Cl^-经微管泡系统也被运输到细胞内分泌小管，H^+和Cl^-在小管内结合成盐酸排入胃内。盐酸能激活胃蛋白酶原，使之成为胃蛋白酶。人的壁细胞还能分泌内因子，这种糖蛋白能够促进回肠上皮吸收维生素B_{12}入血，供应红细胞生成的需要。

主细胞（chief cell）：又称胃酶细胞（zymogenic cell）数量最多，主要分布于胃底腺的体部和底部。细胞呈柱状，核圆形，位于细胞基部。胞质嗜碱性，顶部胞质含酶原颗粒，由于这种颗粒不易保存，故在切片标本中常呈空泡状。电镜下（图10-8），可见核周有丰富的粗面内质网，核上方有发达的高尔基复合体，顶部胞质有大量的圆形酶原颗粒。主细胞分泌胃蛋白酶原（pepsinogen），经盐酸激活成胃蛋白酶（pepsin），可水解蛋白质。婴儿的主细胞还能分泌凝乳酶，使乳液凝固。

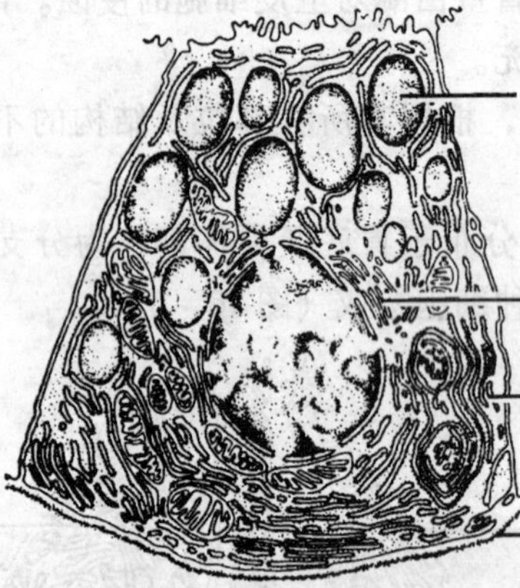

图 10-8　胃主细胞超微结构模式图

颈粘液细胞（neck mucous cell）：数量较少，分布于胃底腺的颈部，夹在其它细胞之间。细胞呈柱状或烧瓶状，核扁圆形，位于细胞基部，顶部胞质充满 PAS 反应阳性的粘原颗粒。细胞分泌粘度小的酸性粘液，参与形成胃上皮表面的粘液层。

内分泌细胞：后述。

(2) 贲门腺（cardiac gland）：分布于胃贲门部，为分支管状腺。主要由粘液细胞组成，分泌物为粘液。

(3) 幽门腺（pyloric gland）：分布于胃幽门部，为分支弯曲、腺腔较大的管状腺。主要由粘液细胞组成，内有较多的内分泌细胞。

3. 粘膜肌层　由内环行与外纵行两层平滑肌组成。平滑肌的收缩有助于胃腺分泌物的排出。

（二）其它各层的结构

粘膜下层为富含血管、淋巴管和神经的疏松结缔组织。肌层较厚，由内斜行、中环行和外纵行三层平滑肌构成。外膜为浆膜。

五、小　肠

小肠是消化管中最长的一段，是消化和吸收的主要部位。小肠又分十二指肠、空肠和回肠。肠壁均由粘膜、粘膜下层、肌层和外膜构成。粘膜和粘膜下层共同突入肠腔，形成环状皱襞。粘膜表面粗糙不平，形成许多的指状突起，称小肠绒毛（intestinal villus）。绒毛表面被覆单层柱状上皮，中轴为固有层。上皮下陷形成单管状腺，称肠腺，开口于绒毛根部之间（图 10-9、10-10）。

（一）粘膜

1. 上皮　绒毛和肠腺的上皮由五种细胞组成，即吸收细胞、杯状细胞、未分化细胞、潘氏细胞和内分泌细胞（图 10-11）。

(1) 吸收细胞（absorptive cell）：数量最多，约占 90%，呈高柱状，核椭圆形，位于细胞基部。电镜下可见细胞游离面的纹状缘是由细长密集而且规则排列的微绒毛组成。每个吸收

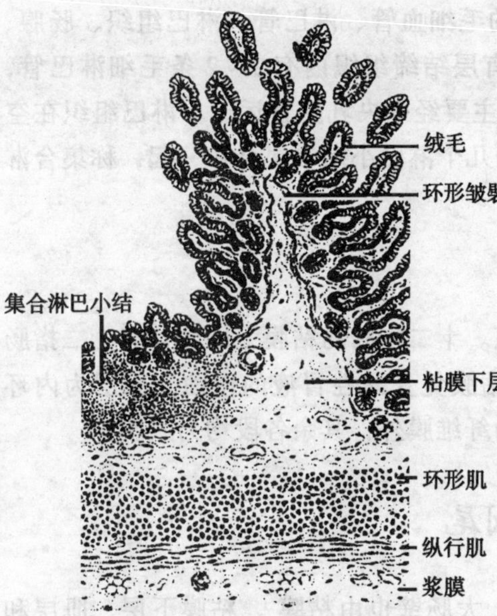

图 10－9　回肠光镜结构模式图

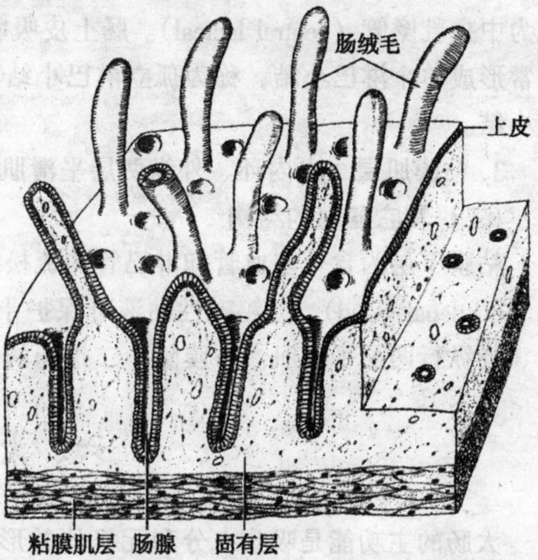

图 10－10　小肠绒毛与小肠腺立体结构模式图

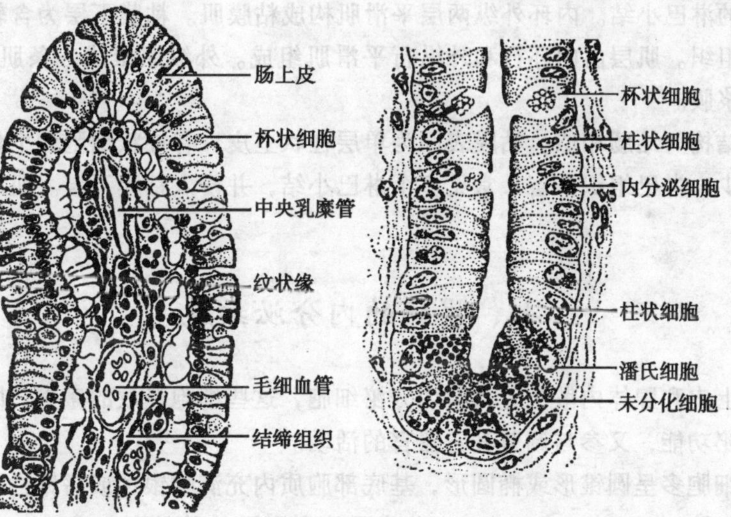

图 10－11　小肠绒毛与小肠腺光镜结构模式图

细胞约有微绒毛 3 000 根。环状皱襞、绒毛和微绒毛三者使小肠表面积扩大约 600 倍。微绒毛表面有一层厚的细胞衣，它是吸收细胞产生的糖蛋白，内含消化酶，是参与消化吸收的重要成分。吸收细胞的寿命一般为 2～4 天，其从绒毛顶部经常脱落到肠腔，再由肠腺的未分化细胞分裂补充。

（2）杯状细胞（goblet cell）：分散在吸收细胞之间，分泌粘液，有保护和润滑作用。

（3）潘氏细胞：常三五成群地分布于肠腺底部，细胞呈锥体形，核椭圆形位于细胞的基部，顶部胞质内含粗大嗜酸性颗粒，内含锌、肽酶和溶菌酶等。

（4）未分化细胞（undifferentiated cell）：位于肠腺下半部，分散存在于其它细胞之间，细胞不断地分裂增殖并向上方迁移，以补充绒毛顶部脱落的细胞。

（5）内分泌细胞：后述。

2. 固有层　由细密的结缔组织组成，内含丰富的毛细血管、淋巴管、淋巴组织、肠腺、分散的平滑肌纤维和多种细胞成分。绒毛中轴的固有层结缔组织内有 1 ~ 2 条毛细淋巴管，称为中央乳糜管（central lacteal)。肠上皮吸收的脂肪主要经中央乳糜管运送。淋巴组织在空肠常形成单个淋巴小结，称为孤立淋巴小结；在回肠几个淋巴小结常集合在一起，称集合淋巴小结。

3. 粘膜肌层　由内环、外纵两层平滑肌组成。

（二）其它各层的结构

粘膜下层为含较多血管和淋巴管的疏松结缔组织。十二指肠的粘膜下层内含有十二指肠腺（duodenal gland)，分泌碱性粘液可保护十二指肠粘膜免受酸性胃液的侵蚀。肌层为内环行、外纵行两层平滑肌。外膜除十二指肠的大部分为纤维膜外，其余各段均为浆膜。

六、大肠与阑尾

大肠的主功能是吸收水分和无机盐并形成粪便。大肠壁也由粘膜 、粘膜下层、肌层和外膜组成。大肠粘膜不形成环形皱襞和肠绒毛。粘膜上皮为单层柱状，杯状细胞增多。固有层内有许多直管状的肠腺，腺上皮含柱状细胞和大量杯状细胞，以及未分化细胞和内分泌细胞，还有较多的淋巴小结。内环外纵两层平滑肌构成粘膜肌。粘膜下层为含较大血管和淋巴管的疏松结缔组织。肌层由内环行和外纵行平滑肌组成。外纵肌聚成三条肌束，称结肠带。外膜大部分为浆膜。

阑尾管壁结构与结肠相似。粘膜表面为单层柱状上皮，有柱状细胞和少量杯状细胞。固有膜内肠腺较少，淋巴组织丰富，常见多个淋巴小结，并侵入粘膜下层。肌层薄，外膜为浆膜。

七、胃肠的内分泌细胞

胃、肠的上皮和腺体内散布着大量内分泌细胞，这些细胞释放的激素，既协调胃肠道自身的运动和分泌功能，又参与调节其它器官的活动。

光镜下，细胞多呈圆锥形或椭圆形，基底部胞质内充满嗜银性或嗜铬性的分泌颗粒，故又称基底颗粒细胞（basal granular cell)，分为开放型和闭合型两种。

电镜下，细胞内有一些粗面内质网和不发达的高尔基复合体，分泌颗粒被有单位膜，大小不一，形态多样（图 10 - 12)。

现已发现的消化管内分泌细胞有几十种之多，现介绍主要的几种（见表 10 - 1)。

表 10 - 1　胃、肠内主要的内分泌细胞

细胞名称	分布	分泌激素
D 细胞	胃、肠	生长抑素
D_1 细胞	胃、肠	血管活性肠肽
E_C 细胞	胃、肠	5-羟色胺、多种肽
G 细胞	十二指肠	胃泌素
I 细胞	空肠、回肠	胆囊收缩素 - 促胰酶素

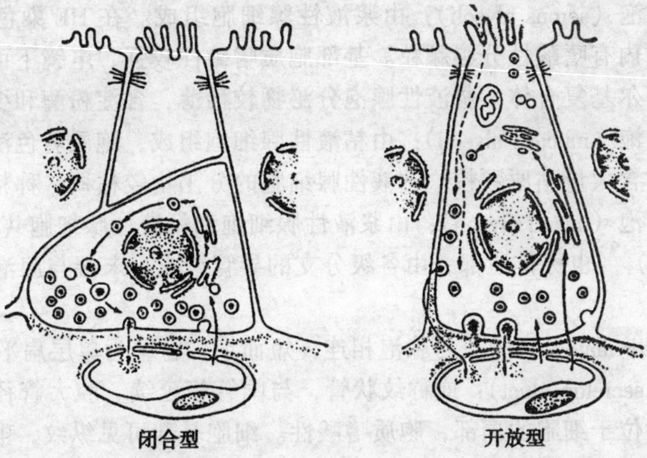

图 10－12　胃肠内分泌细胞超微结构模式图

消化腺

消化腺有大、小两种类型。小消化腺分布于消化管各段的管壁内，如食管腺、胃腺、肠腺；大消化腺指唾液腺、胰腺和肝。

一、唾液腺

唾液腺有腮腺、颌下腺和舌下腺三对，它们的导管开口于口腔。

（一）唾液腺的一般结构

唾液腺外被结缔组织被膜，腺实质分为许多小叶。小叶由分支的导管及末端的腺泡组成（图 10－13），间质为位于腺泡及小叶间的结缔组织。

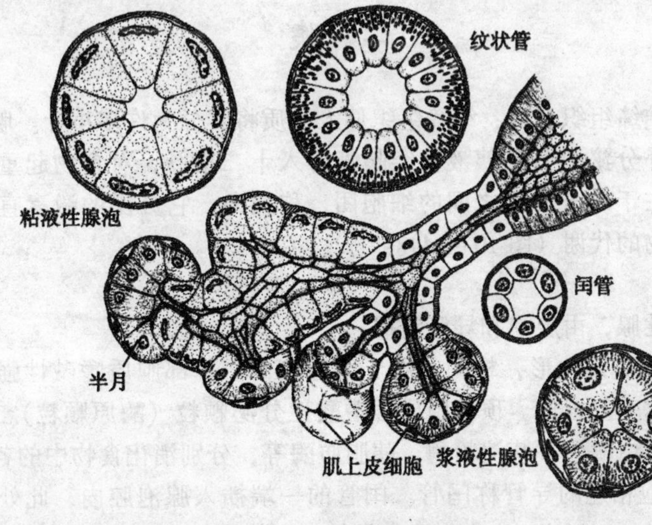

图 10－13　唾液腺结构模式图

1. 腺泡（alveoli）　也称腺末房，腺细胞多为锥体形。在腺细胞与基膜之间有肌上皮细胞，其收缩有助于腺泡分泌物的排出。腺泡可分为浆液性、粘液性和混合性三种类型。

(1) 浆液性腺泡（serous alveoli）：由浆液性腺细胞组成。在 HE 染色切片中，核椭圆位于基部，顶部胞质内有嗜酸性分泌颗粒。基部胞质嗜碱性较强，电镜下可见此处有较多粗面内质网和发达的高尔基复合体。浆液性腺泡分泌物较稀薄，含淀粉酶和少量粘液。

(2) 粘液性腺泡（mucous alveoli）：由粘液性腺细胞组成，胞质着色浅，核扁圆紧贴细胞的基部，顶部胞质含大量粘原颗粒。粘液性腺细胞的分泌物较粘稠，称粘液。

(3) 混合性腺泡（mixed alveoli）：由浆液性腺细胞和粘液性腺细胞共同组成。

2. 导管（duct） 也称排泄部，由各级分支的导管组成，末端与腺泡相连。可分以下几段：

(1) 闰管（intercalated duct）：与腺泡相连，短而细，管壁为单层扁平或立方上皮。

(2) 分泌管（secretory duct）：或称纹状管，与闰管相延续。腔大管径粗，管壁为单层高柱状上皮，核圆，位于细胞的顶部，胞质嗜酸性。细胞基部可见纵纹，电镜下为质膜内褶及纵行排列的线粒体。分泌管具有重吸收和传递水及电解质的功能，故可调节唾液中的电解质含量和唾液量。

(3) 小叶间导管和总导管：分泌管汇合形成小叶内导管，再汇合成小叶间导管，最后汇合成一条或几条总导管开口于口腔。这些导管的管径逐渐变粗，上皮由高柱状逐渐移行为假复层柱状上皮，其末端与口腔的复层扁平上皮相延续。

（二）三对唾液腺的特点

腮腺、颌下腺和舌下腺具有前述的唾液腺一般结构，但其腺泡、导管和分泌物又各有特点（见表 10-2）。

表 10-2 三对唾液腺结构比较

名称	腮腺	颌下腺	舌下腺
腺泡	纯浆液性腺泡	混合性，浆液性多	混合性，粘液和混合性多
导管	闰管长，有分泌管	闰管短，分泌管长	无闰管，分泌管不明显
分泌物	以唾液淀粉酶为主	含粘液多，淀粉酶少	以粘液为主

二、胰

胰表面有薄层结缔组织包被，结缔组织伸入实质将其分为许多小叶。腺实质由外分泌部和内分泌部组成。外分泌部分泌胰液，经胰管排入十二指肠，对食物起重要的消化水解作用。内分泌部是散在于外分泌部之间的细胞团，称胰岛。它分泌的激素直接进入血液或淋巴，调节碳水化合物的代谢（图 10-14）。

（一）外分泌部

此部为纯浆液性腺，由腺泡和导管组成。

1. 腺泡 腺细胞呈锥体形，核圆，居于细胞底部。基部胞质嗜碱性强，含丰富的粗面内质网和发达的高尔基复合体。顶部胞质含嗜酸性分泌颗粒（酶原颗粒）。分泌颗粒中含有多种消化酶，如胰蛋白酶原、胰淀粉酶、胰脂肪酶等，分别消化食物中的各种营养成分。

2. 导管 与腺泡相连的导管称闰管。闰管的一端插入腺泡腔内，此处的闰管上皮细胞称泡心细胞（centroacinar cell）。泡心细胞和闰管上皮细胞为立方或扁平的细胞，核圆或卵圆形，胞质着色浅（图 10-15）。闰管长，无分泌管，其通连于较短的小叶内导管再汇入小叶间导管，此管壁为单层柱状上皮。许多小叶间导管汇合成一条主导管，贯穿胰腺全长。主导

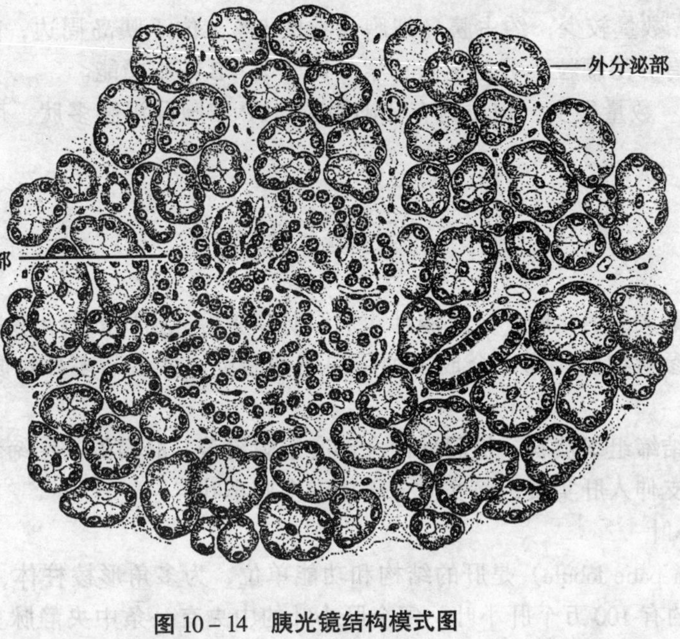

图 10－14 胰光镜结构模式图

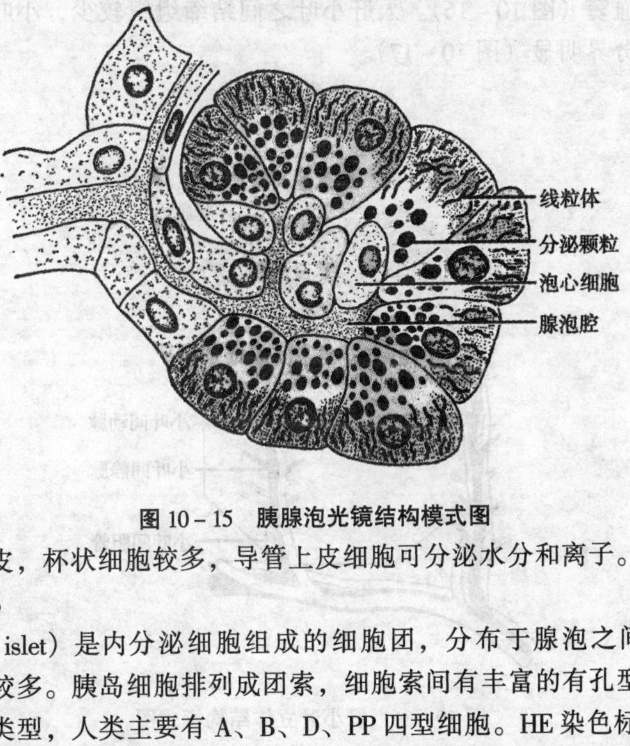

图 10－15 胰腺泡光镜结构模式图

管为单层高柱状上皮，杯状细胞较多，导管上皮细胞可分泌水分和离子。

（二）内分泌部

胰岛（pancreas islet）是内分泌细胞组成的细胞团，分布于腺泡之间。胰岛大小不一，分布不均，胰尾部较多。胰岛细胞排列成团索，细胞索间有丰富的有孔型毛细血管，胰岛的内分泌细胞有多种类型，人类主要有 A、B、D、PP 四型细胞。HE 染色标本不易区分各种细胞，近年多用电镜和免疫细胞化学法显示和研究胰岛各类细胞。

1.A 细胞　约占胰岛细胞总数的 15%～20%，多位于胰岛周边，以胰体和尾部较多。胞质内分泌颗粒较大，分泌胰高血糖素，促使血糖升高。

2.B 细胞　数量最多，占细胞总数的 60%～75%，多在胰岛中央。胞质分泌颗粒大小不等，B 细胞分泌胰岛素（insulin），可使血糖降低。它可与胰高血糖素共同作用，使血糖浓度保持稳定，若胰岛素分泌不足，血糖升高，可致糖尿病。

3.D 细胞　数量较少，约占胰岛细胞总数的 5%，位于胰岛周边，散在于 A、B 细胞之间。胞质内也有分泌颗粒，分泌生长抑素，调节 A、B 细胞功能。

4.PP 细胞　数量很少，胞质内有分泌颗粒。PP 细胞分泌胰多肽，可抑制胰消化酶分泌和胆汁排出。

三、肝

肝是人体最大的消化腺，分泌胆汁，对脂肪和脂溶性物质的消化吸收有重要作用。肝更重要的功能是参与物质代谢、合成多种蛋白质和脂类，并参与多种物质的贮存、转化和分解。

肝表面有结缔组织被膜，被膜外面大部有浆膜覆盖。肝门处的结缔组织随门静脉、肝动脉和肝管的分支伸入肝实质，将实质分隔成许多肝小叶。

（一）肝小叶

肝小叶（hepatic lobule）是肝的结构和功能单位，为多角形棱柱体，高约 2mm，直径约 1mm，成人肝约有 100 万个肝小叶。每个肝小叶的中央有一条中央静脉贯穿，其周围是肝细胞组成的肝板和肝血窦（图 10－16）。人肝小叶之间结缔组织较少，小叶分界不明显。有的动物（如猪）小叶分界明显（图 10－17）。

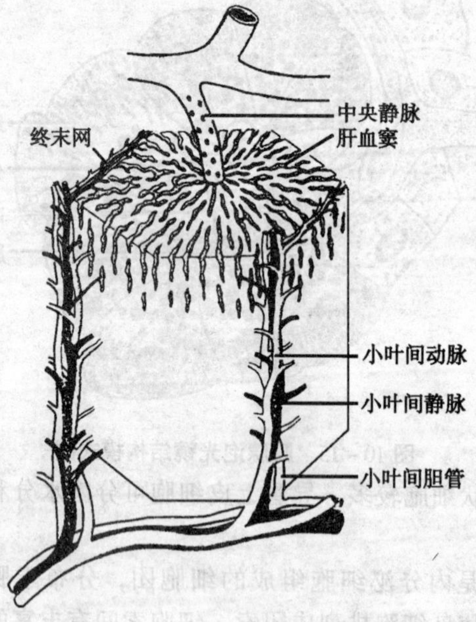

图 10－16　肝小叶立体结构模式图

肝细胞是构成肝小叶的主要成分，肝细胞以中央静脉为中心向四周略呈放射状排列成板状，称为肝板（hepatic plate）。肝板凸凹不平互相连接。肝板之间为肝血窦，血窦经肝板上的孔互相连通成网（图 10－18），在切片中，肝板的断面呈索状，称肝索（hepatic cord）。在相邻肝细胞连接面局部质膜凹陷形成小管，称胆小管。胆小管在肝板内互相连接成网，故一个完整的肝小叶包括一条中央静脉、肝板、肝血窦和胆小管等结构。

1. 肝细胞（hepatocyte）　呈多面体，至少有两个面与血窦相邻，在其余面肝细胞之间彼此连接。肝细胞之间有胆小管，故肝细胞有三种不同的功能面：血窦面、细胞连接面和胆

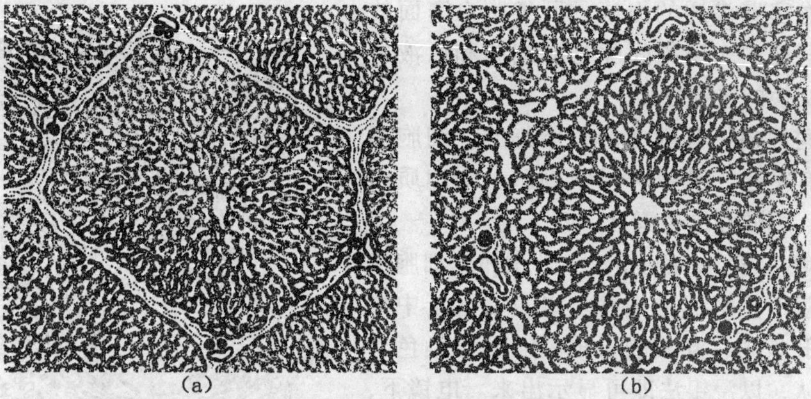

图 10－17　猪肝（a）和人肝（b）光镜结构模式图

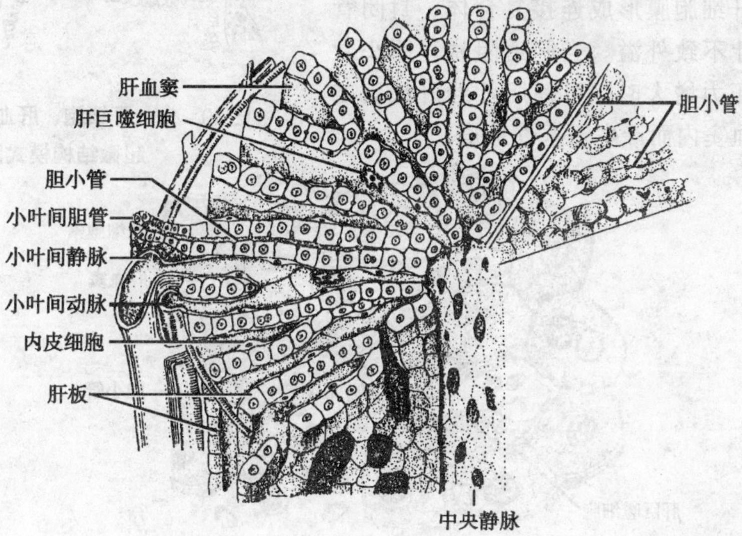

图 10－18　肝小叶局部三维结构模式图

小管面。血窦面与胆小管面有微绒毛，肝细胞连接面有紧密连接、缝隙连接等。

肝细胞体积大，核圆，位于细胞中央。部分肝细胞（约 25%）有双核，还有的肝细胞核较大，常是多倍体核。一般认为双核肝细胞或多倍体肝细胞的功能较活跃。电镜下胞质内含丰富的细胞器和包含物，如线粒体、粗面内质网、滑面内质网、高尔基复合体、过氧化物酶体及糖原、脂滴等（图 10－19）。

2. 肝血窦（hepatic sinusoid）　位于肝板之间，互相吻合成网状管道。血窦腔大而不规则，窦壁主要由内皮细胞围成（图 10－20）。内皮细胞扁平而薄，含有大小不等的窗孔，孔上无隔膜。含核部分突向窦腔，胞质内有较多的吞饮小泡。内皮细胞外无基板，只有少量网状纤维。内皮细胞之间常有较大的间隙。肝血窦通透性大，这十分有利于肝细胞从血液中摄取物质和排出其分泌物入血窦。

肝巨噬细胞又称枯否细胞（Kupffer cell），位于血窦腔内，体积较大，形状不规则并有胞质突起附于内皮细胞上，或者穿过内皮间隙或窗孔伸至窦周间隙。肝巨噬细胞有很强的吞噬能力，在清除从胃肠道进入门静脉的细菌和异物方面起关键性作用。此细胞还有处理抗原、参与免疫应答的功能。

3. 窦周间隙　血窦内皮细胞与肝细胞之间的间隙称为窦周间隙，宽约 0.4μm。窦周间隙内充满经肝血窦壁渗透的血浆，肝细胞血窦面的微绒毛伸入间隙内。窦周间隙是肝细胞和血液之间进行物质交换的重要场所。

在窦周间隙内，有散在的贮脂细胞，细胞形态不规则，有突起，又称肝星状细胞。细胞质内有大量脂滴，可贮存维生素 A。

4. 胆小管（bile canaliculi） 是相邻肝细胞连接面局部质膜凹陷形成的细管。以盲端起于中央静脉周围的肝板内，互相吻合成网。常规染色切片中不易辨认，以浸银法即可显示出来。电镜下，可见肝细胞的胆小管面有许多微绒毛伸入腔内。胆小管附近的肝细胞膜形成连接复合体，封闭管腔侧面，使胆汁不致外溢。当胆道阻塞，胆小管内胆汁淤积，压力增大时，可使胆汁经肝细胞之间的间隙流入血窦内而产生阻塞性黄疸。

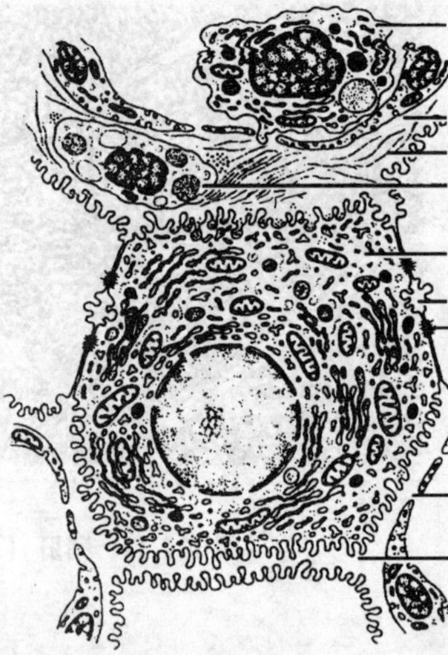

图 10－19 肝细胞、肝血窦和胆小管超微结构模式图

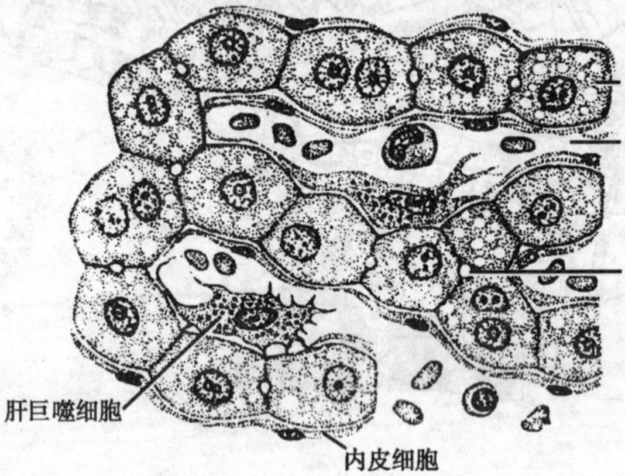

图 10－20 肝索与肝血窦光镜结构模式图

（二）肝门管区

从肝门进入的门静脉、肝动脉和肝管伴行于小叶间结缔组织内，在肝内反复分支。在肝切片中，相邻肝小叶间的结缔组织内，含有上述三种管道分支的断面，称为门管区（portal area）。门管区内主要有小叶间动脉、小叶间静脉和小叶间胆管，还有淋巴管和神经。小叶间动脉腔小壁厚；小叶间静脉腔大壁薄；小叶间胆管由单层立方上皮围成。

（三）肝血液循环

肝接受门静脉和肝动脉的双重血液供应，故肝内血液特别丰富。

1. 门静脉 是肝的功能性血管，主要由胃肠等处的静脉汇合而成，含有丰富的营养物质。其血量约占肝内总血量的四分之三。门静脉入肝后，反复分支形成小叶间静脉，终末分支进入肝血窦。

2. 肝动脉 是肝的营养性血管，血液内含氧丰富，其血量约占肝内总血量的四分之一。肝动脉在肝内分支形成小叶间动脉，其终末支也进入肝血窦。

因此，肝血窦内含有门静脉和肝动脉的混合血液，血液流经肝血窦时血浆入窦周间隙，与肝细胞充分接触，进行物质交换后从小叶周边汇入中央静脉。中央静脉再汇合成小叶下静脉，小叶下静脉单独行于小间结缔组织内，最后汇合成肝静脉出肝。

肝门静脉→小叶间静脉 ┐
　　　　　　　　　　　├→肝血窦
肝动脉→小叶间动脉　 ┘
　　　　　　　　　　　　　↓
肝静脉←小叶下静脉←中央静脉

（四）胆汁的排泄途径

肝细胞分泌的胆汁排入胆小管，胆小管内胆汁从肝小叶中央流向周边。在小叶的边缘处，胆小管汇合形成小叶间胆管，走行于小叶之间的结缔组织内。小叶间胆管在肝门处汇合成左、右肝管，最后汇合成胆总管开口于十二指肠。

（五）肝的功能

1. 合成与贮存　肝细胞能合成机体的多种重要物质，如蛋白质、脂蛋白、糖原、胆固醇、胆盐等。同时肝也参与维生素的代谢和贮存。

2. 分泌胆汁　肝细胞分泌的胆汁是一种重要的消化液，与脂肪的消化吸收有关。

3. 解毒功能　肝是人体内重要的解毒器官，对于内源性或外源性的有毒物质，肝细胞可通过转化和结合作用，使其毒性消失或减低，或者使其变为水溶性物质排出体外。

4. 防御功能　肝巨噬细胞属于单核吞噬细胞系统，有很强的吞噬能力。

5. 造血功能　胚胎期肝曾有造血功能。出生后停止了造血作用，但仍保持有造血的潜能，在某些病理状态下，肝仍有可能恢复部分造血功能。

（苏安英　岳黎敏）

第十一章 呼吸系统

呼吸系统是一个连续而反复分支的管道系统，包括鼻、咽、喉、气管、支气管和肺。呼吸系统的管道可分为导气部和呼吸部。导气部从鼻腔至肺内终末支气管，无气体交换功能。呼吸部是从肺内的呼吸性细支气管至肺泡，行使气体交换功能。

一、鼻 腔

鼻腔既是呼吸器官，又是嗅觉器官。鼻腔表面被覆粘膜。粘膜下方为软骨、骨或骨骼肌。鼻腔分为前庭部、呼吸部和嗅部三部分。

（一）前庭部

前庭部（vestibular region）粘膜表面为未角化的复层扁平上皮，固有层为较致密的结缔组织，内有毛囊、皮脂腺和汗腺。鼻毛可阻挡空气中较大的尘粒吸入。

（二）呼吸部

呼吸部（respiratory region）上皮为假复层纤毛柱状上皮，杯状细胞较多。固有层结缔组织含许多混合腺、弥散淋巴组织、丰富的毛细血管和静脉丛。腺体分泌物可湿润鼻腔粘膜、粘着细菌和灰尘，并借纤毛摆动推向咽部。静脉丛可温暖和湿润吸入的空气。

（三）嗅部

嗅部（olfactory region）粘膜呈灰黄色，上皮为假复层柱状，无杯状细胞，由支持细胞、基细胞和嗅细胞组成（图 11－1）。支持细胞呈高柱状，顶部宽大，游离面有许多长短不等的微绒毛。基细胞矮小呈锥形，位于上皮深部。嗅细胞呈细长梭形，是一种双极神经元，分布于支持细胞之间。具有感觉化学刺激的功能，是嗅觉感受器。

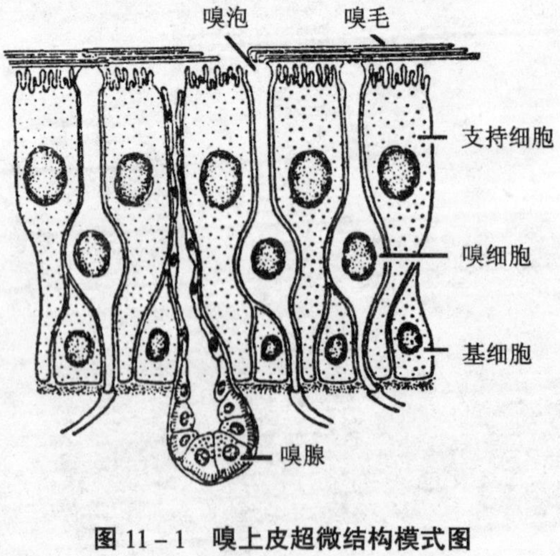

图 11－1　嗅上皮超微结构模式图

二、喉

喉以软骨为支架，连以韧带和肌肉，腔面衬有粘膜。在会厌、喉前庭和声带处为复层扁平上皮，其余大部分均为假复层纤毛柱状上皮，其间夹有杯状细胞。固有层结缔组织中含有混合腺，在声带处则含有弹性纤维。

三、气管与支气管

气管和支气管结构相似，管壁分为粘膜、粘膜下层和外膜三层（图 11-2）。

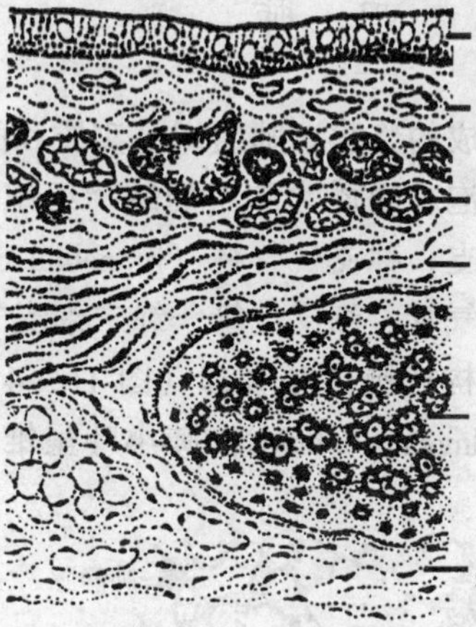

图 11-2　气管光镜结构模式图

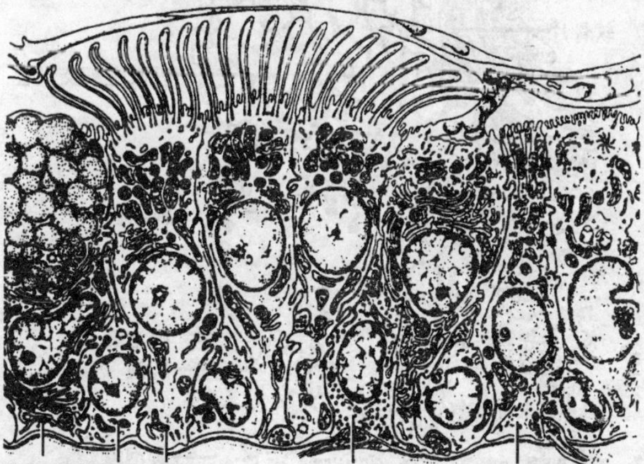

图 11-3　气管和支气管上皮细胞超微结构模式图

（一）粘膜

粘膜上皮为假复层纤毛柱状，基膜明显。固有层为疏松结缔组织，内含血管、淋巴管和弥散淋巴组织。气管和支气管粘膜上皮由纤毛细胞、杯状细胞、基底细胞、刷细胞和小颗粒细胞组成（图 11-3）。纤毛细胞数目最多，细胞游离面有纤毛，其规律地麦浪状摆动可将管腔内的分泌物推向咽部，以利清除。杯状细胞顶部胞质中含大量粘原颗粒。排出的粘液分布在纤毛顶端，可将吸入的物质粘着，再经纤毛摆动推向咽部。基底细胞呈锥形，夹在纤毛细胞之间，能分裂增殖，补充损伤的上皮细胞。刷细胞游离面有密集的微绒毛如刷状，此细胞功能不详。此外上皮内还含具有内分泌功能的小颗粒细胞。

（二）粘膜下层

粘膜下层由疏松结缔组织构成，内含血管、神经和混合腺。

（三）外膜

外膜由透明软骨和结缔组织构成。其内“C”形透明软骨环构成气管壁的支架，软骨环之间以弹性纤维组成的环间韧带连接，软骨环的缺口处由结缔组织和平滑肌相连。支气管外膜内含有不规则的软骨片。

四、肺

肺表面被覆由间皮和结缔组织组成的浆膜。肺组织分实质和间质两部分。实质即为肺内支气管的各级分支及其终端的大量肺泡。间质为肺内的结缔组织、血管、淋巴管和神经等。支气管从肺门入肺后再呈树状逐级分支，称支气管树（bronchial tree）。肺内支气管按照有无肺泡相连分为导气部和呼吸部。小支气管、细支气管、终末细支气管构成肺内导气部。呼吸性细支气管、肺泡管、肺泡囊和肺泡构成肺内呼吸部（图 11－4）。每个细支气管连同它的各级分支和肺泡组成一个肺小叶（pulmonary lobule）。肺小叶呈锥体形，锥体的尖端朝肺门，底向着肺表面。

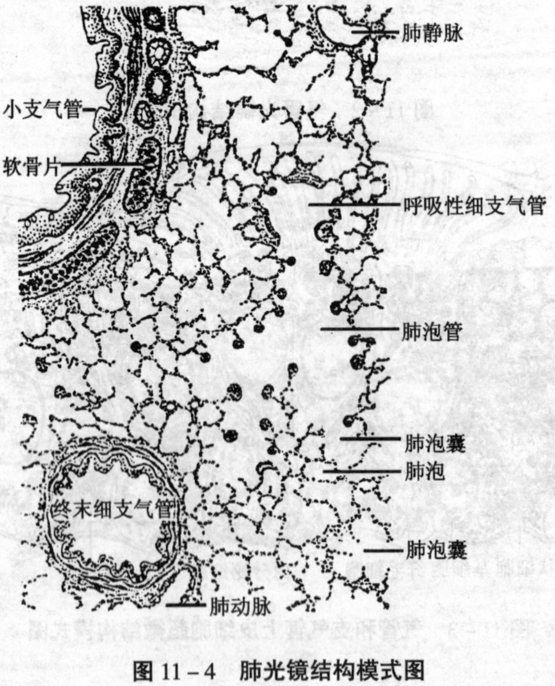

图 11－4　肺光镜结构模式图

（一）肺导气部

肺导气部随管道的分支管径渐细，管壁渐薄。

1. 粘膜　导气部起始端为假复层纤毛柱状上皮，随管径的逐渐变细渐变为单层纤毛柱状，杯状细胞减少。至终末细支气管时变为单层柱状，杯状细胞消失，固有膜逐渐变薄。

2. 粘膜下层　随管径的缩小，粘膜下层逐渐变薄，腺体逐渐减少，至终末细支气管时，腺体完全消失。

3. 外膜　软骨片逐渐减少到完全消失。平滑肌从分散的螺旋排列逐渐相对增多，形成完整的环形层。

细支气管和终末细支气管通过平滑肌的收缩和舒张，具有控制进入肺泡内气流量的作用。在病理状况下，平滑肌发生痉挛收缩，引起呼吸困难，称支气管哮喘。

（二）肺呼吸部

1. 呼吸性细支气管（respiratory bronchiole）　是终末细支气管的分支，管壁上出现肺泡，可进行气体交换。上皮为单层柱状或立方上皮，其外有少量结缔组织和平滑肌。

2. 肺泡管（alveolar duct）　是呼吸性细支气管的分支，是由许多肺泡围成的管道，没有完整的管壁，只在相邻肺泡开口之间存在小部分管壁，切片上呈节结状膨大。膨大部的表面为单层立方或扁平上皮，下方为富含弹性纤维的薄层结缔组织及少量平滑肌。

3. 肺泡囊（alveolar sac）　为多个肺泡的共同开口处，结构与肺泡管相似，但在肺泡开口处无平滑肌，因此也不见膨大的结节。

4. 肺泡（pulmonary alveoli）　是支气管树的终末部分，是肺进行气体交换的部位。肺泡为多面形囊泡，一面开口于肺泡囊、肺泡管或呼吸性细支气管，其余各面与相邻的肺泡彼此相接。相邻肺泡之间含少量结缔组织和毛细血管，称肺泡隔。肺泡壁很薄，表面覆有肺泡上皮，基膜完整（图 11－5）。

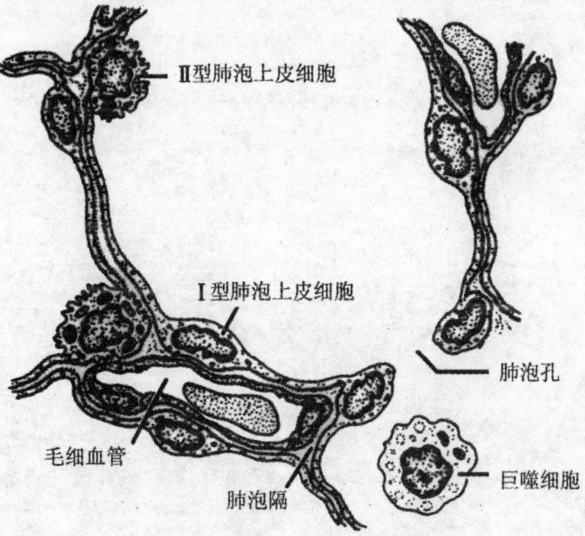

图 11－5　肺泡和肺泡隔超微结构模式图

(1) 肺泡上皮：肺泡壁由两型细胞组成。

Ⅰ型肺泡上皮细胞：细胞呈扁薄片状，含核部分略厚，其它部分很薄，吞饮小泡甚多，可将肺泡内吸入的微尘粒转运至间质内。肺泡表面大部分有Ⅰ型肺泡上皮细胞覆盖，为气体交换提供广阔的表面积。

Ⅱ型肺泡上皮细胞：数量较Ⅰ型肺泡上皮细胞多，增殖能力强。细胞呈立方形，镶嵌在Ⅰ型肺泡上皮细胞之间。细胞游离面有少量微绒毛；细胞质内粗面内质网丰富、高尔基复合体发达，还有许多嗜锇性板层小体。小体内的物质以胞吐方式释出，均匀地涂布于肺泡上皮表面，称表面活性物质（surfactant），具有降低肺泡表面张力、稳定肺泡直径的作用。

（2）肺泡隔（alveolar septum）：相邻两个肺泡之间的薄层结缔组织称肺泡隔。其中含有丰富的毛细血管网和大量的弹性纤维。密集的毛细血管网，有利于血液与肺泡之间的气体交换。丰富的弹性纤维使肺具有弹性。在病理状态下，弹性纤维遭到破坏，肺泡处于过度扩张状态，造成肺气肿。

（3）气血屏障（blood-air barrier）：是指肺泡与血液间气体交换所必须通过的结构。它包括I型肺泡上皮细胞及其基膜、薄层结缔组织、毛细血管基膜及内皮细胞。气血屏障很薄，总厚度约0.5μm。

（4）肺泡孔（alveolar pore）：相邻肺泡之间有直径7～9μm的小孔相通，称肺泡孔，与平衡肺泡内的气压相关。

（5）肺泡巨噬细胞（alveolar macrophage）：由单核细胞分化而来，广泛分布在肺泡隔或肺泡腔内。具有吞噬细菌、异物等功能。在吞噬了吸入的尘粒后，称尘细胞（dust cell）。

（三）肺的血管

肺有两套血循环管道。

1. 肺动脉与肺静脉是肺的功能性血管，入肺后，随支气管树分支。到达呼吸部后，在肺泡周围形成毛细血管网，属于连续性毛细血管，完成气体交换。

2. 支气管动脉和支气管静脉是肺的营养性血管，起自胸主动脉或肋间动脉，与支气管伴行入肺，沿途在导气部管壁分支形成毛细血管，营养肺组织。

（安长新）

第十二章　泌尿系统

泌尿系统（urinary system）包括肾、输尿管、膀胱和尿道。肾是泌尿器官，还具有某些内分泌功能，其余为贮尿和排尿器官。

一、肾

（一）肾的一般结构

肾（kidney）如豆形，内侧缘凹陷为肾门，是肾的血管、淋巴管、神经和输尿管进出之处。肾表面包有结缔组织的被膜。肾实质外周部色深为皮质，深部色浅为髓质。髓质由十几个肾锥体组成，肾锥体的底与皮质相连，尖为肾乳头，伸入肾小盏。锥体之间有皮质伸入，称为肾柱。一个锥体与它相连的皮质组成一个肾叶。髓质的条纹呈辐射状伸入皮质称髓放线（medullary ray），位于髓放线之间的皮质呈颗粒状，称皮质迷路（cortical labyrinth）。每条髓放线及其周围的皮质迷路构成肾小叶（图 12－1、图 12－2）。

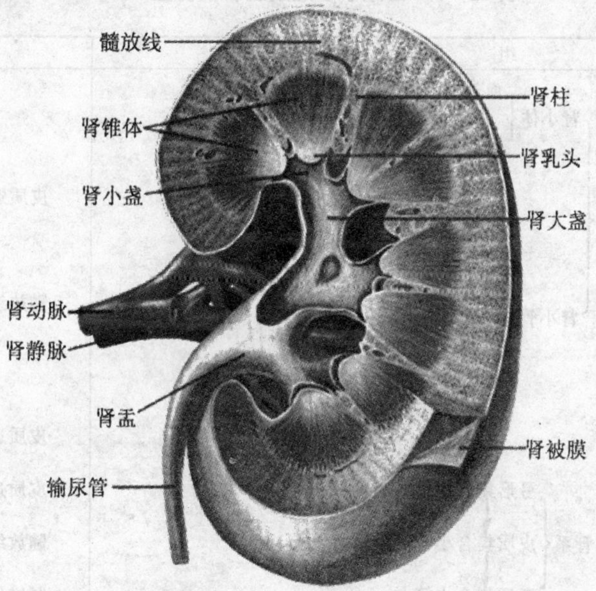

图 12－1　右肾冠状剖面（后面观）立体结构模式图

（二）肾的组织结构

肾实质主要由大量泌尿小管组成，其间有少量结缔组织、血管、神经等构成肾间质。泌尿小管是形成尿液和重吸收尿液的一系列管道，包括肾单位、集合小管及其所属结构（表 12－1）。

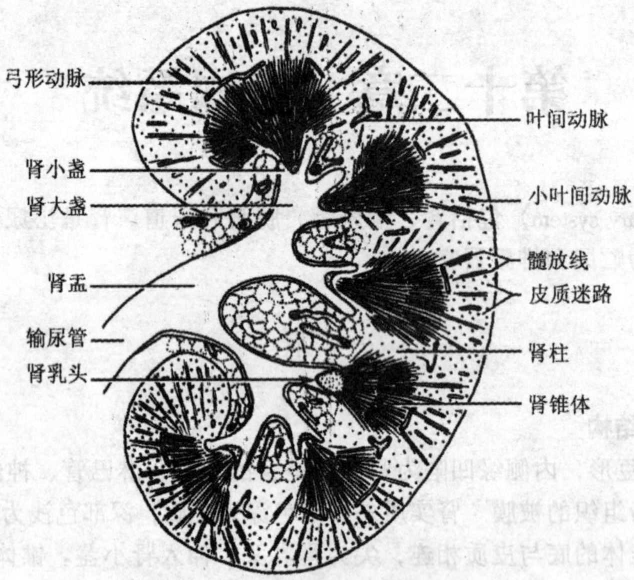

图 12-2　肾冠状剖面结构模式图

表 12-1　泌尿小管组成及各段位置

组成						位置
泌尿小管	肾单位	肾小体	血管球			
			肾小囊			
		肾小管	近端小管	近端小管曲部(近曲小管)		皮质迷路、肾柱
				近端小管直部	髓袢(肾单位袢)	髓放线、肾锥体
			细段		髓袢(肾单位袢)	髓放线、肾锥体
			远端小管	远端小管直部	髓袢(肾单位袢)	髓放线、肾锥体
				远端小管曲部(远曲小管)		皮质迷路、肾柱
	集合小管系	弓形集合小管				皮质迷路
		皮质集合小管				髓放线、肾锥体
		髓质集合小管				肾锥体

1. 肾单位（nephron）是肾形成尿液的结构和功能单位，由肾小体和肾小管组成。每个肾约有 100 万个以上肾单位。根据肾小体的分布位置，可将肾单位分为浅表肾单位和髓旁肾单位。浅表肾单位：位于皮质浅部，肾小体较小，髓袢短，数量多，约占肾单位总数的 85%。髓旁肾单位：位于皮质深部，肾小体较大，髓袢细段长，数量少，约占肾单位总数的 15%（图 12-3）。

（1）肾小体（renal corpuscle）：似球形，又称肾小球，位于皮质迷路。由血管球和肾小囊组成。每个肾小体有两极，微动脉出入的一端称血管极，与肾小管相连的一端为尿极（图

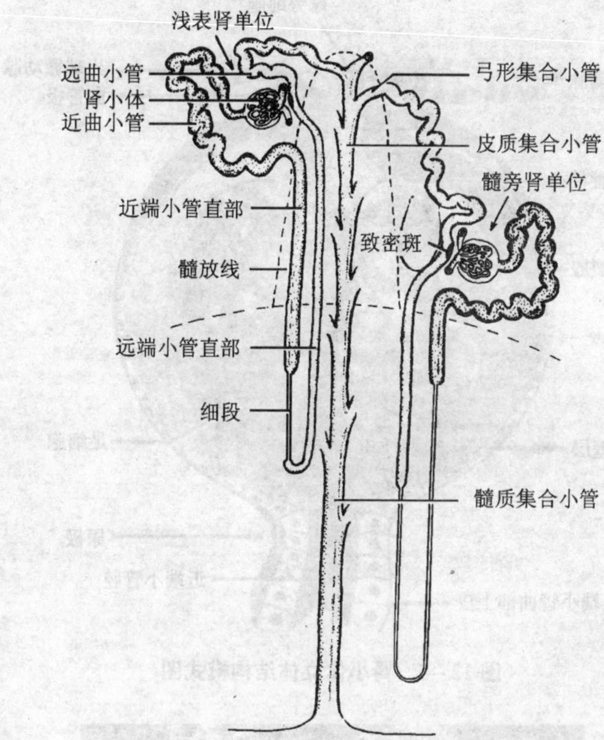

图 12-3　肾泌尿小管结构模式图

12-4，图 12-5）。

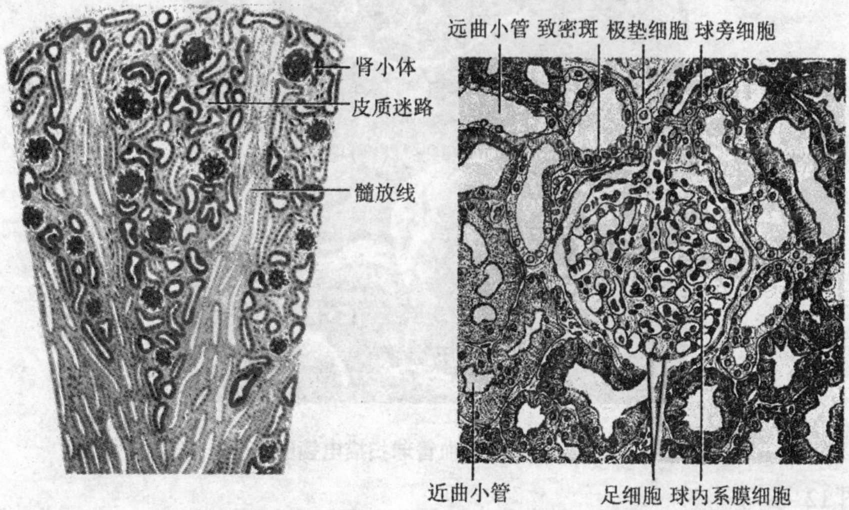

图 12-4　肾皮质低倍（左）、高倍（右）光镜结构像

1）血管球（glomerulus）：是位于肾小囊内的一团蟠曲的毛细血管（图 12-4，图 12-5，图 12-6）。由入球微动脉从血管极处入肾小囊内，先分成 4~5 支，每支再分支形成许多相互吻合的毛细血管袢，继而再汇合成一条出球微动脉，从血管极处离开肾小体。电镜下，血管球毛细血管为有孔型，孔径 50~100nm。孔上大多无隔膜，有利于滤过功能（图 12-7）。毛细血管之间有少量结缔组织构成血管系膜。系膜由星形多突的球内系膜细胞（intra-glomerular mesangial cell）和系膜基质构成。通过合成、分泌、吞噬、收缩等活动，调节原尿

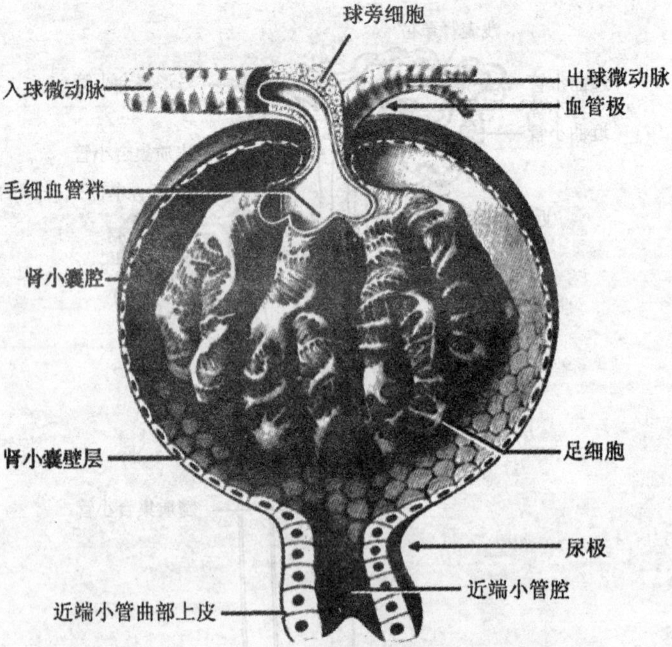

图 12-5　肾小体立体结构模式图

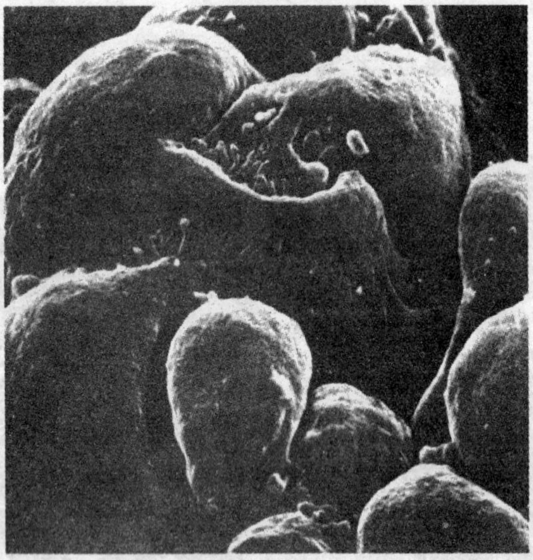

图 12-6　肾血管球扫描电镜图

的滤过（图 12-8）。

2）肾小囊（renal capsule）：又称 Bowman 囊，是肾小管起始部膨大并凹陷而成的双层杯状囊。外层称壁层，内层称脏层，两层之间的腔隙为肾小囊腔（图 12-5）。壁层为单层扁平上皮，在尿极处与近端小管相连。脏层为多突状的足细胞（podocyte）组成，紧包在血管球毛细血管外面。内皮细胞与足细胞之间有基膜。电镜下，足细胞胞体较大，并伸出几个大的初级突起，每个初级突起再发出许多次级突起，相邻次级突起形成指状交叉，紧贴在毛细血管基膜外面。突起之间有裂隙，称裂孔，裂孔上有裂孔膜（slit membrane）（图 12-6，图 12-7，图 12-8）。

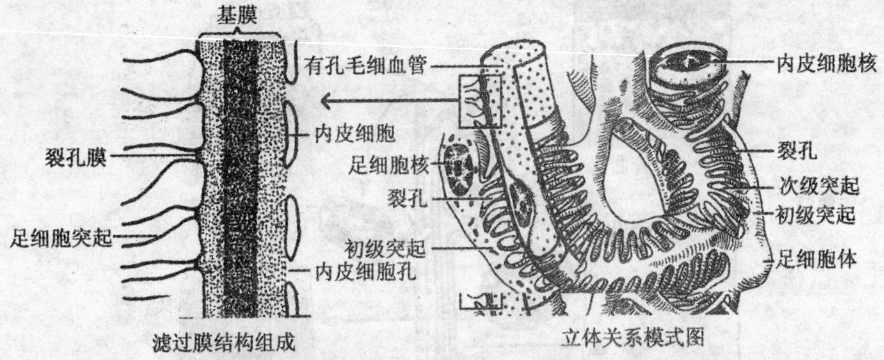

图 12-7 肾血管球毛细血管内皮细胞、足细胞和基膜超微结构模式图

滤过膜：肾小体以滤过方式形成滤液，当血液从血管球毛细血管滤过到肾小囊腔，需要经过三层结构，即有孔的内皮、基膜和足细胞之间的裂孔膜，这三层结构称为滤过膜（filtration membrane）或滤过屏障（filtration barrier）（图 12-7）。滤入肾小囊腔的滤液称原尿，成人一昼夜约形成 180L 原尿。原尿中除不含大分子蛋白质外，其余成分与血浆相似。滤过膜对血浆成分有选择性通透作用。若滤过膜受损，则大分子蛋白质，甚至血细胞均可漏出，出现蛋白尿或血尿。

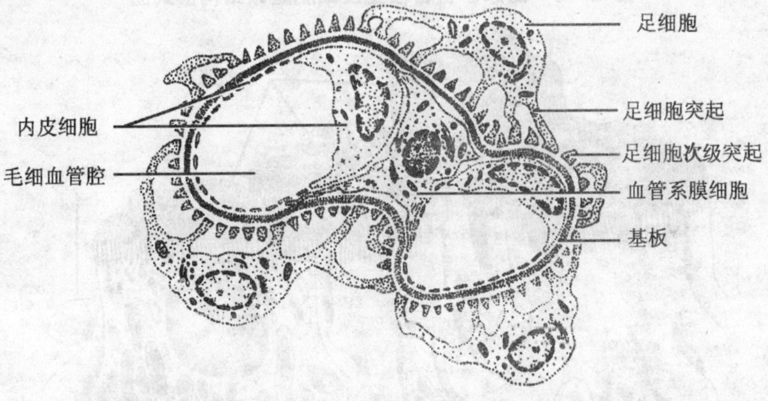

12-8 肾血管球毛细血管内皮细胞、足细胞和血管系膜细胞超微结构模式图

(2) 肾小管（renal tubule）：由单层上皮围成，分为近端小管、细段和远端小管三部分（图 12-9），肾小管有重吸收原尿中某些成分和排泌等作用。

1）近端小管（proximal tubule）是肾小管中最粗、最长的一段，直径 50～60μm，长约 14mm，分曲部和直部。

近端小管曲部：又称近曲小管（proximal convoluted tubule）。位于皮质迷路和肾柱内，起于肾小体尿极，蟠曲于肾小体附近（图 12-4）。光镜下，管壁由单层立方或锥体形细胞组成，细胞界限不清，胞质嗜酸性，细胞核圆形位于基底部；管腔面有刷状缘，基底部有纵纹。电镜下，刷状缘为细胞表面细长而密集的微绒毛，它扩大了细胞游离面的表面积。上皮细胞侧面有许多侧突与邻近细胞互相嵌合，故光镜下细胞界限不清（图 12-10）。细胞基底部胞膜内陷形成发达的质膜内褶，褶间有许多纵行的线粒体，形成光镜下的纵纹。侧突与质膜内褶扩大了细胞与间质之间的物质交换面积。

近端小管直部：位于髓放线和肾锥体内。结构与曲部相似，但上皮细胞较矮，微绒毛、

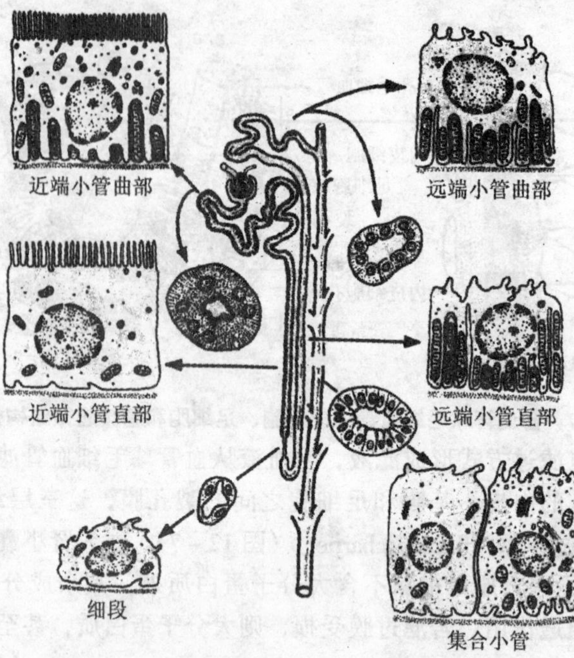

图 12－9　泌尿小管各段上皮细胞超微结构模式图

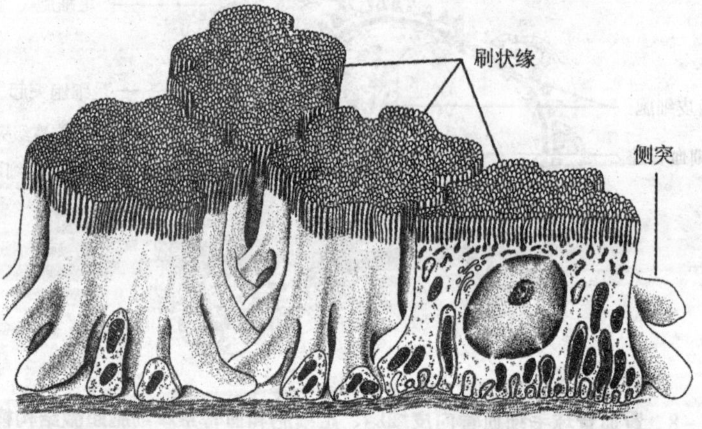

图 12－10　肾近端小管曲部超微结构立体模式图

侧突和质膜内褶等不如曲部发达。

近端小管是对原尿重吸收的主要部位。原尿中几乎全部葡萄糖、氨基酸和蛋白质以及大部分水、无机盐类等均在此被重吸收回血。上皮细胞还向管腔内分泌和排出某些代谢产物，如氢离子、氨、肌酐和马尿酸等。

2）细段（thin segment）：位于肾锥体内。管径最细，直径约 15μm，管壁为单层扁平上皮，细胞核卵圆形，突向管腔，细胞质着色较淡（图 12－11）。细段壁薄，利于水和离子透过。

3）远端小管（distal tubule）：分直部和曲部两部分。

远端小管直部：位于髓质内，并经髓放线返回皮质，移行于远端小管曲部。管壁为单层立方上皮。光镜下观察，细胞分界清楚；细胞质弱嗜酸性，着色较淡；细胞核圆形，位于中央；细胞游离面无刷状缘，基底纵纹明显。电镜下，细胞表面微绒毛少而短；细胞侧面亦有少量侧突，细胞基底部质膜内褶发达，褶间有许多线粒体。质膜内褶上有钠泵，能主动向肾间质运出钠离子，使间质渗透压逐渐增高，有利于重吸收水分，浓缩尿液。

远端小管曲部：又称远曲小管（distal convoluted tubule），位于皮质迷路内，基本结构与直部相同，但上皮细胞比直部略高。上皮细胞着色浅，基底纵纹不如直部发达。远曲小管是离子交换的重要部位。在肾上腺皮质醛固酮作用下，有吸钠排钾和向小管腔内分泌氢离子和氨的作用。脑垂体后叶抗利尿激素能促进此段对水的重吸收，使尿液浓缩。

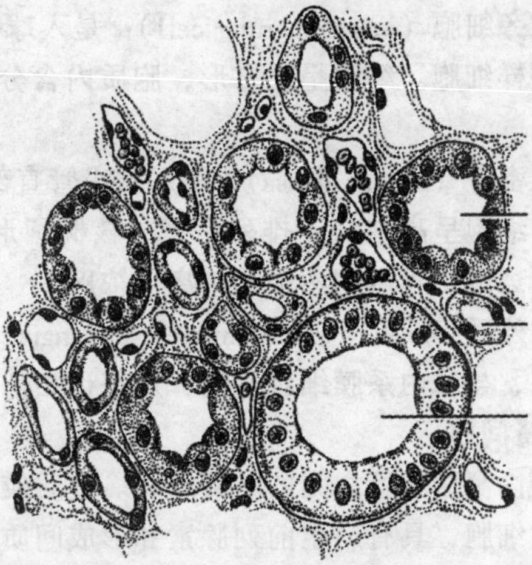

图 12－11　肾髓质高倍光镜结构模式图

2. 集合小管（collecting tubule）　起始段与远曲小管相接，称弓形集合小管。进入髓放线后为直集合小管，入髓质后下行至肾乳头称乳头管。上皮细胞由单层立方渐变为单层柱状。上皮细胞特点：胞质清明，分界清楚，核圆位于中央，着色较深（图 12－11）。集合小管也在抗利尿激素和醛固酮作用下，有重吸收水和钠的作用。

3. 球旁复合体（juxtaglomerular complex）　也称肾小球旁器，由球旁细胞、致密斑和球外系膜细胞组成，它们在肾小体血管极处组成三角形，入球微动脉和出球微动脉为三角形的两侧边，致密斑为三角形的底，球外系膜细胞则位于三角形中心（图 12－12）。

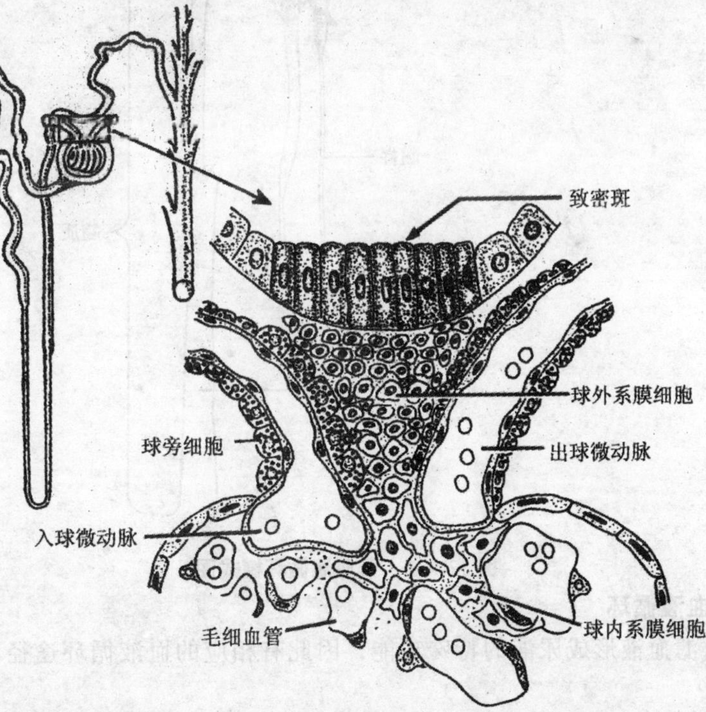

图 12－12　肾小球旁器模式图

(1) 球旁细胞（juxaglomerular cell）：是入球微动脉位于血管极处的管壁中膜平滑肌特化而成的上皮样细胞。细胞呈立方形，胞质内含分泌颗粒，颗粒内含肾素，肾素使血管收缩，血压升高。

(2) 致密斑（macula densa）：是远端小管直部末端近血管极一侧的上皮细胞特化形成的椭圆形斑。细胞呈高柱状，排列紧密，核椭圆形，位近细胞顶部。致密斑是一种离子感受器，能感受远端小管内滤液中的钠离子浓度。

(3) 球外系膜细胞（extraglomerular mesangial cell）：又称极垫细胞，是位于血管极三角区的一群细胞，与球内系膜细胞相连，形态也相似，可能起“信息”传递作用。

（三）肾间质

是指肾内泌尿小管之间的结缔组织。皮质较少，至髓质渐增多。内有一种特殊的星形有突起的间质细胞，具有产生前列腺素和形成间质内纤维与基质的功能。

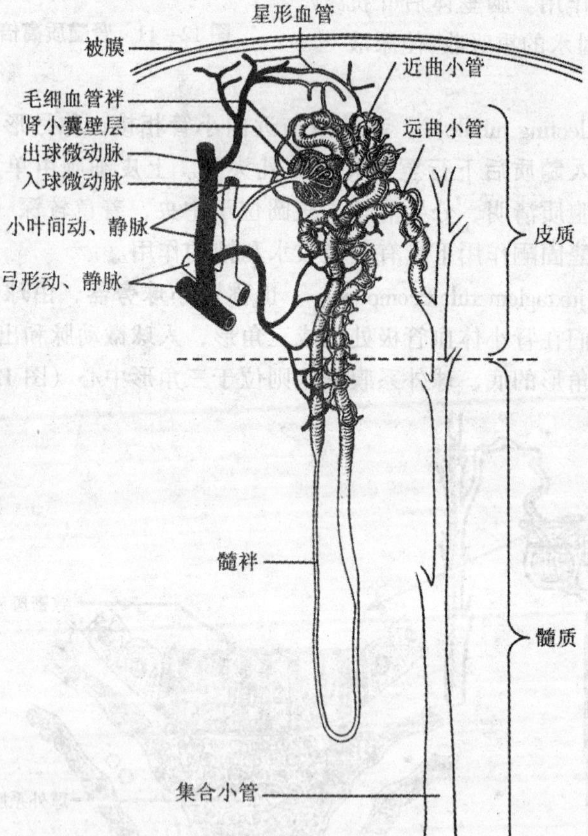

图 12-13　肾血液循环模式图

（四）肾的血液循环

肾担负着过滤血液形成尿液的特殊功能，因此有相应的血液循环途径和特点（图 12-3，图 12-14）。

肾的血液循环途径，如下表：

表 12-2　肾的血循环

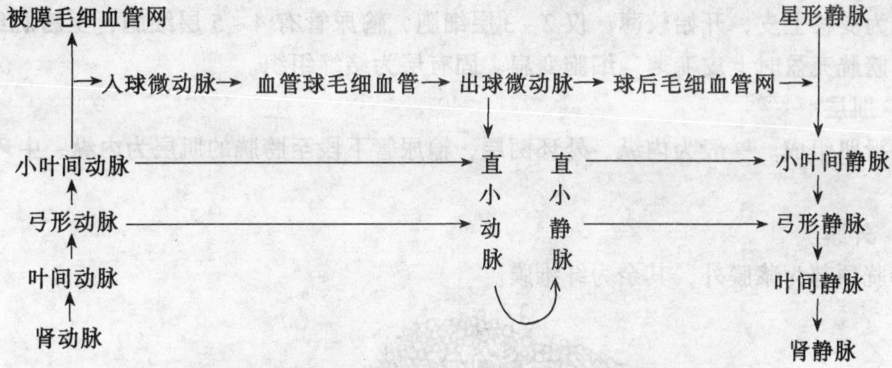

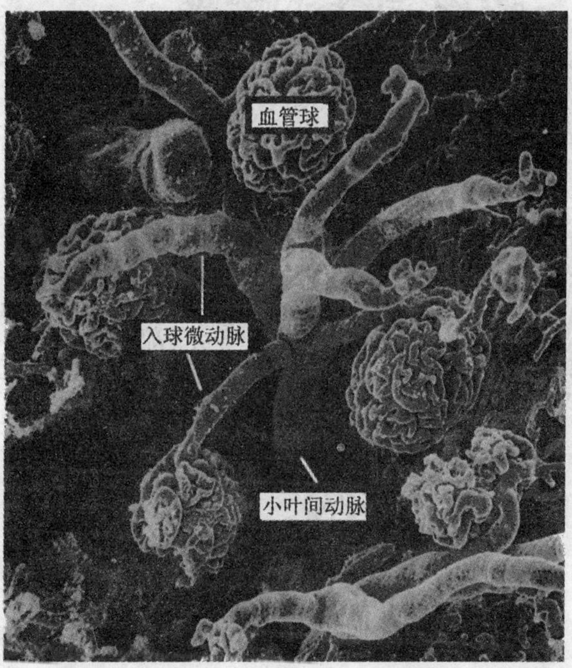

图 12-14　肾小叶间动脉、入球微动脉及血管球扫描电镜图

肾血循环的特点

1. 肾动脉直接由腹主动脉分出，血流量大。

2. 入球微动脉管径比出球微动脉粗，使血管球内压力增高，有利于滤过。

3. 两次形成毛细血管网，即血管球毛细血管网和球后毛细血管网，前者有利于滤过作用，后者有利于重吸收功能。

4. 髓质内直的血管袢与髓袢伴行，有利于肾小管和集合小管的重吸收和尿液浓缩。

二、排尿管道

排尿管道包括肾盏、肾盂、输尿管、膀胱和尿道，功能是将肾内形成的终尿排出体外。它们的结构基本相似，均分为粘膜、肌层和外膜三层（图 12-15）。

（一）粘膜

上皮为变移上皮，开始较薄，仅2~3层细胞，输尿管有4~5层细胞，至膀胱约8~10层细胞，膀胱充盈时上皮变薄，细胞变扁。固有层为结缔组织。

（二）肌层

由平滑肌组成。一般为内纵、外环两层，输尿管下段至膀胱的肌层为内纵、中环和外纵三层。

（三）外膜

除膀胱顶部为浆膜外，其余为纤维膜。

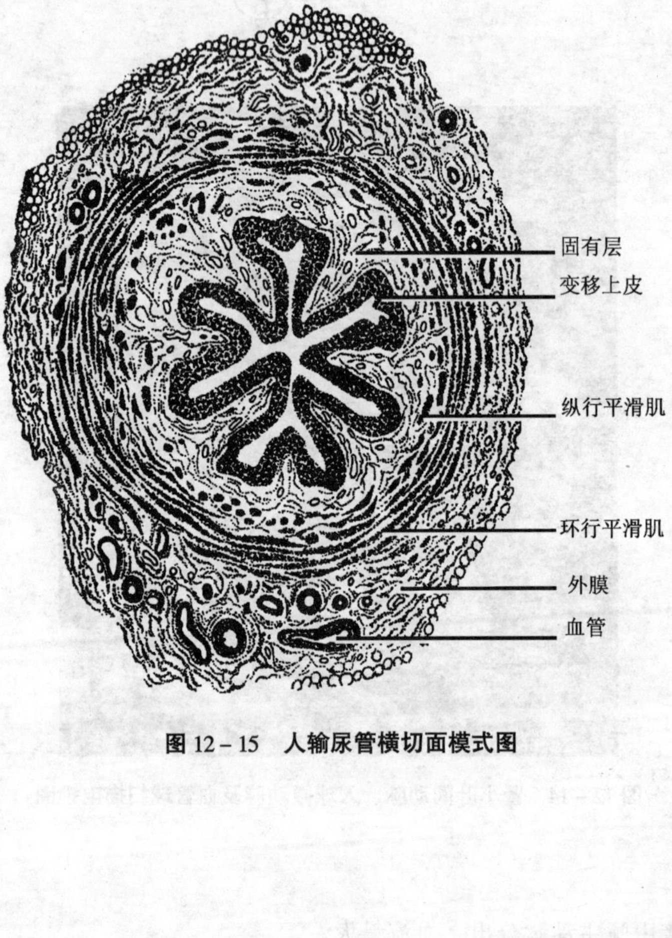

图12－15　人输尿管横切面模式图

（王裕民）

第十三章 内分泌系统

内分泌系统（endocrine system）是由内分泌器官（如甲状腺、甲状旁腺、肾上腺和垂体等）、附属于其它器官的内分泌细胞团（如胰岛、黄体、睾丸间质细胞等）及散在分布的内分泌细胞（如胃肠内分泌细胞等）组成。本章主要叙述内分泌腺。

内分泌腺在结构与功能上有以下共同特点：①腺细胞排列呈团、索、网状或围成滤泡；②腺细胞间有丰富的毛细血管；③无导管，腺细胞的分泌物称激素，直接进入血液循环，作用于全身的靶细胞或靶器官。某些腺细胞分泌的激素弥散作用于邻近的细胞，称旁分泌（paracrine）。内分泌系统的功能是通过激素调节靶细胞和靶器官的活动，来调节机体功能和维持内环境的稳定。内分泌腺的细胞按其所分泌激素的化学性质可分为两类：①分泌含氮类激素细胞的超微结构特点：丰富的粗面内质网和发达的高尔基复合体，膜被的分泌颗粒，此类细胞起源于外胚层或内胚层；②分泌类固醇激素细胞的超微结构特点：丰富的滑面内质网，呈管泡状嵴的线粒体，较多的脂滴，此类细胞起源于中胚层。

一、甲 状 腺

甲状腺（thyroid gland）位于气管甲状软骨的前面，分左右两叶，中间以峡部相连。甲状腺表面有薄层结缔组织被膜，被膜伸入腺实质内，将甲状腺分成许多大小不等的小叶，小叶内含有许多甲状腺滤泡和滤泡间结缔组织及滤泡旁细胞（图 13－1）。

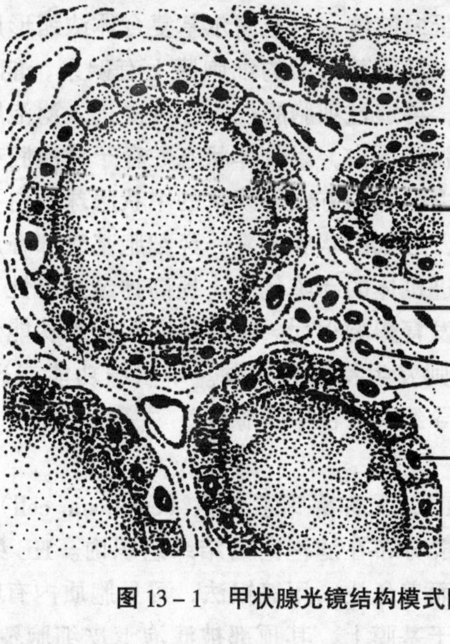

图 13－1　甲状腺光镜结构模式图

（一）滤泡

滤泡（follicle），呈不规则圆形或椭圆形，大小因生理机能状态及在甲状腺中的部位不同而变化甚大，一般直径为 0.02～0.09mm。滤泡由单层立方上皮围成，中间为滤泡腔，腔内充满胶质，被伊红染为红色，胶质是滤泡上皮分泌物在细胞外的贮存形式。滤泡上皮细胞的高度和胶质的量随着腺体的功能状态而发生变化，当功能活跃时，滤泡上皮细胞增高呈柱状，滤泡腔内胶质减少；反之，细胞变低呈扁平状，胶质增多。电镜下，滤泡细胞的游离面有少量微绒毛，胞质内有发达的粗面内质网和线粒体，溶酶体较多，核上部有高尔基复合体，细胞顶部有中等密度的分泌颗粒，还有由胞吞作用形成的胶质小泡。滤泡上皮的基底面有完整的基膜，邻近结缔组织内含有孔毛细血管和毛细淋巴管（图 13－2）。

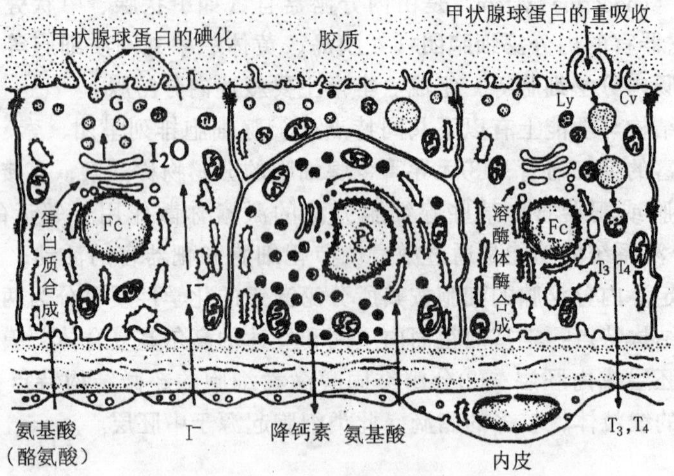

图 13－2　甲状腺素和降钙素合成和分泌示意图

G：分泌颗粒　　Ly：溶酶体

Cv：胶质小泡　　Pc：滤泡旁细胞

Fc：滤泡上皮细胞

甲状腺滤泡上皮细胞合成和分泌甲状腺激素。滤泡上皮细胞从血液中摄取酪氨酸等氨基酸，在粗面内质网合成甲状腺球蛋白前体，运至高尔基复合体浓缩形成分泌颗粒，以胞吐方式分泌到滤泡腔内贮存。滤泡上皮细胞基底面的细胞膜上有碘泵，能从血液中摄取碘离子，在过氧化物酶的作用下使其活化，再透过细胞膜以胞吐方式进入滤泡腔，与甲状腺球蛋白的酪氨酸残基结合形成碘化的甲状腺球蛋白，以胶体状态贮存于滤泡腔中。在垂体分泌的促甲状腺激素作用下，滤泡上皮细胞以胞吞的方式将碘化的甲状腺球蛋白再次摄入胞质，与溶酶体结合，由蛋白水解酶将其分解，形成甲状腺激素，经细胞基底部释放入毛细血管。

甲状腺激素的主要作用是促进机体的新陈代谢，提高神经兴奋性，促进生长发育，尤其对婴幼儿的骨骼和中枢神经系统发育影响很大。当婴幼儿甲状腺功能低下时，身材矮小，脑发育障碍，导致呆小症。在成人则发生粘液性水肿。甲状腺功能亢进时，机体的耗氧量增加，新陈代谢率升高，严重时可导致突眼性甲状腺肿。

（二）滤泡旁细胞

滤泡旁细胞（parafollicular cell），又称降钙素细胞（calcitonin cell）或称 C 细胞，常单个镶嵌于滤泡上皮细胞之间，或成群分布在滤泡间的结缔组织内。HE 染色标本上，滤泡旁细胞呈卵圆形，较滤泡上皮细胞大而着色浅。用镀银法，可见胞质内有嗜银颗粒。电镜下，滤泡上皮细胞之间的滤泡旁细胞位于基膜上，其顶部被滤泡上皮细胞覆盖，不与滤泡腔接触，基底部胞质内有许多膜被颗粒。滤泡旁细胞分泌降钙素（calcitonin），可促进成骨细胞的成骨活动，使血钙降低（图 13－2）。

二、甲状旁腺

甲状旁腺（parathroid gland）为卵圆形小体，通常位于甲状腺两侧叶背面的被膜内，一般有4个，上下各一对。甲状旁腺表面的薄层结缔组织被膜深入实质，腺实质由细胞团、索组成，其间有少量结缔组织及丰富的毛细血管。甲状旁腺细胞可分为主细胞和嗜酸性细胞（图13-3）。

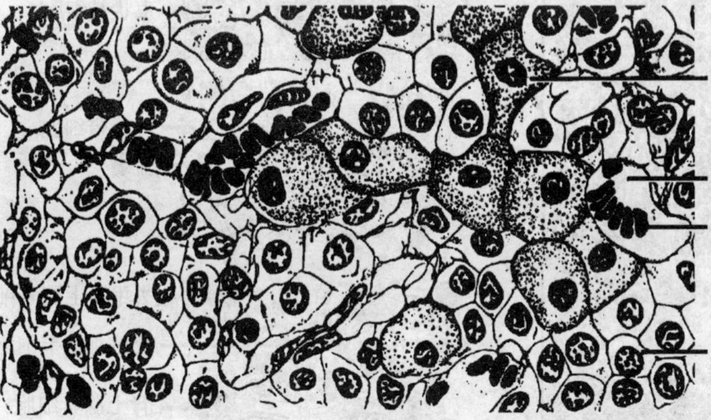

图13-3　甲状旁腺光镜结构模式图

（一）主细胞

主细胞（chief cell），构成腺实质的主体。细胞呈多边形，体积较小，界限清楚，中央有一个卵圆形的核。电镜下可见到发达的高尔基复合体，丰富的核糖体及膜被的分泌颗粒。主细胞分泌甲状旁腺素（parathyroid hormone），它可增强破骨细胞的溶骨作用，使钙入血，并能促进肠和肾小管吸收钙，使血钙升高。

（二）嗜酸性细胞

嗜酸性细胞（acidophilic cell），人从7~10岁起才开始出现，数量少。细胞为多边形，体积较主细胞大，胞质中含有许多嗜酸性颗粒。嗜酸性细胞的功能不清。

三、肾　上　腺

肾上腺（adrenal gland）位于两肾上方，表面包有结缔组织被膜。肾上腺实质由周围的皮质和中央的髓质构成。皮质来自中胚层，腺细胞具有分泌类固醇激素细胞的结构特点。髓质来自外胚层，腺细胞具有分泌含氮类激素细胞的结构特点。

（一）皮质

皮质约占肾上腺体积的80%~90%。根据细胞排列方式，由外至内分为球状带、束状带和网状带（图13-4）。

1. 球状带（zona glomerulosa）　位于被膜下方，最薄。细胞较小，多呈低柱状，排列成球状细胞团，细胞团之间有少量结缔组织和窦状毛细血管。细胞核小、染色深，细胞质含少量脂滴。球状带细胞分泌盐皮质激素，如醛固酮等，主要调节体内的钠，钾代谢。

2. 束状带（zona fasciculata）　位于球状带的深面，最厚。细胞较大，呈多边形，排列成单行或双行的细胞索，索间有窦状毛细血管和少量结缔组织，束状带的细胞核染色较浅，

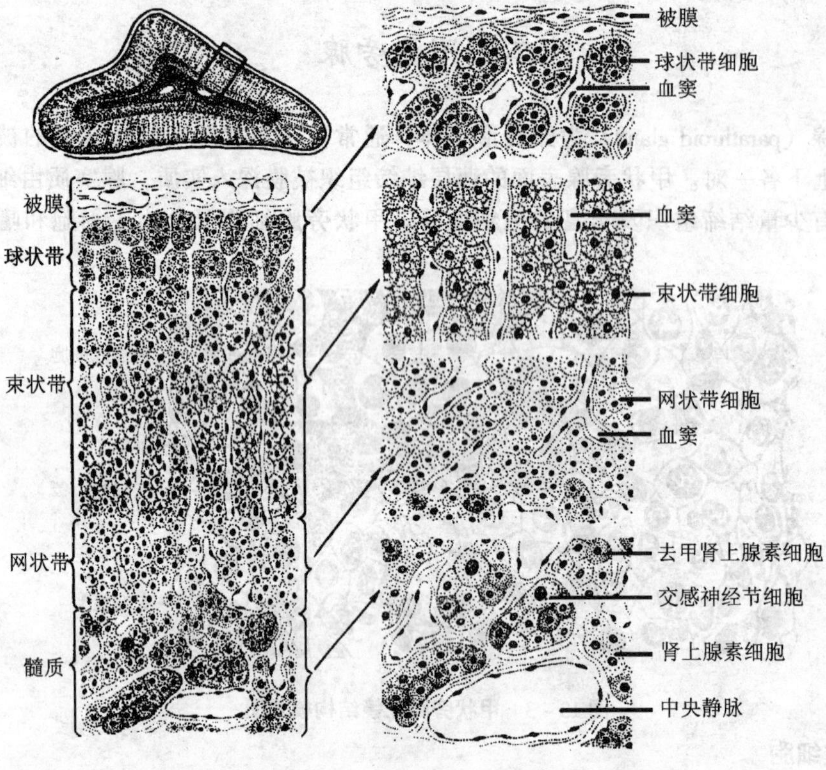

图 13-4 肾上腺光镜结构模式图

胞质富含脂滴，在 HE 标本上，脂滴常被溶解，故胞质呈泡沫状。束状带细胞分泌糖皮质激素，如可的松等，主要作用能使蛋白质及脂肪分解转变为糖、抑制免疫反应和抗炎症作用。束状带受垂体前叶分泌的促肾上腺皮质激素调节。

3. 网状带（zona reticularis） 位于束状带深部，与髓质交界处参差不齐。网状带细胞较束状带小，细胞索吻合成网，网眼中为窦状毛细血管，此带细胞含少量脂滴和脂褐素，有的细胞核固缩，染色深。网状带细胞分泌雄激素和少量雌激素，也受促肾上腺皮质激素调节。

（二）髓质

髓质位于肾上腺的中央，细胞较大，核圆，着色较浅，排列成索，并吻合成网，网眼中可见毛细血管及少量结缔组织。在 HE 标本上，胞质呈嗜酸性，用含铬盐固定液固定后，其胞质内可见棕黄色的嗜铬颗粒，因此又称为嗜铬细胞（chromaffin cell）（图 13-4）。嗜铬细胞能合成和分泌肾上腺素和去甲肾上腺素。肾上腺素使心率加快，心脏和骨骼肌的血管扩张；去甲肾上腺素使血压增高，心脏、脑和骨骼肌内血流加速。髓质中还有少量交感神经节细胞，其突起终止于嗜铬细胞上。

四、垂　　体

垂体（hypophysis），为卵圆形小体，位于蝶鞍垂体窝中，外包致密结缔组织被膜，以一蒂与下丘脑相连。垂体分腺垂体和神经垂体两部分，腺垂体又分为结节部、中间部和远侧部。中间部与神经部相贴连，结节部围在漏斗周围。神经垂体分漏斗和神经部，漏斗与下丘脑相连，漏斗又可分为正中隆起和漏斗柄。远侧部和结节部合称前叶，神经部和中间部合称后叶，漏斗和结节部合称垂体茎（表 13－1，图 13－5）。

表 13－1　垂体的组成

- 垂体
  - 腺垂体
    - 远侧部（前叶）
    - 结节部
    - 中间部 } 后叶
  - 神经垂体
    - 神经部 } 后叶
    - 漏斗
      - 正中隆起 } 垂体茎
      - 漏斗柄 } 垂体茎

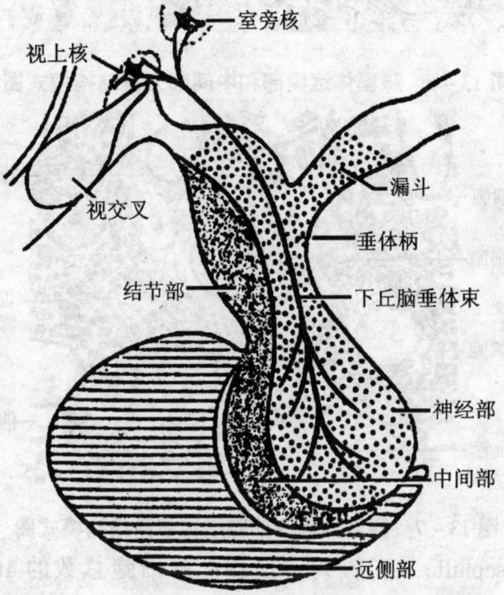

图 13－5　人下丘脑及垂体矢状面结构模式图

（一）腺垂体

1. 远侧部（pars distalis）　约占垂体体积的 75%。腺细胞排列成团、索状，少数围成小滤泡，细胞团、索及滤泡间有丰富的窦状毛细血管和少量结缔组织。在 HE 染色标本，腺细胞可分为嗜酸性细胞、嗜碱性细胞和嫌色细胞三种（图 13－6）。

应用免疫组织化学方法并结合电镜观察，可区分出分泌各种激素的细胞。电镜下，各种腺细胞具有分泌含氮类激素的结构特点，并可根据分泌颗粒的形态结构、大小和数量识别各种腺细胞，这些细胞常以其分泌的激素来命名。

（1）嗜酸性细胞（acidophilic cell）：约占远侧部腺细胞总数的 40%，细胞圆形或椭圆形，胞质内有粗大的嗜酸性颗粒（图 13－6）。根据分泌激素的不同，嗜酸性细胞又分为两种：

生长激素细胞（somatotroph）：数量多，电镜下细胞内有许多高电子密度的膜被分泌颗粒（图 13－7）。该细胞分泌生长激素（growth hormone，GH 或 somatotrophic hormone，STH）。生长激素主要促进体内多种代谢和生长，尤其刺激骺板软骨生长，使骨增长。如分泌过多，在幼年可引起巨人症，成人发生肢端肥大症；儿童时期分泌不足则引起侏儒症。

催乳激素细胞（lactotroph）：数量较少，胞质内含有粗大的椭圆形或不规则的分泌颗粒（图 13－7）。在妊娠和哺乳期此细胞增多并增大。催乳激素细胞分泌催乳激素（lactotrophic hormone，LTH）主要促进乳腺发育和乳汁的分泌。

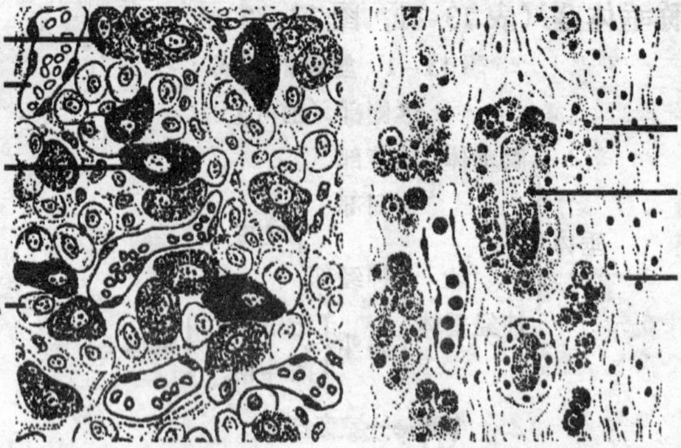

图 13-6　腺垂体远侧部和中间部光镜结构模式图

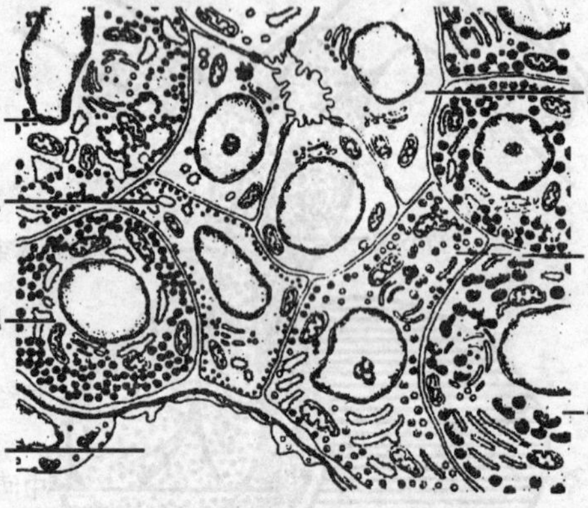

图 13-7　腺垂体远侧部腺细胞超微结构模式图

(2) 嗜碱性细胞（basophilic cell）：约占远侧部腺细胞总数的10%。细胞椭圆形或多边形，大小不等，胞质内含有嗜碱性颗粒（图 13-6）。嗜碱性细胞产生的激素为糖蛋白，PAS反应阳性。按其分泌激素的不同，嗜碱性细胞可分为三种：

促甲状腺激素细胞（thyrotroph）：细胞多边形，胞质内颗粒圆形，少且小，多位于胞质的边缘部（图 13-7）。该细胞分泌促甲状腺激素（thyroid stimulating hormone，TSH）能促进甲状腺激素的合成和分泌。

促性腺激素细胞（gonadotroph）：细胞多，胞体较大。胞质内有圆形而致密的颗粒（图 13-7）。该细胞分泌卵泡刺激素（follicle stimulating hormone，FSH）和黄体生成素（luteinizing hormone，LH）。卵泡刺激素在女性可促进卵泡的发育，在男性可刺激生精小管的支持细胞合成雄激素结合蛋白，促进精子的发育。黄体生成素在女性促进排卵和黄体形成，在男性可刺激睾丸间质细胞分泌雄激素，故又称间质细胞刺激素（interstitial cell stimulating hormone，IC-SH）。

促肾上腺皮质激素细胞（corticotroph）：细胞形状不规则，有细长突起。分泌颗粒稍大，(图 13-7)。此细胞分泌促肾上腺皮质激素（adrenocorticotrophic hormone，ACTH）和促脂素(lipotrophic hormone，LPH)，前者促进肾上腺皮质束状带分泌糖皮质激素，后者作用于脂肪细胞使其产生脂肪酸。

(3) 嫌色细胞（chromophobe cell）：约占远侧部细胞的50%，该细胞圆形或多边形，体积较小，胞质染色淡，故细胞界限不清。有些嫌色细胞围成小滤泡，腔内有少量胶质（图 13-6）。这些细胞可能是未分化细胞，具有分化为其它腺细胞的能力。也可能是脱颗粒后的嗜酸或嗜碱细胞。

2. 中间部（pars intermedia） 约占垂体的2%，位于远侧部和神经部之间，中间部有一些大小不等的，由嫌色细胞和嗜碱性细胞围成的滤泡，腔内含有胶质（图13-6）。鱼类和两栖类中间部可分泌黑色素细胞刺激素（melanocyte-stimulating hormone，MSH），具有调节表皮黑素细胞合成黑素的作用。人的中间部是否产生这种激素，目前尚无定论。

3. 结节部（pars tuberalis） 是环绕神经垂体漏斗的腺组织，在漏斗的前方较厚，后方较薄或缺如。结节部的细胞主要是嫌色细胞，也有少数嗜酸性和嗜碱性细胞。因下丘脑垂体门脉由此通过，故结节部有丰富的纵行毛细血管。

4. 腺垂体的血管分布及其与下丘脑的关系 腺垂体主要由大脑基底动脉环发出的垂体上动脉供应。垂体上动脉从结节部上端进入神经垂体漏斗，在该部形成袢状的窦状毛细血管网，称一级毛细血管网。这些毛细血管网行至结节部汇集成数条垂体门微静脉，下行入远侧部，再度形成窦状毛细血管网，称二级毛细血管网。垂体门微静脉及其两端的毛细血管网共同构成垂体门脉系统（hypophyseal portal system）。远侧部的毛细血管最后汇集成小静脉注入垂体周围的静脉窦。

在下丘脑（弓状核）的一些神经内分泌细胞所产生的激素可以通过这些神经细胞的轴突，以分泌颗粒的形式释放入一级毛细血管，随血流经垂体门微静脉到远侧部的二级毛细血管网，这些激素分别调节远侧部各种腺细胞的分泌活动（图13-8）。这些激素中有促进腺垂体细胞分泌的称释放激素（releasing hormone，RH）；有抑制分泌的，称释放抑制激素（releasing inhibiting hormone，RIH）。由此可见，下丘脑和腺垂体在结构上虽无直接联系，但下丘脑所产生的释放激素和释放抑制激素，经垂体门脉系统调节腺垂体各种腺细胞的分泌活动，这样通过垂体门脉系统将下丘脑和腺垂连成一个功能整体，称为下丘脑-腺垂体系。

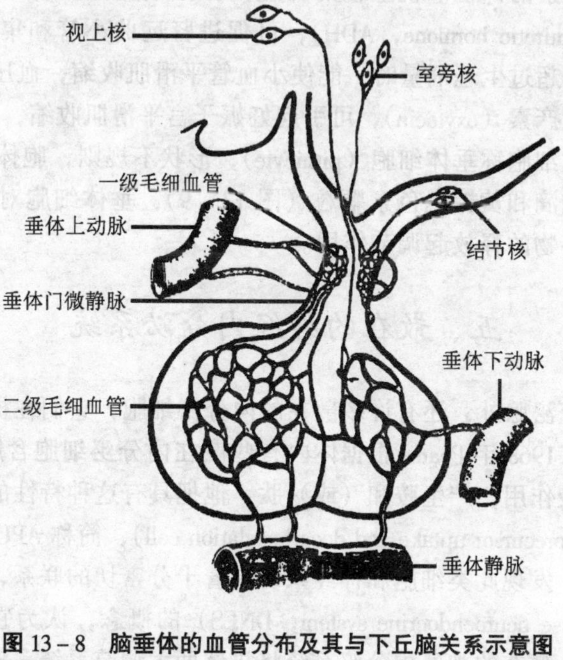

图13-8 脑垂体的血管分布及其与下丘脑关系示意图

（二）神经垂体及其与下丘脑的关系

神经垂体与下丘脑直接相连，因此二者是结构和功能的统一体。神经垂体与脑组织的结构相似，由无髓神经纤维、神经胶质细胞和有孔的毛细血管组成（图13-9）。

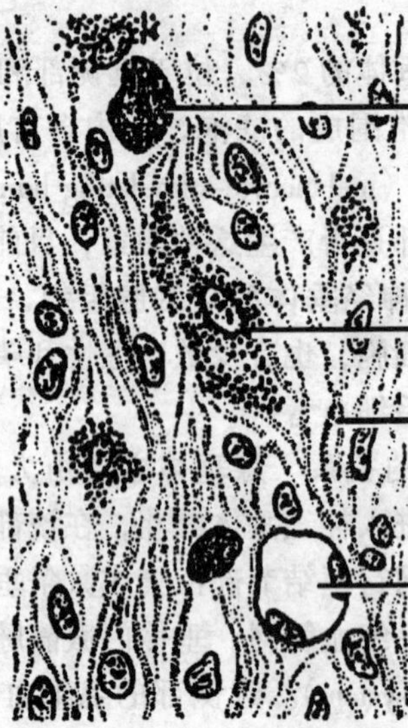

图 13－9　垂体后叶（神经部）结构模式图

神经垂体内的无髓神经纤维，主要起源于下丘脑的视上核和室旁核的神经元，这些神经细胞具有内分泌功能，称为神经内分泌细胞。神经细胞发出的轴突汇集于正中隆起，形成下丘脑神经垂体束，经漏斗柄进入神经部，末梢终止于毛细血管附近。神经细胞的分泌颗粒在视上核和室旁核的神经元胞体内合成，沿轴突转移至神经部，储存于末梢，当机体需要时，释放入血。有些分泌颗粒在神经元的轴突内可聚集成团，呈嗜酸性的均质小体，称赫令体（Herring body，图 13－9）。由此可见，神经垂体本身无分泌功能，只是储存和释放下丘脑视上核和室旁核所分泌激素的部位。视上核的神经内分泌细胞主要合成加压素（vasopressin），又称抗利尿激素（antidiuretic hormone，ADH），可促进肾远曲小管和集合小管重吸收水，使尿量减少。加压素分泌超过生理剂量时，能使小血管平滑肌收缩，血压升高。室旁核的神经内分泌细胞主要合成催产素（oxytocin），可引起妊娠子宫平滑肌收缩，并促进乳腺分泌。

神经垂体中的胶质细胞称垂体细胞（pituicyte），形状不规则，胞体小，有一个或多个短的突起，胞质内富含脂滴和黄棕色色素颗粒（图 13－9），垂体细胞对神经纤维有支持和营养作用，并对神经分泌物的释放起调节作用。

五、散在的神经内分泌系统

体内除了上述内分泌腺外，还有许多散在的内分泌细胞，它们在机体生理活动的调节中起着十分重要的作用。1968 年 Pearse 根据体内有些散在内分泌细胞含胺或具有摄取胺前体，并能在细胞内进行脱羧作用，产生胺和（或）肽，他把具有这种特性的细胞，统称为摄取胺前体脱羧细胞（amine precursor uptake and decarboxylation cell），简称 APUD 细胞。随着对 APUD 细胞研究的不断深入，发现此类细胞和神经系统有着十分密切的联系，就有人提出了散在的神经内分泌系统（diffuse neuroendocrine system，DNES）的概念，认为它较 APUD 系更能反映调节机体活动的意义。散在的神经内分泌系统将机体两大调节系统——神经系统和内分泌系统联系起来，构成一个整体，共同完成调节和控制机体生理平衡的过程。

（崔彩莲）

第十四章　生殖系统

男性生殖系统

男性生殖系统由睾丸、生殖管道、附属腺及外生殖器组成。睾丸能产生精子，分泌雄激素。附睾、输精管、射精管和尿道是运输精子的生殖管道，附睾还有暂时贮存精子、营养精子和促进精子成熟的作用。附属腺包括前列腺、精囊和尿道球腺，它们的分泌物与精子共同构成精液。

一、睾　　丸

睾丸表面覆以浆膜，即鞘膜脏层，深部为致密结缔组织构成的白膜（tunica albuginea）。白膜在睾丸后缘增厚形成睾丸纵隔（mediastinum testis）。纵隔的结缔组织呈放射状伸入睾丸实质，将睾丸实质分成约 250 个锥体形小叶。每个小叶内有 1～4 条弯曲细长的生精小管。生精小管在近睾丸纵隔处变为短而直的直精小管。直精小管进入睾丸纵隔相互吻合形成睾丸网。生精小管之间的疏松结缔组织称睾丸间质（图 14－1）。

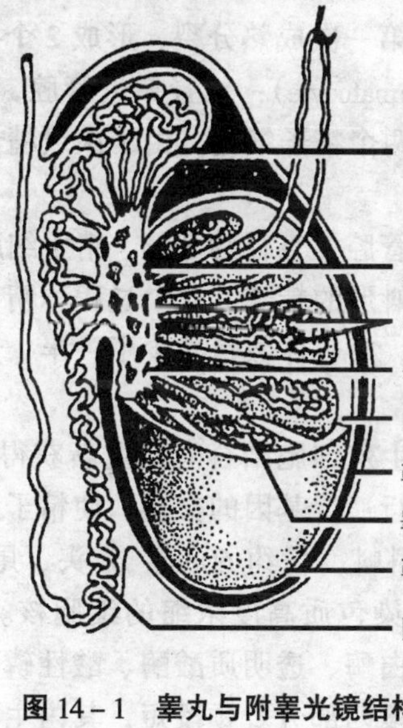

图 14－1　睾丸与附睾光镜结构模式图

（一）生精小管

成人的生精小管（seminiferous tubule）长 30～70cm，直径 150～250μm，中央为管腔。管壁厚 60～80μm，主要由生精上皮（spermatogenic epithelium）构成。生精上皮由支持细胞和 5～8 层生精细胞（spermatogenic cell）组成，基膜明显。基膜外有胶原纤维和一些梭形的肌样细胞（myoid cell）。肌样细胞收缩时有助于精子的排出（图 14－2）。

1. 生精细胞　包括精原细胞、初级精母细胞、次级精母细胞、精子细胞和精子。从精原

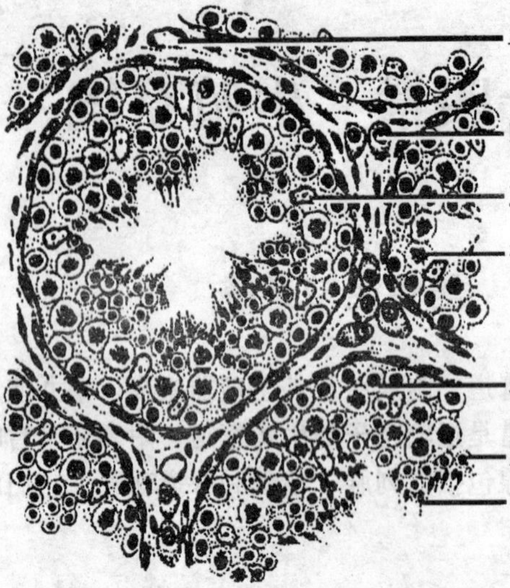

图 14-2　生精小管与睾丸间质光镜结构模式图

细胞至形成精子的过程称精子发生（spermatogenesis）。

（1）精原细胞（spermatogonium）：紧贴生精上皮基膜，呈圆形或椭圆形，直径约为 12μm。精原细胞分为 A、B 两型。A 型精原细胞是生精细胞中的干细胞，经过不断地分裂增殖，一部分 A 型精原细胞继续作为干细胞，另一部分则分化为 B 型精原细胞。B 型精原细胞经过数次分裂后，分化为初级精母细胞。

（2）初级精母细胞（primary spermatocyte）：位于精原细胞近腔侧，体积较大，直径约 18μm；细胞核大，且呈丝球状。经过第一次成熟分裂，形成 2 个次级精母细胞。

（3）次级精母细胞（secondary spermatocyte）：位置靠近管腔，直径约为 12μm。次级精母细胞很快进行第二次成熟分裂，形成两个精子细胞。由于次级精母细胞存在时间短，故在生精小管切面中不易见到。

（4）精子细胞（spermatid）：位近管腔，直径约 8μm。精子细胞不再分裂，它经过复杂的形态变化，由圆形逐渐分化转变为蝌蚪形的精子，这个过程称精子形成（spermiogenesis）。一个初级精母细胞，经过两次成熟分裂，染色体数目减少了一半，形成了 4 个单倍体的精子细胞，其染色体核型为 23，X 或 23，Y。

成熟分裂的意义在于确保在两性生殖细胞结合时，重新获得与亲代相同数目的染色体。在分裂过程中，同源染色体之间可进行遗传基因的交换，使精子细胞具有不同的基因组合。

（5）精子（spermatozoon）：形似蝌蚪，长约 60μm。分头、尾两部。头部正面观呈卵圆形，侧面观呈梨形。头内主要有一个染色质高度浓缩的细胞核。细胞核的前 2/3 有顶体覆盖。顶体内含多种水解酶，如顶体蛋白酶、透明质酸酶、酸性磷酸酶等。尾部是精子的运动装置，可分为颈段、中段、主段和末段四部分。颈段短，其内主要是中心粒，由中心粒发出 9 对 + 1 对纵行排列的微管行向尾端，构成尾部中心的轴丝；在中段，轴丝外侧有 9 根纵行外周致密纤维，外侧再包有一圈线粒体鞘，为尾部摆动提供能量；主段最长，轴丝外周无线粒体鞘，代之以致密纤维形成的纤维鞘。末端短，仅有轴丝（图 14-3）。从精原细胞到精子形成约为 64 天。

2. 支持细胞　支持细胞（sustentacular cell）又称 Sertoli 细胞。在光镜下，支持细胞轮廓不清楚，细胞核椭圆形或不规则形。电镜观察，支持细胞呈不规则锥体形，基部近贴基膜，

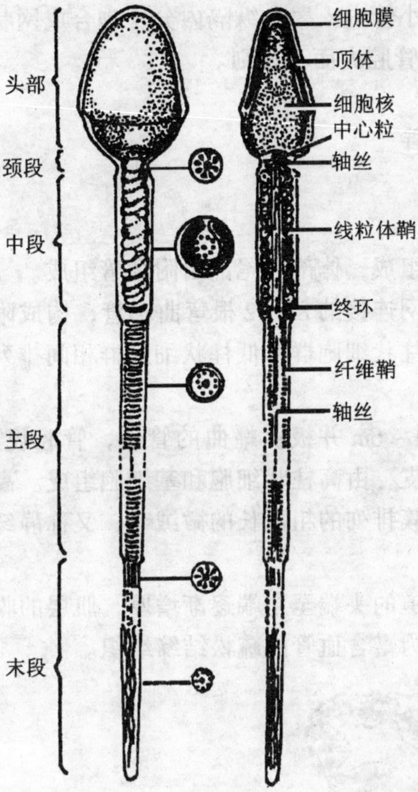

图 14-3　精子超微结构模式图

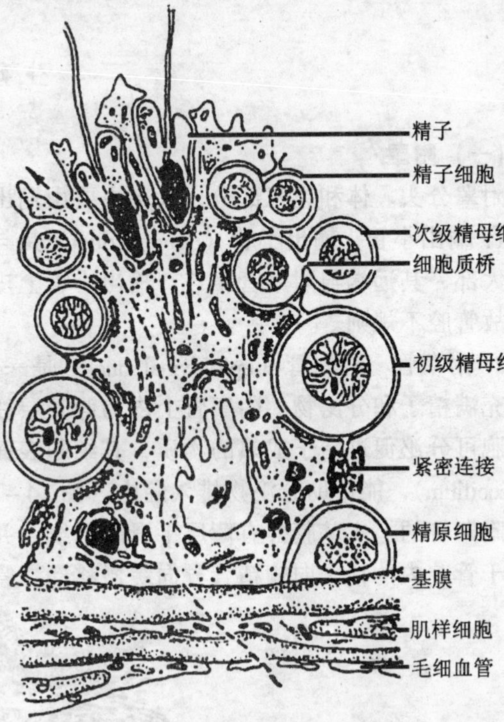

图 14-4　支持细胞超微结构模式图

顶部深达管腔，侧面和腔面有许多不规则凹陷，其内镶嵌着各级生精细胞。相邻支持细胞侧面近基部的细胞膜形成紧密连接（图 14-4）。

支持细胞有多方面的功能：①支持细胞的紧密连接参与形成血-生精小管屏障（blood-seminiferous tubule barrier）。生精小管与血液之间，存在着血-生精小管屏障，其组成包括毛细血管内皮及基膜、结缔组织、生精上皮基膜和支持细胞紧密连接。紧密连接是构成血-生精小管屏障的主要结构。血-生精小管屏障可阻止某些物质进出生精上皮，形成并维持有利于精子发生的微环境，还能防止精子抗原物质逸出到生精小管外而发生自体免疫反应。②对生精细胞起支持和营养作用，其微丝和微管的收缩可促使精子释放入管腔。③吞噬和消化精子形成过程中脱落下来的残余胞质。④支持细胞在 FSH 和雄激素的作用下，能合成雄激素结合蛋白（androgen-binding protein，ABP），ABP 与雄激素结合，以保持生精小管内雄激素的水平，促进精子发生。

（二）睾丸间质

生精小管之间的睾丸间质为疏松结缔组织，富含血管和淋巴管。间质内除有一般的结缔组织细胞外，还有一种间质细胞（interstitial cell）。间质细胞成群分布，体积较大，呈圆形或多边形，细胞核圆形，居中，细胞质嗜酸性较强，具有分泌类固醇激素细胞的超微结构特点。间质细胞分泌的雄激素（androgen）有促进精子发生、促进男性生殖器官的发育与分化以及维持男性第二性征和性功能等作用。

（三）直精小管和睾丸网

生精小管近睾丸纵隔处变成短而直的管道，管径较细，为直精小管（tubulus rectus）。直精小管的管壁上皮为单层矮柱状，无生精细胞。直精小管进入睾丸纵隔内分支吻合成网状的管道，为睾丸网（rete testis），由单层立方上皮组成，管腔大而不规则。

二、生殖管道

（一）附睾

附睾分头、体和尾三部分，头部主要由输出小管组成，体部和尾部由附睾管组成。

1. 输出小管　输出小管（efferent duct）是与睾丸网连接的 8～12 根弯曲小管，构成附睾头的大部，其远端与附睾管相连。输出小管上皮由高柱状细胞群及低柱状细胞群相间排列构成，故管腔不规则。

2. 附睾管　附睾管（epididymal duct）是一条长 4～6m 并极度蟠曲的管道，管腔规则，腔内充满精子和分泌物。附睾管上皮为假复层柱状上皮，由高柱状细胞和基细胞组成。高柱状细胞可分泌促进精子成熟的物质，其细胞表面有成簇排列的粗而长的微绒毛，又称静纤毛（stereocilium），能帮助分泌物排入腔内（图 14－5）。

附睾管的上皮基膜外有薄层平滑肌围绕，并从管道的头端至尾端逐渐增厚，肌层的收缩有助于管腔内的精子向输精管方向缓慢移动。管壁外为富含血管的疏松结缔组织。

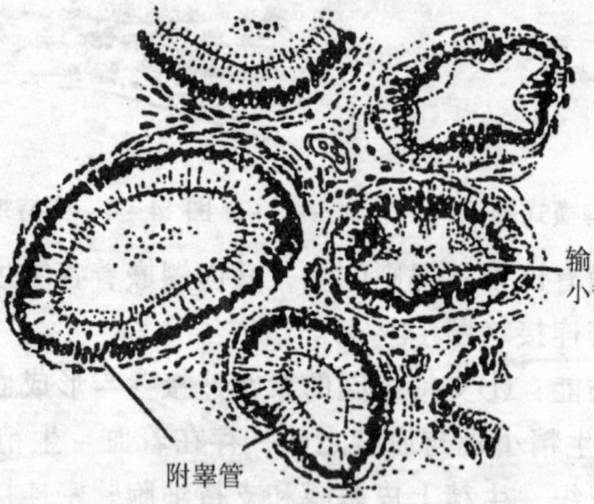

图 14－5　输出小管和附睾管光镜结构模式图

（二）输精管

输精管是壁厚腔小的肌性管道，管壁由粘膜、肌层和外膜三层组成。粘膜表面为假复层柱状上皮，与附睾管相似。固有层结缔组织中弹性纤维丰富。肌层厚，由内纵、中环、外纵行排列的平滑肌纤维组成（图 14－6）。在射精时，肌层作强力收缩，将精子快速射出。

三、附　属　腺

附属腺和生殖管道的分泌物以及精子共同组成精液（semen）。

1. 前列腺　前列腺呈栗形，环绕于尿道起始段。腺的被膜与支架组织均由富含弹性纤维和平滑肌的结缔组织组成。腺实质主要由 30～50 个复管泡腺组成，有 15～30 条导管开口于尿道精阜的两侧。腺泡上皮形态多样，可以是单层立方、单层柱状或假复层柱状上皮，故腺腔很不规则。腔内可见分泌物浓缩形成的圆形嗜酸性板层小体，称前列腺凝固体（prostatic concretion），它随年龄的增长而增多，甚至钙化，形成前列腺结石（图 14－7）。

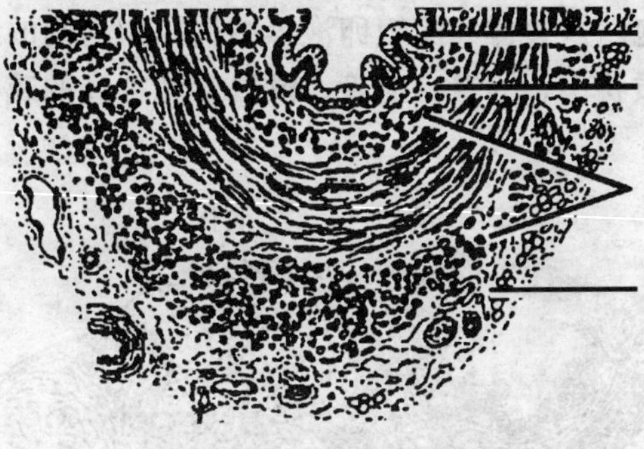

图 14－6　输精管光镜结构模式图

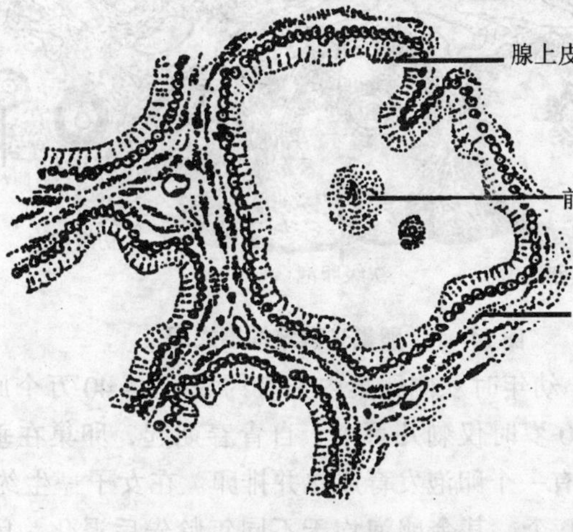

图 14－7　前列腺分泌部切面光镜结构模式图

2. 精囊　精囊是一对蟠曲的囊状器官。粘膜向腔内突起形成高大的皱襞。皱襞又彼此融合，将囊腔分隔为许多彼此通连的小腔，大大增加了粘膜的分泌表面积。粘膜表面为假复层柱状上皮，粘膜外有薄层平滑肌和由结缔组织组成的外膜。

3. 尿道球腺　尿道球腺是一对豌豆状的复管泡状腺。上皮为单层立方或单层柱状。腺的间质中有平滑肌和骨骼肌纤维。

（袁维中）

女性生殖系统

女性生殖系统包括卵巢、输卵管、子宫、阴道和外生殖器。卵巢产生卵子和性激素；卵子在输卵管内受精，并经输卵管运送到子宫；子宫是孕育胎儿的器官，也是产生经血的部位。乳腺不属于生殖系统，但其变化与生殖系统的功能状态密切相关，因此也列入本章叙述。

一、卵　　巢

卵巢（ovary）是一对略扁的椭圆形器官，表面覆有单层扁平或单层立方细胞构成的表面上皮，上皮下为薄层致密结缔组织构成的白膜。卵巢分为外周的皮质和中央的髓质，皮质较厚，含有不同发育阶段的卵泡以及黄体和闭锁卵泡等结构，卵泡间的结缔组织基质富含网状纤维和梭形的基质细胞；髓质狭小，为富含血管、淋巴管和神经的疏松结缔组织。近卵巢门处有门细胞（图 14 – 8）。

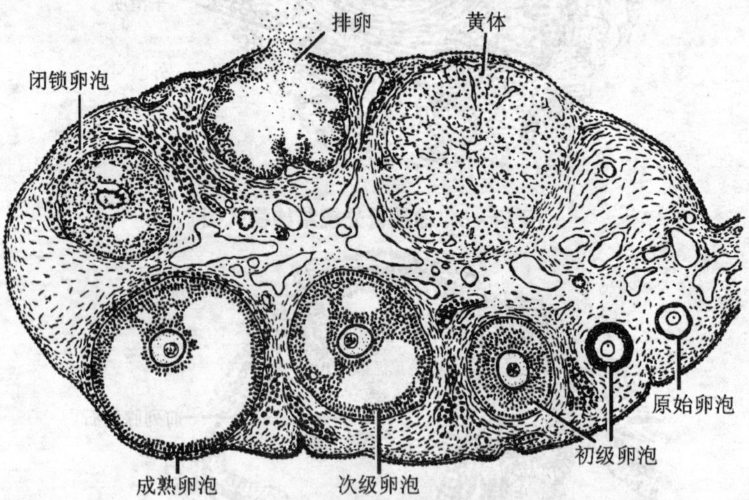

图 14 – 8　卵巢光镜结构模式图

卵巢有明显的年龄变化。幼年时双侧卵巢内共有约 30 万～40 万个原始卵泡，青春期约有 4 万个原始卵泡，至 40～50 岁时仅剩几百个。自青春期起，卵巢在垂体分泌的促性腺激素的作用下，每隔 28 天左右有一个卵泡发育成熟并排卵。在女子一生约 30～40 年的生育期内，两侧卵巢共排卵 400～500 个，其余卵泡均于不同年龄先后退化为闭锁卵泡。到更年期（45～55 岁），卵巢功能逐渐减退，进入绝经期。绝经期后的卵巢不再排卵。

（一）卵泡的发育与成熟

卵泡由一个卵母细胞和单层或多层的卵泡细胞组成。卵泡的发育过程按其形态结构的变化一般分为四个时期。

1. 原始卵泡　原始卵泡（primordial follicle）位于皮质浅部，数量多，体积小。卵泡由中央一个初级卵母细胞（primary oocyte）和周围单层扁平的卵泡细胞（follicular cell）组成（图 14 – 8）。初级卵母细胞圆形，体积较大，核大而圆，染色质细疏，着色浅，核仁大而明显。初级卵母细胞是在胚胎时期由卵原细胞分裂分化而成，随后开始第一次成熟分裂，并长期（12～50 年不等）停留于分裂前期，直至排卵前才完成第一次成熟分裂。卵泡细胞体积小，扁平形，细胞与外周结缔组织之间有薄层基膜。卵泡细胞具有支持和营养卵母细胞的作用。

2. 初级卵泡　初级卵泡（primary follicle）由原始卵泡发育而成。卵泡由中央的一个初级卵母细胞和周围单层或多层的卵泡细胞组成（图 14 – 8）。此时的卵母细胞体积增大，卵泡细胞由扁平形变为立方形或柱状，由单层增殖为多层。在卵母细胞和卵泡细胞之间开始出现一层较厚的富含糖蛋白的嗜酸性膜，称透明带（zona pellucida），它由卵母细胞和卵泡细胞共同分泌形成。电镜下可见有卵母细胞表面的微绒毛和卵泡细胞的突起伸入透明带内（图 14 – 9）。卵泡细胞之间以及卵母细胞和卵泡细胞之间均有许多缝隙连接。这些结构有利于卵泡细胞将营养物质输送给卵母细胞，并且有利于细胞之间交换物质，沟通信息，协调功能。随着初级卵泡的增大，卵泡周围的结缔组织梭形细胞逐渐密集形成卵泡膜，它与卵泡细胞之间隔以基膜。

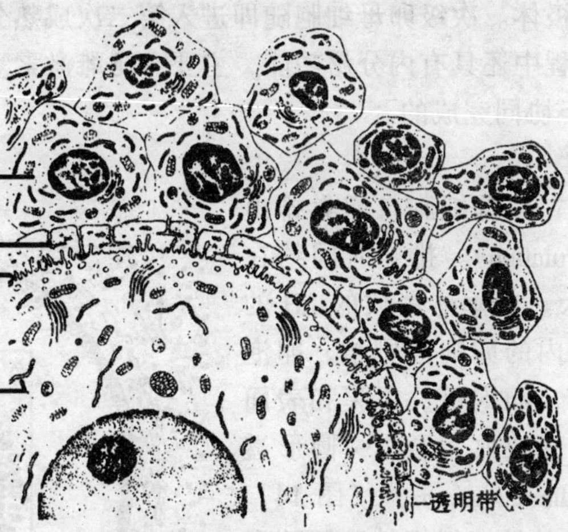

图 14－9　初级卵泡超微结构模式图

3. 次级卵泡　次级卵泡(secondary follicle)由初级卵泡继续发育而成，并与初级卵泡合称为生长卵泡。当卵泡细胞增至 6～12 层时，细胞之间出现一些大小不等的腔隙，随着卵泡的发育增大，逐渐合并为一个较大的卵泡腔(follicular antrum)(图 14－8)，卵泡腔内充满由卵泡细胞分泌物和卵泡膜血管渗出物组成的卵泡液，内含营养物质、透明质酸、性激素以及多种生物活性物质，对卵泡的发育成熟有重要作用。随着卵泡液的增多和卵泡腔的扩大，初级卵母细胞及其周围的卵泡细胞被挤到卵泡的一侧，形成一个凸向卵泡腔的丘状隆起，称卵丘(cumulus oophorus)。紧靠透明带的一层柱状卵泡细胞呈放射状排列，称放射冠(corona radiata)。分布在卵泡腔周边的卵泡细胞构成卵泡壁，称为颗粒层(stratum granulosum)，颗粒层的细胞称为颗粒细胞(granulosa cell)。此时卵泡膜也逐渐分化为内、外两层。内膜层(theca interna)含有较多的多边形或梭形的膜细胞(theca cell)和丰富的毛细血管，膜细胞具有分泌类固醇激素细胞的结构特征。外膜层(theca externa)细胞较少，血管也较少，胶原纤维较多。

4. 成熟卵泡　成熟卵泡（mature follicle）是卵泡发育的最后阶段。此时卵泡体积很大，并向卵巢表面突出。卵泡腔也很大（图 14－8，14－10）。此时初级卵母细胞又恢复成熟分

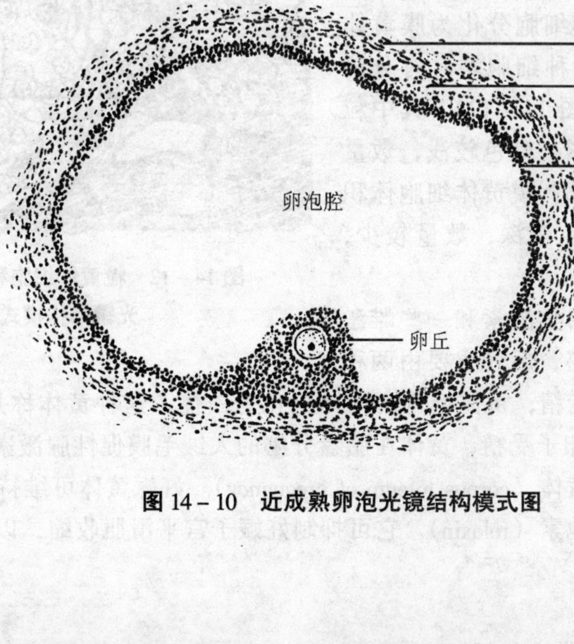

图 14－10　近成熟卵泡光镜结构模式图

裂，并在排卵前36~48小时完成第一次成熟分裂,产生一个次级卵母细胞（secondary oocyte）和一个很小的第一极体。次级卵母细胞随即进入第二次成熟分裂，停止于分裂中期。

卵泡在发育过程中还具有内分泌功能，主要分泌雌激素。雌激素是颗粒细胞和膜细胞在FSH和LH的作用下协同完成的。

（二）排卵

成熟卵泡破裂，卵母细胞自卵巢排出的过程称排卵（ovulation)。排卵时间约在月经周期的第14天。在垂体释放的LH的作用下，成熟卵泡内的卵泡液剧增，卵泡更向卵巢表面突出，卵泡壁、白膜和表面上皮变得更薄，局部缺血，形成一圆形透明的卵泡小斑（follicular stigma）（图14-11)。随后，小斑处的结缔组织被胶原酶和透明质酸酶解聚，卵泡膜外层的平滑肌收缩，最终导致小斑破裂，卵母细胞及其周围的透明带和放射冠随卵泡液一同从卵巢排出。次级卵母细胞若在排出后24小时之内未受精则退化，若受精则完成第二次成熟分裂而形成一个成熟的卵细胞（ootid）和一个小的第二极体。成熟卵细胞的染色体数目减半，从二倍体细胞（46，XX）变为单倍体细胞（23，X)。

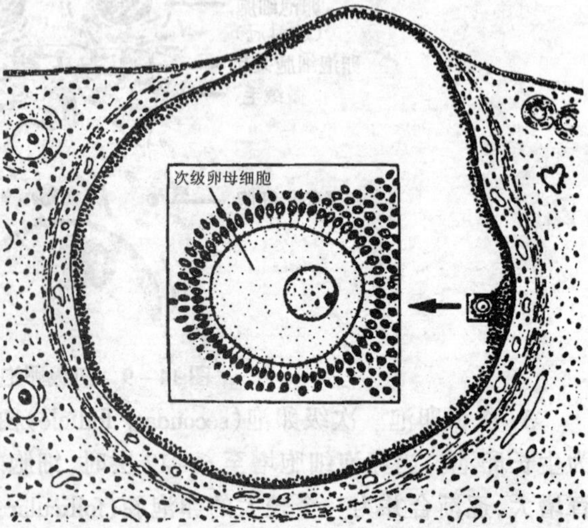

图14-11 成熟卵泡排卵光镜结构模式图

（三）黄体的形成和退化

成熟卵泡排卵后，残留的颗粒层细胞和内膜层细胞在垂体分泌的黄体生成素的作用下，逐渐发育分化为一个体积很大并富含血管的内分泌细胞团，新鲜时呈黄色，称黄体（corpus luteum)（图14-8)。颗粒细胞分化为粒黄体细胞（granular lutein cell)，膜细胞分化为膜黄体细胞（theca lutein cell)。两种细胞均具有分泌类固醇激素细胞的特征（图14-12)。其中粒黄体细胞体积较大，多角形，染色较浅，数量较多，分布于黄体的中央部；膜黄体细胞体积较小，圆形或多角形，染色较深，数量较少，分布于黄体的周边部。

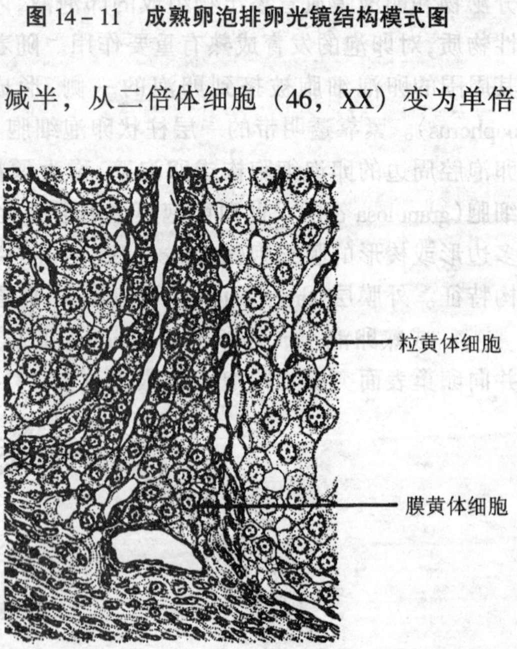

图14-12 粒黄体细胞和膜黄体细胞光镜结构模式图

黄体的主要功能为分泌孕激素和一些雌激素，前者由粒黄体细胞分泌，后者主要由两种细胞协同分泌。若卵子未受精，黄体维持两周即退化为白体，这种黄体称月经黄体（corpus luteum of menstruation)，若卵子受精，黄体在胎盘分泌的人绒毛膜促性腺激素（HCG）的作用下继续发育长大，称妊娠黄体（corpus luteum of pregnancy)。妊娠黄体可维持6个月。妊娠黄体的粒黄体细胞还分泌松弛素（relaxin)，它可抑制妊娠子宫平滑肌收缩，以维持妊娠。

（四）卵泡闭锁与间质腺

退化的卵泡称闭锁卵泡（atresic follicle）（图 14 – 13）。卵泡闭锁可发生在卵泡发育的各个时期。晚期次级卵泡闭锁时，膜细胞一度肥大，形似黄体细胞，并被结缔组织和血管分隔成分散的细胞团或索，称为间质腺（interstitial gland）。间质腺有分泌雌激素的作用。

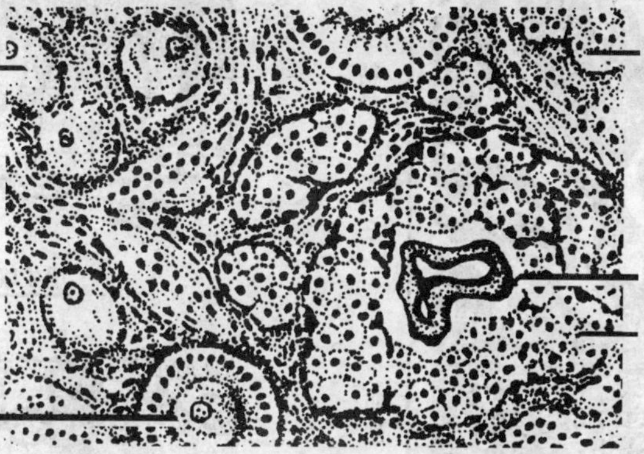

图 14 – 13　闭锁卵泡光镜结构模式图

二、输　卵　管

输卵管主要分为漏斗部、壶腹部、峡部和子宫部，管壁均由粘膜、肌层和浆膜三层组成（图 14 – 14，14 – 15）。

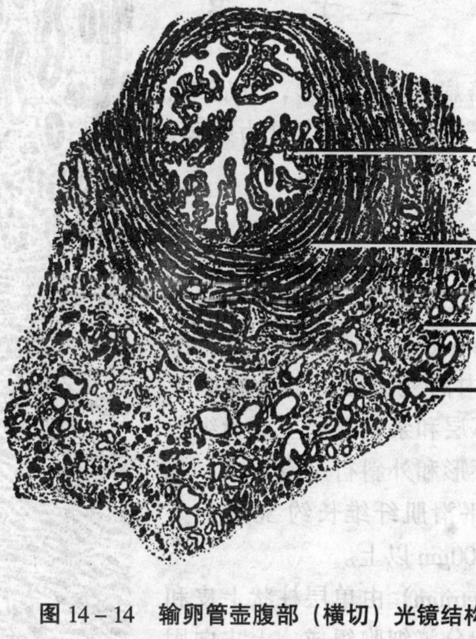

图 14 – 14　输卵管壶腹部（横切）光镜结构模式图

粘膜有许多纵行而分支的皱襞，以壶腹部最发达；粘膜上皮为单层柱状，含纤毛细胞和分泌细胞（图 14 – 16）。纤毛细胞核呈圆或卵圆形，染色浅，细胞游离面有纤毛。纤毛向子宫方向摆动，有助于卵子向子宫移动。分泌细胞位于纤毛细胞之间，染色较深，核呈长椭圆形，染色也较深。细胞顶部胞质内有分泌颗粒，其分泌物构成输卵管液。固有层为薄层细密的结缔组织，肌层为平滑肌，峡部最厚，分内纵、外环两层，漏斗部肌层最薄，无纵行肌。

浆膜由间皮和疏松结缔组织构成。

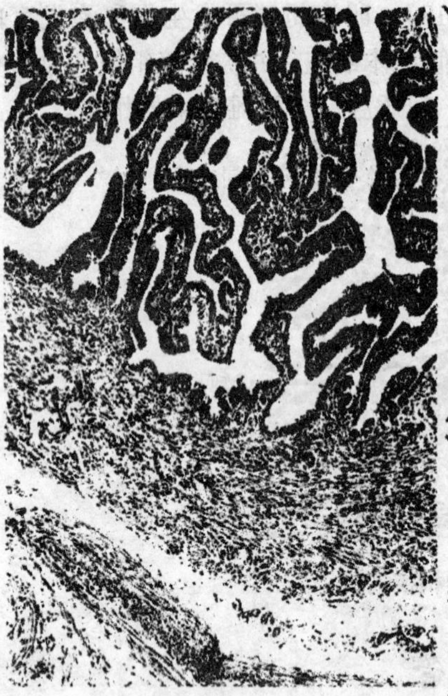

图 14－15　人输卵管壶腹部光镜结构图

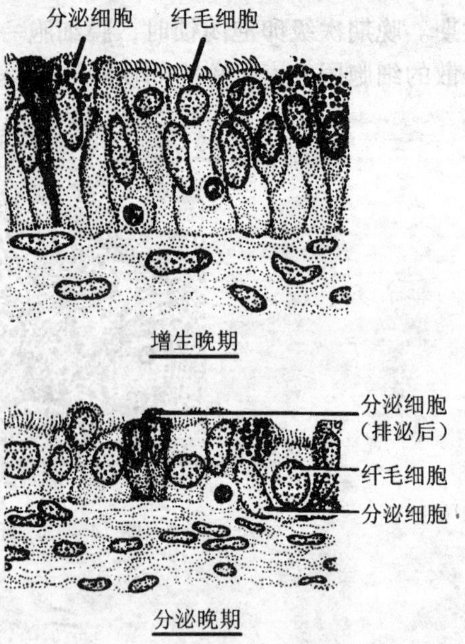

图 14－16　输卵管上皮光镜结构模式图

三、子　　宫

子宫为肌性器官，呈前后略扁的倒置梨形，分底部、体部和颈部三部分。除颈部外子宫壁由外向内分为浆膜、肌层和内膜（又称粘膜）（图 14－17）。

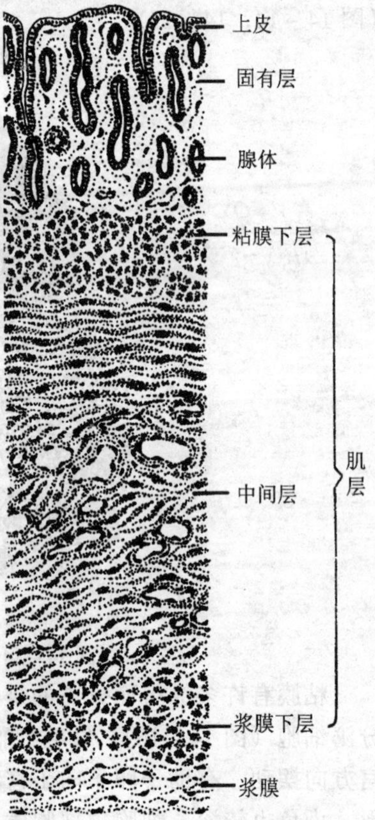

图 14－17　子宫壁光镜结构模式图

（一）子宫壁的一般结构

1. 浆膜　又称子宫外膜（perimetrium），子宫外表面大部以浆膜覆盖。

2. 肌层　子宫肌层（myometrium）很厚，由大量平滑肌束和结缔组织组成。肌层自内向外大致可分为粘膜下层、中间层和浆膜下层。粘膜下层和浆膜下层主要为纵行平滑肌束，中间层较厚，为内环形和外斜行平滑肌束，其中含大量血管。成年妇女子宫平滑肌纤维长约 50μm，妊娠时肌纤维体积增大，可长达 500μm 以上。

3. 内膜　子宫内膜（endometrium）由单层柱状上皮和固有层组成。上皮由纤毛细胞和分泌细胞组成。上皮向固有层内凹陷形成许多子宫腺（uterine gland）。子宫腺为单管状腺，开口于子宫腔，腺上皮与子宫表面上皮相似。固有层内富含血管和大量梭形或星形的基质细胞（stroma cell）。基质细胞可合成和分泌胶原蛋白。

子宫内膜可分深浅两层。浅层较厚，称功能层（functional layer)。自青春期起，在卵巢激素的作用下此层每月发生一次周期性剥脱和出血，为月经。妊娠时，此层则继续增厚以适应受精卵的种植和发育。深层较薄，称基底层（basal layer)，其紧靠肌层，经期时不脱落，有增生和修复功能层的作用。

子宫动脉的分支穿入子宫壁后在中间层形成弓形动脉，从弓形动脉再发出分支，在内膜与肌层交界处，每支小动脉分为两支（图 14－18）：一支为短而直的基底动脉，分布于内膜基底层并对其进行营养，另一支为主干，称螺旋动脉，在内膜中弯曲走行，至内膜浅层形成毛细血管网。毛细血管汇入小静脉，穿过肌层，汇合成子宫静脉。

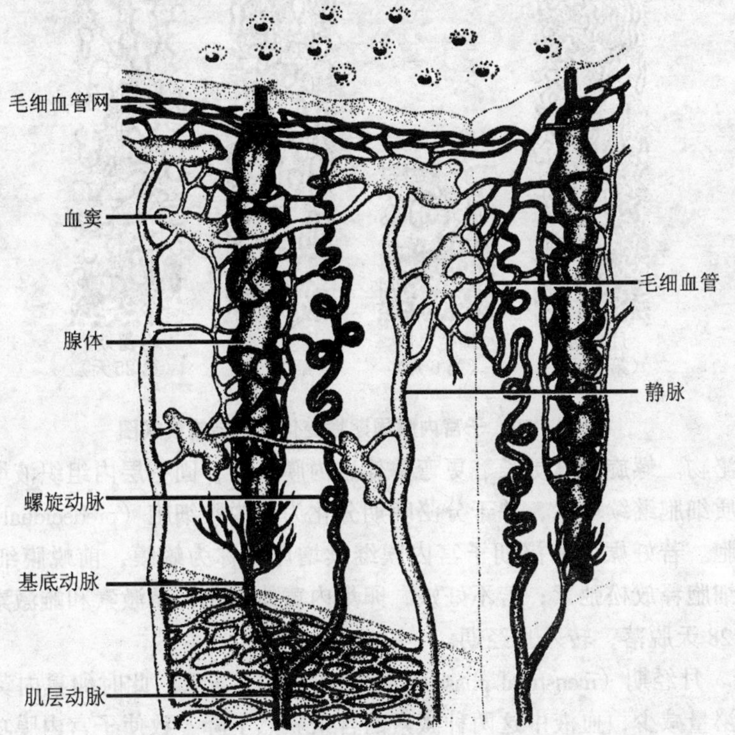

图 14－18　子宫内膜血管与腺光镜结构模式图

（二）子宫内膜的周期性变化

自青春期起，在卵巢产生的雌激素和孕激素的作用下，子宫底部和体部内膜功能层开始出现周期性变化，表现为每 28 天左右发生一次内膜功能层剥脱、出血及修复和增生，称为月经周期（menstrual cycle)。每个月经周期从月经第 1 天起至下次月经来潮前一天止。内膜的周期性变化一般分为三期（图 14－19)。

1．增生期　增生期（proliferation phase）为周期的第 5～14 天。此时期卵巢内有若干卵泡发育生长，故又称卵泡期（follicular phase)。在卵泡分泌的雌激素的作用下，上皮细胞和基质细胞不断分裂增殖，基质细胞合成胶原的功能旺盛。子宫腺数量增多，并不断增长和弯曲；螺旋动脉也增长和弯曲。剥脱的子宫内膜由基底层增生修补，至增生晚期（周期第 11～14 天）增厚达 1～3mm，在周期第 14 天，卵巢内卵泡发育成熟并排卵，子宫内膜随之转入分泌期。

2．分泌期　分泌期（secretory phase）为周期的第 15～28 天。此时卵巢已排卵，黄体逐渐形成，故又称黄体期（luteal phase)。子宫内膜在黄体分泌的孕激素和雌激素的作用下继续增厚，至分泌晚期可厚达 5mm。子宫腺更加弯曲，腺腔扩大，腺腔内充满含有糖原等营养物

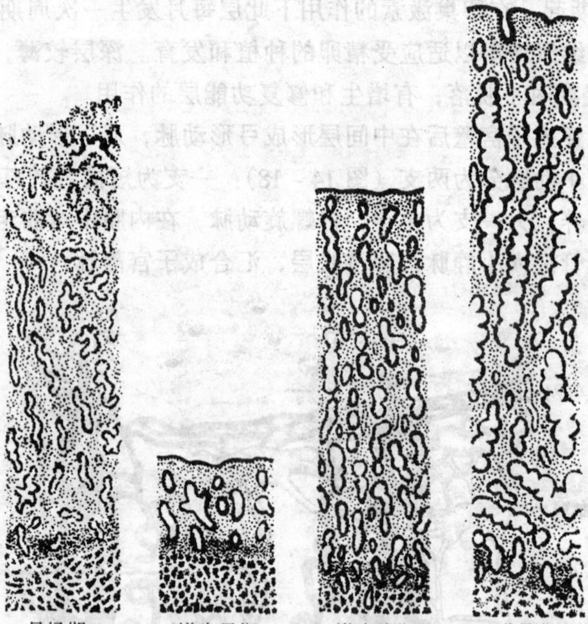

图 14－19　子宫内膜周期性变化光镜结构模式图

质的嗜酸性分泌物。螺旋动脉更长、更弯并伸达内膜表层；固有层内组织液增多，呈生理性水肿。内膜基质细胞继续增生，并于分泌晚期分化为前蜕膜细胞（predecidual cell）和内膜颗粒细胞两种细胞。若妊娠，分泌期子宫内膜继续增厚，称为蜕膜，前蜕膜细胞变为蜕膜细胞，内膜颗粒细胞释放松弛素；若不妊娠，卵巢内黄体退化，孕激素和雌激素水平下降，内膜于周期的第 28 天脱落，转入月经期。

3. 月经期　月经期（menstrual phase）为周期的第 1～4 天。此时卵巢内黄体退化，雌激素和孕激素分泌量减少，血液中这两种激素的含量骤然下降，致使子宫内膜功能层的螺旋动脉持续性收缩，内膜缺血并萎缩。螺旋动脉在收缩之后，又突然短暂地扩张，致使毛细血管骤然充血、破裂，血液外流并突破上皮流入子宫腔。萎缩坏死的子宫内膜也小块地脱落，随血液从阴道排出，出现月经。月经期一般持续 1～5 天，但具有个体差异并受环境及情绪变化的影响。在月经期中止之前，基底层残留的腺体底部细胞迅速分裂增生，向内膜表面推进，上皮逐渐修复而转入增生期。

子宫内膜的周期性变化，受下丘脑、垂体和卵巢分泌的激素的调节。这种变化一直持续到绝经期。

四、阴　道

阴道壁由粘膜、肌层和外膜组成。阴道粘膜形成许多横行皱襞，粘膜表面为非角化型复层扁平上皮（图 14－20，14－21）。阴道上皮细胞的形态、结构及脱落和更新也受卵巢激素的影响而呈现出周期性变化，因此可通过对阴道脱落细胞的涂片观察来推测卵巢的功能状态。固有层的结缔组织浅层较致密，深部较疏松。肌层为平滑肌，肌纤维相互交织排列成分界不明显的内环、外纵两层。外膜为富含弹性纤维的致密结缔组织。

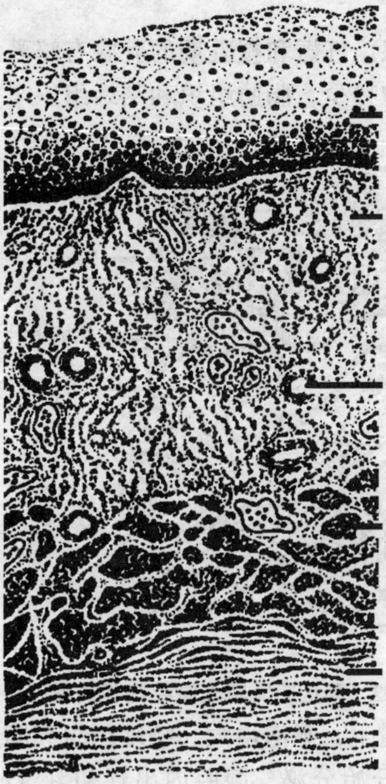

图 14－20　阴道纵切面光镜结构模式图

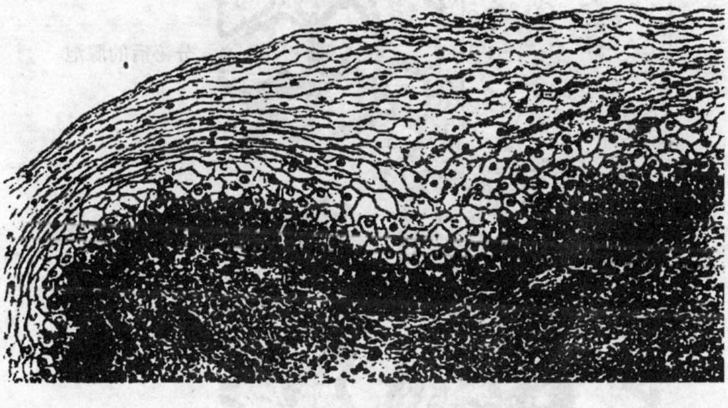

图 14－21　成人阴道粘膜光镜结构图

五、乳　　腺

（一）乳腺的一般结构

乳腺由结缔组织分隔为 15～25 个叶，每叶又分为若干小叶。每个小叶是一个复管泡状腺。腺泡上皮为单层立方或柱状，腺上皮和基膜之间有肌上皮细胞。导管包括小叶内导管、小叶间导管和总导管。小叶内导管管壁多为单层立方或柱状上皮，小叶间导管则为复层柱状上皮。总导管又称输乳管，开口于乳头，管壁为复层扁平上皮。

（二）静止期乳腺和活动期乳腺

无泌乳活动的乳腺称静止期乳腺。妊娠和授乳期的乳腺有泌乳活动，称活动期乳腺。静止期乳腺的特点是导管不发达，腺泡稀少，脂肪组织和结缔组织丰富（图 14－22）。

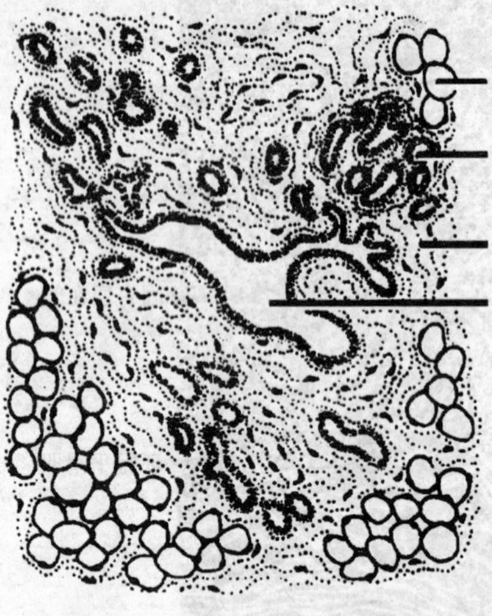

图 14－22　静止期乳腺光镜结构模式图

活动期乳腺特点为导管和腺泡增生，腺泡增大，结缔组织和脂肪组织相对减少。在妊娠后期，在催乳激素的影响下，腺泡开始分泌，腺腔内出现初乳（colostrum）。授乳期乳腺的腺体更为发达，腺腔中充满乳汁。乳腺为顶浆分泌腺（图 14－23，图 14－24）。

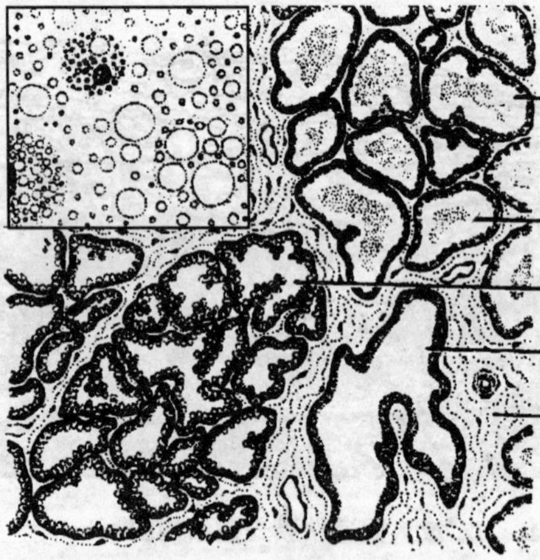

图 14－23　授乳期乳腺光镜结构模式图

左上图示初乳中的脂滴和初乳小体

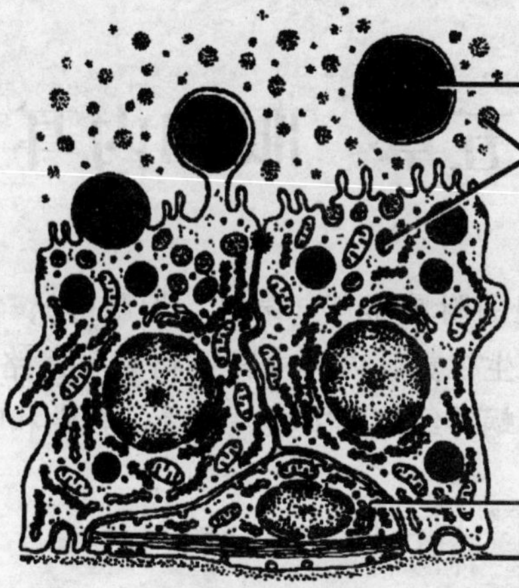

图 14－24　授乳期乳腺腺细胞超微结构模式图

（卫　兰）

第十五章　眼和内耳

眼为视觉器官，包括眼球和眼的附属器官（眼睑、泪腺等），能感受光和颜色的刺激，经视神经传至大脑的视觉中枢，产生视觉。内耳由骨迷路和膜迷路组成，膜迷路中有位觉、听觉感受器分布，经前庭神经和耳蜗神经传至中枢，感受位置觉和听觉。

一、眼　　球

眼球分为眼球壁和眼内容物两部分。眼内容物和角膜共同构成眼的屈光装置（图 15－1）。

（一）眼球壁

眼球壁由外向内依次分为纤维膜、血管膜和视网膜三层。

1. 纤维膜（tunica fibrosa）　纤维膜构成眼球壁的最外层，前 1/6 为角膜，后 5/6 为巩膜，两者交界移行处为角膜缘（图 15－1）。

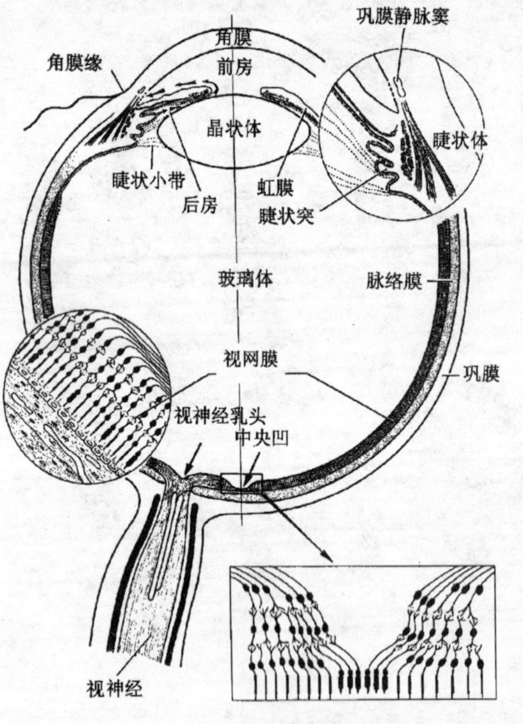

图 15－1　右眼经子午线水平切面模式图

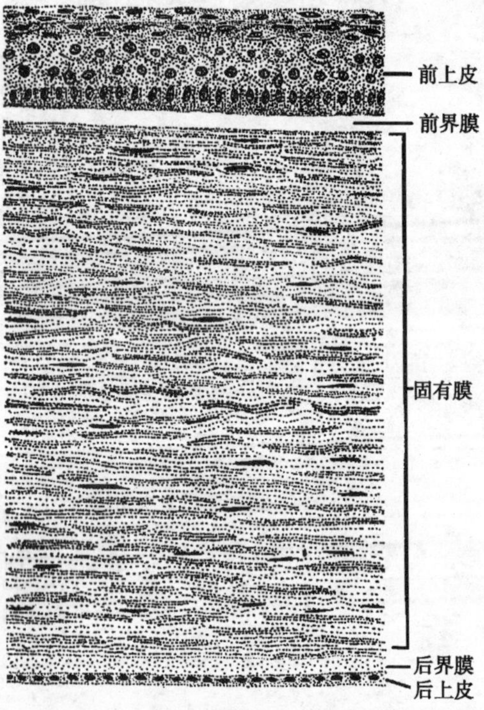

图 15－2　角膜光镜结构模式图

（1）角膜（cornea）：角膜为无色透明的圆盘，略向前方突出，是第一道屈光介质。角膜的组织结构由前向后分为五层（图 15－2）。

前上皮：为未角化的复层扁平上皮，约有 5～6 层细胞。表层细胞游离面有微绒毛浸入泪液膜中；基层细胞内无色素，有旺盛的分裂能力，损伤后修复较快；上皮细胞基底面平整无乳头。

前界膜：为厚约10～16μm的均质膜，电镜下主要由纤细的胶原原纤维和基质构成，损伤后不能再生。

固有层：又称角膜基质，厚度约占角膜全层的90%，为结缔组织。其胶原原纤维粗细均匀，排列成层，纤维走向规律，同一层内平行排列，相邻层之间垂直排列。层间有少量成纤维细胞分布。基质中富含硫酸软骨素、硫酸角质素和水等。

后界膜：较前界膜薄，由基板和网板构成，均质透明。

后上皮：又称角膜内皮，为单层扁平上皮，能合成分泌蛋白质，参与后界膜的更新代谢。

虽然角膜由多层结构组成，但其内无血管分布，而且细胞、纤维、基质等具有独特的组织结构特性，使角膜仍然保持透明。角膜的营养靠房水和角膜外侧部的血管渗透供给。角膜内含有丰富的神经末梢，感觉灵敏。

(2) 巩膜（sclera）：由致密结缔组织构成，坚韧不透明，对眼球有支持保护作用（图15－3，图15－6）。在巩膜与角膜交界处，巩膜形成环行嵴突，称为巩膜距，是小梁网和睫状肌附着处（图15－4）。眼球后端的巩膜，有视神经纤维穿过，形成筛板。

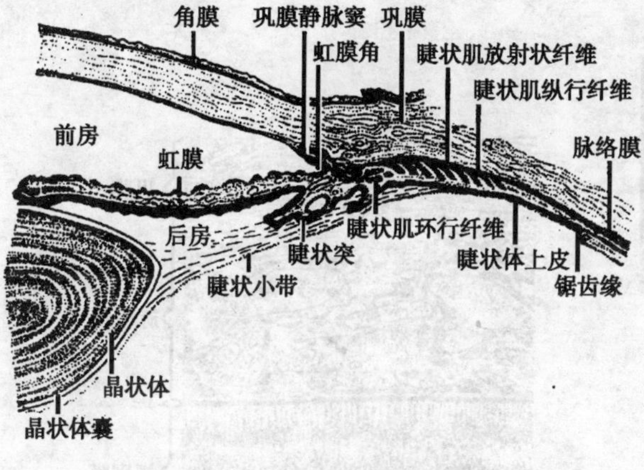

图15－3 眼球前部切面模式图

角膜缘（corneal limbus）：为巩膜和角膜交界的移行处，外表面有球结膜的起始部附着，内侧部有小梁网和巩膜静脉窦分布。小梁网由小梁和小梁间隙组成，表面覆以内皮。房水从前房角注入小梁间隙，进而汇入外侧的巩膜静脉窦（图15－1，图15－4）。

2. 血管膜（tunica vascularis）又称色素膜，由富含血管和色素细胞的结缔组织构成。自前向后分为虹膜、睫状体和脉络膜三部分。

(1) 虹膜（iris）：为环形薄膜，中央是瞳孔，外缘与睫状体相连。虹膜把角膜和晶状体之间的腔分成眼前房和眼后房，二者借瞳孔相通。虹膜与角膜缘之间的夹角为虹膜角或前房角（图15－3）。

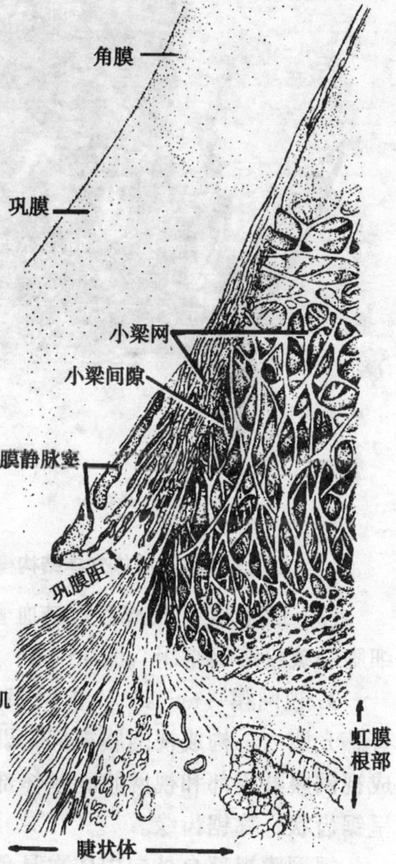

图15－4 巩膜静脉窦与小梁网立体结构模式图

虹膜的组织结构自前向后分为三层：①前缘层：由一层不连续的成纤维细胞和色素细胞构成，与角膜后上皮相续；②虹膜基质：为疏松结缔组织，含有丰富的血管和色素细胞；③上皮层（视网膜虹膜部）：由两层细胞组成。前层细胞分化为瞳孔括约肌和瞳孔开大肌，后层细胞为色素上皮层。

(2) 睫状体（ciliary body）：是血管膜最厚的一段。在眼球矢状切面上呈三角形，后部较平坦，前部有许多突起，称睫状突。由睫状突发出许多辐射状的微原纤维，即睫状小带，止于晶状体囊（图 15-1，图 15-3，图 15-5）。

睫状体的组织结构自外向内分为三层：①睫状肌层：为平滑肌，排列成纵行、放射状和环行，起自巩膜距，止于脉络膜或睫状体内。睫状肌的收缩可使睫状体前移，同时睫状小带松弛，晶状体凸度增大，利于观察近物。当睫状肌松弛时，睫状体后移、睫状小带拉紧，晶状体凸度减小，有利于观察远物。②基质：是富含血管和色素细胞的疏松结缔组织。③睫状上皮层（视网膜睫状体部）：由两层细胞组成。外层为立方形色素细胞；内层为立方形非色素细胞，能分泌房水。

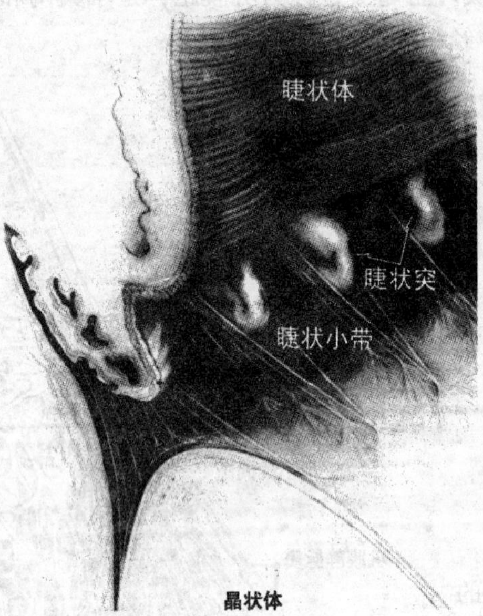

图 15-5　睫状体立体结构模式图

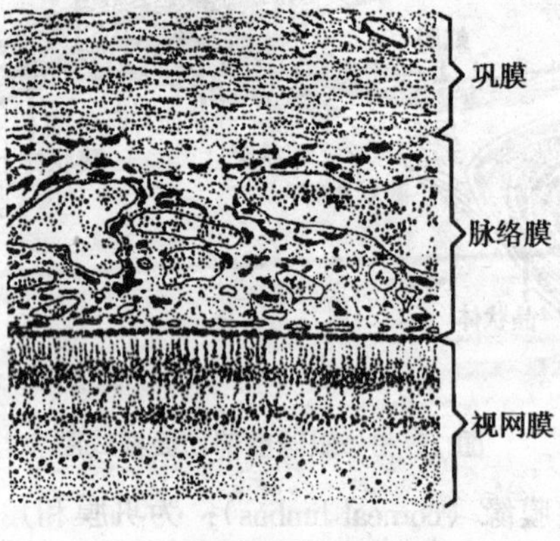

图 15-6　巩膜、脉络膜和视网膜光镜结构模式图

(3) 脉络膜（choroid）：是血管膜的后 2/3，衬于巩膜与视网膜之间，是富含血管和色素细胞的疏松结缔组织（图 15-6）。

3. 视网膜（retina）　视网膜为眼球壁的最内层，分两部分。后部贴附在脉络膜内面，有感光能力，构成视网膜视部，即一般所称的视网膜。前部衬贴在虹膜和睫状体的内面，构成视网膜虹膜部和视网膜睫状体部，无感光能力，通常称为视网膜盲部。视部与盲部交界处呈锯齿状，称锯齿缘。

视网膜视部自外向内依次是色素上皮、感光细胞、双极细胞和节细胞（图 15-1，图 15-7）。

(1) 色素上皮（pigment epithelium）：位于视网膜的最外层，为单层矮柱状上皮，基底部紧贴在玻璃膜上。顶部有许多细长突起，伸入感光细胞之间。色素上皮细胞之间有紧密连接、中间连接和缝隙连接，构成血-视网膜屏障，可阻止脉络膜内层毛细血管中大分子及有害物质进入视网膜。色素上皮细胞与感光细胞之间缺乏连接结构，是胚胎形成时视杯双层的邻接处，因此成为视网膜剥离的好发部位。

色素上皮细胞质及突起内有许多黑色素颗粒，可以调节感光细胞所感受的光强度。当光线较强时，黑素颗粒移入细胞突起内，吸收部分光线，使感光细胞免受过强光线的损伤；当光线较弱时，黑素颗粒移回细胞体内，使感光细胞更充分接受弱光的刺激，以适应暗视。色素上皮除了构成屏障、调节光线强度外，还能吞噬、消化视杆细胞脱落的膜盘。色素上皮尚有贮存维生素A、参与视紫红质的再生。

(2) 感光细胞：有视杆细胞和视锥细胞两种（图15-7）。

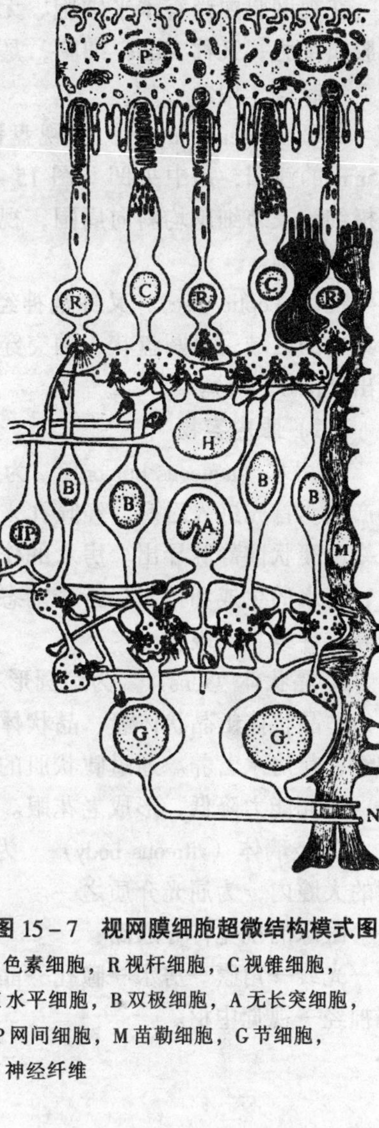

图 15-7 视网膜细胞超微结构模式图

P色素细胞，R视杆细胞，C视锥细胞，H水平细胞，B双极细胞，A无长突细胞，IP网间细胞，M苗勒细胞，G节细胞，N神经纤维

视杆细胞（rod cell）：细胞呈细长杆状，由细胞体和内、外侧突起构成。外侧突起呈细长杆状称视杆，分内、外两节。内节富含线粒体、粗面内质网、高尔基复合体，是合成蛋白质的部位；外节细长，有许多平行排列的膜盘，膜盘是由外节基部一侧的细胞膜内陷并反复折叠形成，最终与细胞膜分离形成游离的膜盘，并逐渐向细胞外端推移、脱落。脱落的膜盘碎片由色素上皮细胞吞噬，同时基部又不断形成。膜盘上含有感光物质视紫红质，能感受暗光或弱光。视紫红质的合成需要维生素A的参与，因此维生素A缺乏时，对弱光的敏感度降低，产生夜盲症。视杆细胞的内侧突起末端膨大成小球状，与双极细胞、水平细胞形成突触。视杆细胞感受弱光和暗光。

视锥细胞（cone cell）：视锥细胞的结构与视杆细胞大同小异。外侧突起呈圆锥状，称为视锥。外节的膜盘与细胞膜不分离，也不脱落。视锥细胞的膜盘上嵌有视色素。人类有三种视锥细胞，分别含有感受红、绿、蓝色的视色素。如果缺少一种或多种类型的视锥细胞，则形成相应颜色的色盲。内侧突起末端膨大呈足状，可与一个或多个双极细胞的树突以及水平细胞形成突触。视锥细胞感受强光和颜色。

视杆细胞和视锥细胞的数量及分布特点：人一只眼球内约有12000万个视杆细胞，约700万个视锥细胞。

在中央凹只有视锥细胞，无视杆细胞。从中央凹边缘开始出现视杆细胞，再向外，视杆细胞逐渐增多，视锥细胞逐渐减少。

(3) 双极细胞（bipolar cell）：是连接感光细胞和节细胞的中间神经元。

(4) 节细胞（ganglion cell）：位于视网膜的最内层，为多极神经元。其树突与双极细胞的轴突形成突触，其轴突向视盘集中，形成视神经。

在视网膜内尚有水平细胞、无长突细胞等横向联络神经元，起到视觉调节作用。有放射状胶质细胞，又称 Müller 细胞，是一种长柱形神经胶质细胞，对神经元起到支持、营养、保护、绝缘等作用。

黄斑（macula lutea）：在视盘颞侧有一浅黄色区域，称为黄斑。黄斑中央有一直径为 1.5mm 的浅凹，是中央凹（图 15－1）。该处视网膜最薄，只有视锥细胞和色素上皮细胞，双极细胞及节细胞均斜向周围，视锥细胞至节细胞间为一对一的联系，故中央凹的视力最敏锐、最精确。

视盘（optic disc）：又称视神经乳头或盲点，是视网膜全部节细胞发出的轴突在眼球后端集中的区域，呈圆盘状，轴突穿出巩膜筛板，成为视神经。视网膜中央动脉、静脉也由此进出（图 15－1）。

（二）眼内容物

1．房水（aqueous humor）　为无色透明的液体，由睫状体血管渗透和非色素上皮细胞分泌产生。首先进入后房，经瞳孔入前房，再经前房角注入小梁网，进而引流入巩膜静脉窦，最终由睫状前静脉导出。房水的作用是营养角膜、晶状体和玻璃体，维持眼内压。正常情况下，房水的生成和排出保持着动态平衡。如果房水产生过多，或排出通路受阻，则眼球内压增高，导致青光眼。

2．晶状体（lens）　为扁圆形有弹性的双凸透明体，借睫状小带悬挂于睫状体上（图 15－1）。晶状体由晶状体囊、晶状体上皮和晶状体纤维组成（图 15－3）。晶状体内无血管和神经，靠房水营养。通过睫状肌的舒缩改变晶状体曲度，以调节视力。老年人晶状体弹性减弱，屈光能力降低，形成老花眼。如果晶状体发生混浊，可引起白内障。

3．玻璃体（vitreous body）　为无色透明的胶状物，充填于晶状体、睫状体与视网膜之间的大腔内，为屈光介质之一。

眼球的视觉传导通路：

光线→角膜→房水→瞳孔→晶状体→玻璃体→视网膜的感光细胞→双极细胞→节细胞→视神经→视觉中枢。

二、眼　睑

眼睑（eyelid）的组织结构自外向内分为五层（图 15－8）。

（一）皮肤

皮肤薄而柔软，睑缘处有睫毛，睫毛附近有小的皮脂腺，称为睑缘腺或 Zeis 腺。睫毛附近还有大汗腺，称为睫状腺或 Moll 腺。腺体发炎时形成麦粒肿。

（二）皮下组织

为疏松结缔组织，脂肪少，易水肿或瘀血。

（三）肌层

均为骨骼肌。眼轮匝肌，受面神经支配，使眼睑闭合；提上睑肌，受动眼神经支配，提上眼睑。

（四）纤维层

主要由睑板组成，睑板是致密结缔组织，内有睑板腺，是一种特殊的皮脂腺，导管开口于睑缘，分泌的皮脂可润滑眼睑和角膜。分泌物阻塞发炎时形成霰粒肿。

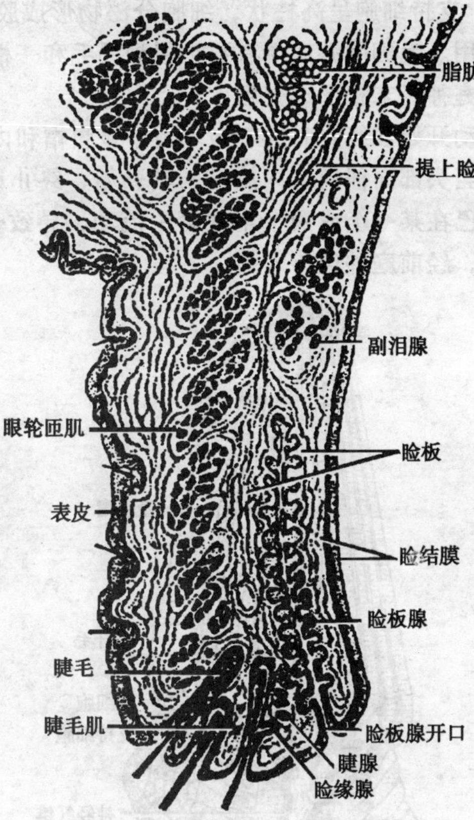

图 15-8　眼睑光镜结构模式图

(五) 睑结膜

位于眼睑的最内面，表面为复层柱状上皮，上皮细胞间夹有杯状细胞，固有层为薄层结缔组织。

三、内　耳

内耳位于颞骨岩部，由骨迷路和膜迷路组成。骨迷路是颞骨岩部内的骨性隧道，腔面衬有骨膜，由骨半规管、前庭和耳蜗三部分组成；膜迷路嵌套于骨迷路内，其管壁由单层扁平上皮和薄层结缔组织构成，相应地分为膜半规管、椭圆囊、球囊及膜蜗管。膜迷路内充满内淋巴，膜迷路与骨迷路之间为外淋巴间隙，充满外淋巴。膜迷路中某些部位的粘膜增厚特化为位觉或听觉感受器（图 15-9）。

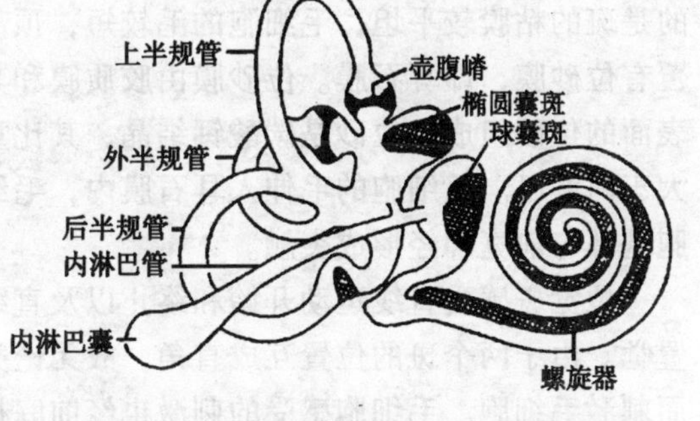

图 15-9　左耳膜迷路及感受器位置模式图

(一) 壶腹嵴

壶腹嵴（crista ampullaris）是三个半规管壶腹部局部粘膜增厚形成的，上皮由支持细胞和毛细胞组成（图 15－10）。支持细胞呈高柱状，细胞分泌物形成胶质状的壶腹帽。支持细胞对毛细胞有支持、营养作用。毛细胞游离端有数十根静纤毛和一根较长的动纤毛，都伸入壶腹帽内。毛细胞基部与前庭神经末梢形成突触。

壶腹嵴感受头部旋转运动开始和终止时的刺激。由于壶腹帽和内淋巴的比重近似，因此壶腹帽漂浮在壶腹嵴表面。当头部向任何方向旋转，其开始、终止以及旋转加速和减速时，由于惯性作用，均能使内淋巴在某一个或两个半规管中流动，导致壶腹帽倾斜，纤毛弯曲，刺激毛细胞，产生神经冲动，经前庭神经传入脑。

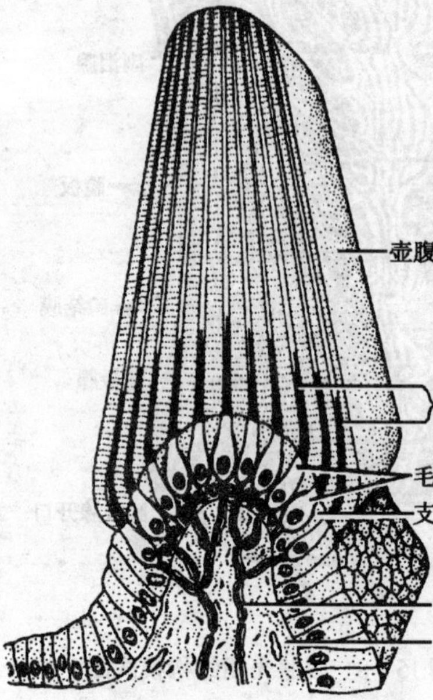

图 15－10　壶腹嵴结构模式图

（二）位觉斑

在椭圆囊外侧壁和球囊前壁分别有椭圆囊斑（macula utriculi）和球囊斑（macula sacculi）。两个斑的位置互成直角，司位觉，统称为位觉斑（图 15－11）。斑的结构与壶腹嵴基本相似，也由支持细胞和毛细胞组成，所不同的是斑的粘膜较平坦，毛细胞的毛较短，顶部覆有位砂膜，即耳石膜。位砂膜由胶质膜和其表面的位砂组成。位砂是碳酸钙结晶，其比重大于内淋巴。毛细胞的毛伸入耳石膜内，毛细胞基部与前庭神经形成突触。

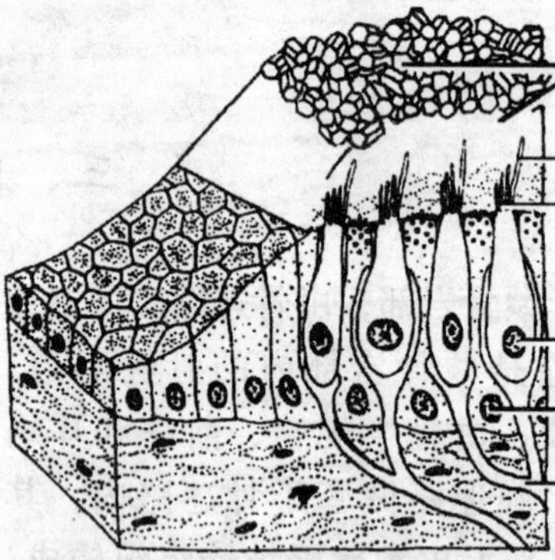

图 15－11　斑结构模式图

位觉斑感受直线运动开始和终止以及直线加速和减速时的刺激，也感受头部静止时的位置觉。由于两个斑的位置互成直角，故无论头处于任何位置，位砂膜都可受地心的引力作用而刺激毛细胞。毛细胞感受的刺激也经前庭神经传入脑。

（三）膜蜗管和螺旋器

1. 膜蜗管　耳蜗形如蜗牛壳，中轴是圆锥形的疏松骨质，称为蜗轴。蜗轴内有血管、神经和螺旋神经节分布。人的骨蜗管以蜗轴为中心盘绕两圈半。

骨蜗管可分三部分，上为前庭阶，下为鼓室阶，中为膜蜗管（图 15-12，图 15-13）。

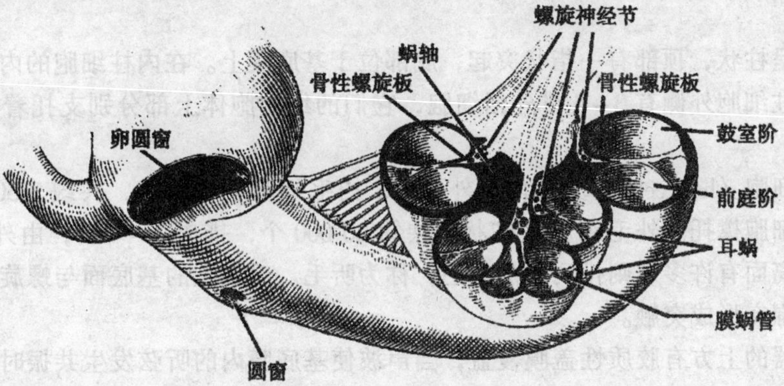

图 15-12　耳蜗立体结构模式图

前庭阶和鼓室阶内含有外淋巴，在蜗顶经蜗孔相通。膜蜗管内含有内淋巴，与球囊相通。

膜蜗管有三个壁，上壁为前庭膜，膜的表面为单层扁平上皮，中间夹有少量结缔组织；外侧壁为骨膜增厚形成的螺旋韧带和被覆其表面的血管纹。血管纹由含血管的复层柱状上皮组成，能分泌内淋巴；膜蜗管的下壁为骨性螺旋板的外侧部和基底膜，下壁的局部上皮增厚特化形成螺旋器。基底膜中含有自蜗轴向外呈放射状排列的胶原样细丝束，称为基底纤维或听弦。人约有 2 400 根听弦。听弦的长度自蜗底至蜗顶随着基底膜逐渐增宽而增长。所以，蜗底的听弦较短，容易与高频率声波产生共振，蜗顶听弦较长，容易与低频率的声波产生共振。

2. 螺旋器　螺旋器（spiral organ）又称 Corti 器，是听觉感受器，位于膜蜗管的基底膜上，由支持细胞和毛细胞构成（图 15-13，图 15-14）。

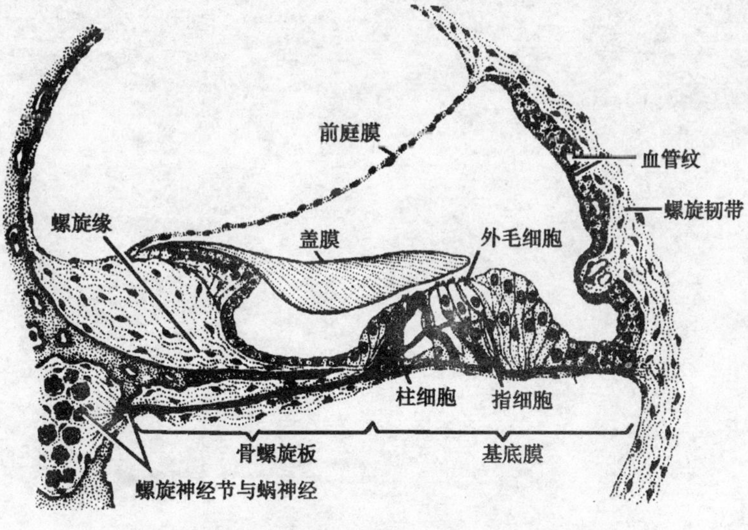

图 15-13　膜蜗管与螺旋器光镜结构模式图

（1）支持细胞：主要有柱细胞和指细胞。

柱细胞排成两行，并列于基底膜上。由于柱细胞的基部宽，体部窄，顶部嵌合在一起，故在两行细胞间形成一个三角形的内隧道。内隧道中有神经纤维穿行。靠蜗轴侧的为内柱细胞，远侧的为外柱细胞。柱细胞的细胞核位于基部，细胞质内含大量张力原纤维，起支持作用。

指细胞呈柱状，顶部有一指状突起，底部位于基底膜上。在内柱细胞的内侧有一排内指细胞，在外柱细胞外侧有3～4排外指细胞，它们的细胞胞体上部分别支托着内毛细胞和外毛细胞。

（2）毛细胞（hair cell）：分为内、外两组。内毛细胞呈烧瓶状，共约3 500个，排成一列，由内指细胞撑托。外毛细胞呈柱状，共约20 000个，排成3～4列，由外指细胞撑托。毛细胞的游离面有许多规则排列的静纤毛，称为听毛。毛细胞的基底面与螺旋神经节内双极神经元的周围突形成突触。

在螺旋器的上方有胶质性盖膜覆盖，当声波使基底膜内的听弦发生共振时，听毛与盖膜接触，听毛弯曲，使毛细胞兴奋，由耳蜗神经传至中枢，产生听觉。

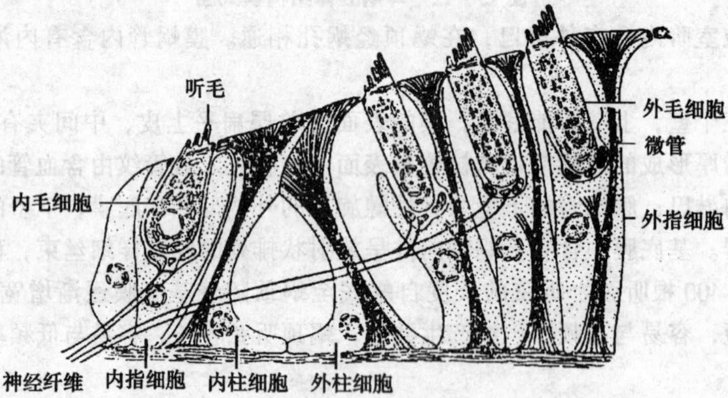

图15－14 螺旋器毛细胞与支持细胞关系模式图

（高俊玲）

第十六章　人体胚胎学总论

一、人体胚胎学简介

人体胚胎学（human embryology）是研究人体出生前的发生、发育变化过程及其发育机理的一门自然科学。从受精开始到胎儿分娩约经38周。

通常将胚胎发育过程分为两个时期：胚期和胎期。

1. 胚期（embryonic period）：此期从受精到第8周末，是人体的早期发育阶段，即为人体胚胎发育总论。经胚期发育，人胚初具雏形。

2. 胎期（fetal period）：从第9周至分娩为胎期发育阶段，此期胎儿逐渐长大，各器官系统逐渐发育完善，有的器官已具有一定的功能活动。

临床上将第26周胎儿至出生后4周的新生儿发育阶段称围产期（perinatal stage）。

二、生殖细胞与受精

（一）生殖细胞

生殖细胞（germ cell）包括男性生殖细胞（精子）和女性生殖细胞（卵子），二者均只有23条染色体，为单倍体细胞。

1. 精子（spermatozoon）　产生于睾丸的生精小管，继而在附睾中发育成熟。精子染色体型为23,X或23,Y（图16－1）。射出的精子可以运动，但无受精能力，需要获能。精子在女性生殖管道运行过程中，精子头部抑制顶体酶释放的糖蛋白被子宫和输卵管分泌的酶降解，从而获得受精能力，此过程称为精子获能（sperm capacitation）。

人类射精量约为2～5ml/次，含精子3～5亿个。受精能力大约维持24小时。

2. 卵子　产生于卵巢，体积约为精子的85 000倍。染色体型均为23，X（图16－1）。从卵巢排出后，卵子可存活24小时，而受精能力大约维持12小时。

（二）受精

获能精子进入卵子形成受精卵的过程称受精（fertilization）。正常的受精部位是在输卵管壶腹部。

1. 受精过程

（1）卵子排出后，经输卵管伞端进入输卵管，在壶腹部等候精子。

（2）顶体反应：精子排入女性生殖道后借其尾部的摆动，在精液中向子宫、输卵管方向移动，在输卵管壶腹部与卵子相遇，顶体膜与细胞膜部分融合形成小孔，顶体酶释放，精子释放顶体酶的过程称为顶体反应。

（3）精卵融合：精子顶体酶溶解卵细胞局部的放射冠、透明带及卵细胞膜，精子与卵子细胞膜融合，精子钻入卵细胞中，形成受精卵。

（4）原核融合：精子进入卵子后，卵子完成第二次成熟分裂，形成一个成熟卵细胞并放

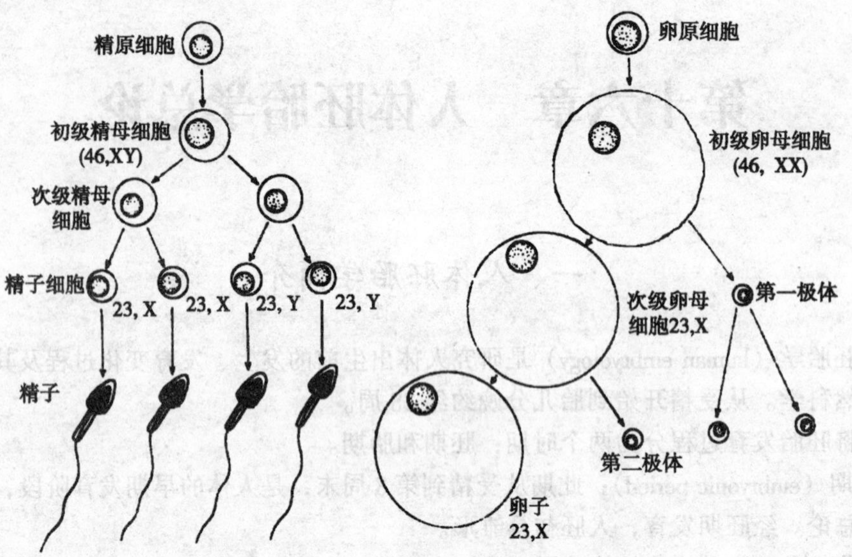

图 16－1　生殖细胞的发生

出第二极体，卵细胞核形成雌性原核；精子细胞核形成雄性原核，随即雌雄原核融合在一起，受精卵恢复为二倍体，染色体数目恢复为 46 条，完成受精过程，开始了一个新个体的发育（图 16－2）。

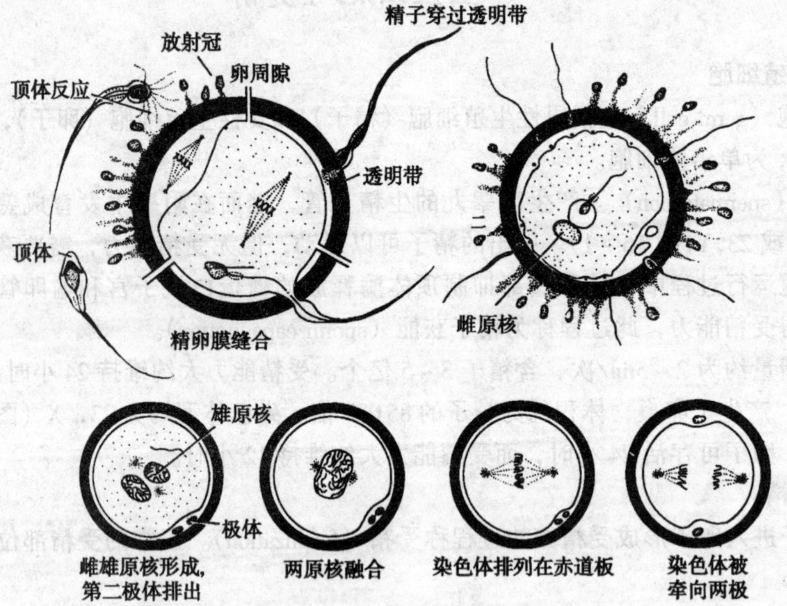

图 16－2　受精过程模式图

2．受精的意义

（1）受精激活了卵细胞，促使细胞快速分裂，形成一个新个体。

（2）精子与卵子结合，恢复为二倍体，维持了物种的稳定性和延续性。

（3）受精卵接受了父母双方的遗传物质，具有父母双方之遗传特性。而遗传物质经过重新组合，使新个体具有与亲代不完全相同的性状。

（4）受精决定胎儿性别：带有 Y 染色体的精子与卵子结合发育为男性；带有 X 染色体

的精子与卵子结合发育为女性。

三、卵裂、胚泡形成与植入

（一）卵裂

受精卵早期进行的细胞分裂，称为卵裂（cleavage）。卵裂产生的子细胞称为卵裂球（blastomere）。卵裂球数目不断增多，此时因有透明带包裹，细胞体积逐渐变小，在受精后大约72小时形成一个12～16个卵裂球组成的实心细胞团，称之为桑椹胚（morula）（图16－3）。

（二）胚泡

1. 胚泡形成　桑椹胚边向子宫腔移动，卵裂球边迅速分裂增生，细胞数量不断增多，同时细胞之间出现许多小腔隙，以后又逐渐融合成一个大腔，形成囊状胚，称胚泡（blastocyst）（图16－3），此时已是受精后第4天，胚泡已进入子宫腔（图16－4）。

2. 胚泡结构　胚泡进入宫腔时，细胞逐渐分化为两个部分，外表为一层扁平细胞称滋养层（trophoblast）；中央的腔称胚泡腔（blastocoele）；聚集在一侧的成团细胞称内细胞团（inner cell mass），这是将来形成胚体的始基。紧靠内细胞团侧的滋养层称极端滋养层（图16－3）。此时透明带逐渐变薄而消失，胚泡贴近子宫内膜，准备植入。

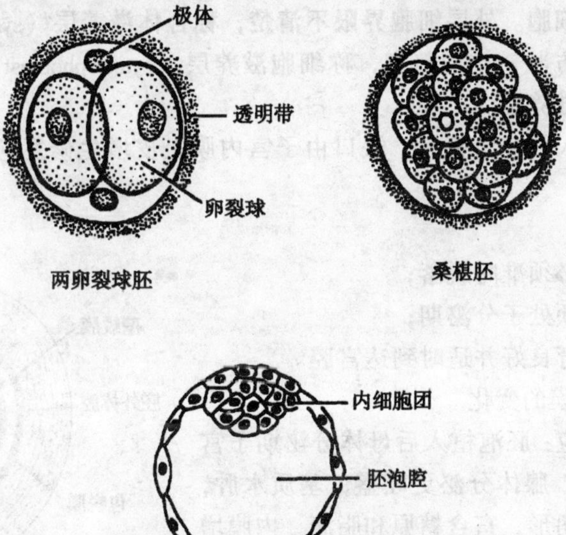

图16－3　卵裂与胚泡形成示意图

（三）植入

胚泡逐渐埋入子宫内膜的过程称植入（implantation），又称着床（imbed）。植入在受精后第5～6天开始，第11～12天完成。

1. 植入部位　胚泡的植入部位通常是在子宫体或底部，多见于后壁（图16－5）。若植入部位近宫颈处，在此形成的胎盘，称前置胎盘（placenta previa），分娩时堵塞产道，导致胎儿娩出困难。胚泡植入在子宫以外的任何其他部位称之为宫外孕（ectopic pregnancy）。宫外孕多发生在输卵管，会引起胚胎早期死亡。

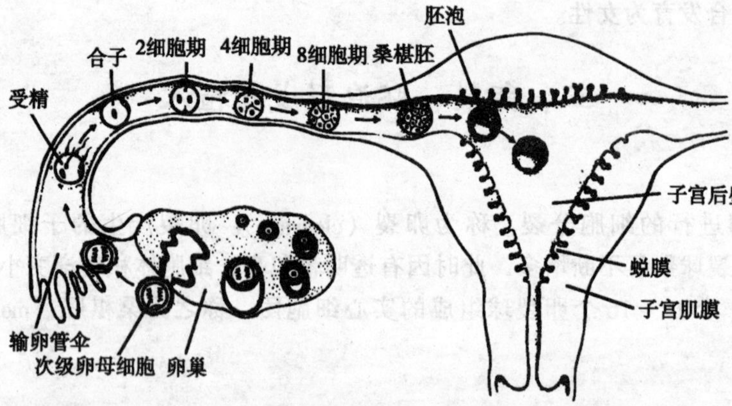

图 16－4 排卵、受精、卵裂和胚泡植入示意图

2. 植入过程

（1）植入时胚泡的极端滋养层侧逐渐与子宫内膜接触并粘附。

（2）胚泡的极端滋养层分泌蛋白溶解酶，溶解破坏子宫内膜，形成一个缺口。

（3）胚泡沿缺口埋入子宫内膜功能层，此时子宫内膜明显增厚，血管增多，富于营养。

（4）胚泡边进入子宫内膜，滋养层细胞边从内膜中吸取营养，迅速增殖，滋养层增厚，并分化为内、外两层细胞。外层细胞界限不清楚，称合体滋养层（syncytiotrophoblast）；内层细胞界限清楚，呈立方状，排列整齐，称细胞滋养层（cytotrophoblast）。细胞滋养层可进行细胞分裂，补充合体滋养层。

（5）胚泡全部埋入子宫内膜后，缺口由子宫内膜上皮增生修复愈合，植入完成（图 16－6）。

3. 植入条件

（1）胚泡透明带必须准时脱落；

（2）子宫内膜必须处于分泌期；

（3）胚泡必须发育良好并适时到达宫腔。

4. 植入后子宫内膜的变化

（1）发生蜕膜反应：胚泡植入后母体分泌期子宫内膜血液供应更丰富，腺体分泌更旺盛，基质水肿，基质细胞肥大，呈多角形，富含糖原和脂滴，内膜增厚，子宫内膜的这种变化称之为蜕膜反应。此时的子宫内膜称蜕膜（decidua）。

（2）植入后，根据胚泡与蜕膜的位置将蜕膜分为三部分：胚胎与子宫肌层之间的蜕膜，称基蜕膜（decidua basalis）；覆盖在胚胎宫腔侧的蜕膜，称包蜕膜（decidua capsularis）；子宫壁其余部分的蜕膜，称壁蜕膜（decidua parietalis）（图 16－5）。

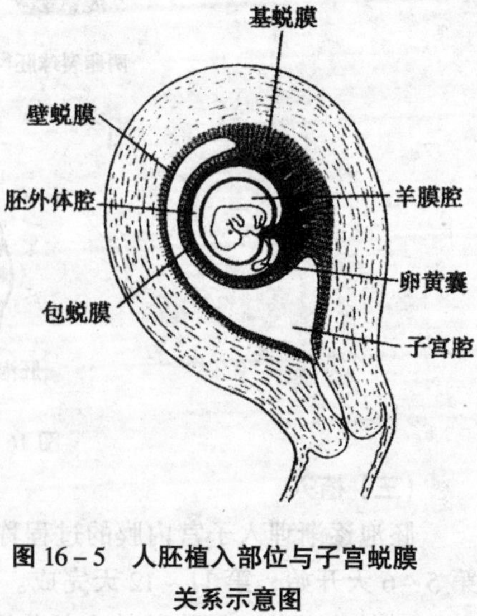

图 16－5 人胚植入部位与子宫蜕膜关系示意图

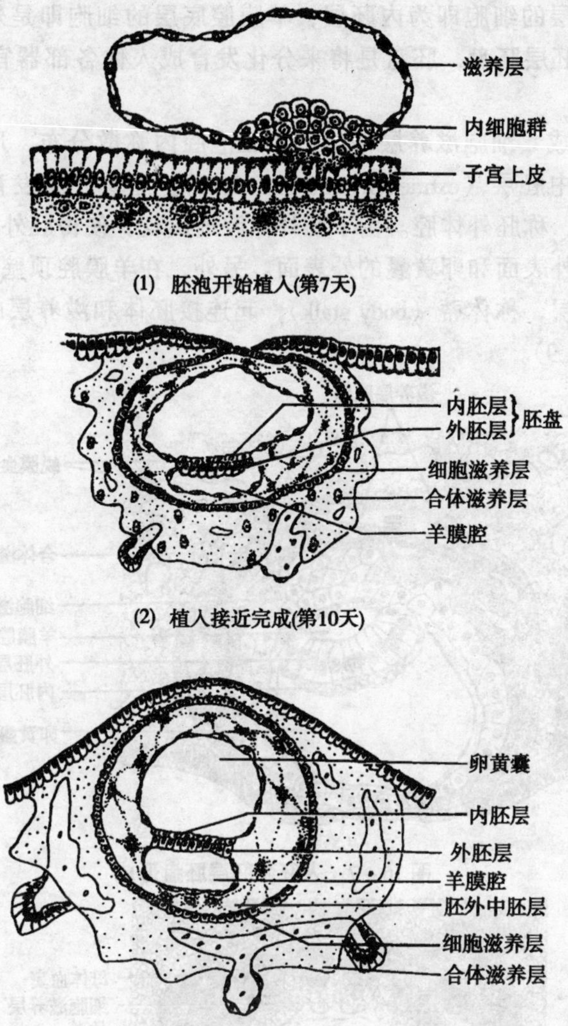

(1) 胚泡开始植入(第7天)

(2) 植入接近完成(第10天)

(3) 植入完成(第11～12天)

图 16－6 人胚植入过程示意图

四、胚层形成与分化

(一) 三胚层的形成

内细胞团细胞分化成三胚层并形成胚盘，在此之前先形成两胚层胚盘，这是人胚发育的原基。

1. 两胚层胚盘形成　胚胎发育第 2 周，内细胞团细胞不断增殖，靠近胚泡腔一侧的细胞逐渐形成一层整齐的立方形细胞，称内胚层（endoderm）。内胚层上方的细胞形成一层柱状细胞，称外胚层（ectoderm）。内、外胚层紧密相贴，外形呈椭圆形的盘状，故称两胚层胚盘（embryonic disk）（图 16－7）。

2. 羊膜腔　在两胚层胚盘形成同时，外胚层与极端滋养层之间出现一个腔称羊膜腔（amniotic cavity），内含羊水，羊膜腔的壁称为羊膜（amnion）。

3. 卵黄囊　内胚层周边的细胞向腹侧增生，并向下迁移愈合形成一个囊，称卵黄囊

(yolk sac)。卵黄囊顶层的细胞即为内胚层，羊膜腔底层的细胞即是外胚层。即羊膜腔底与卵黄囊顶共同构成两胚层胚盘，胚盘是将来分化发育成人体各部器官组织的原基（图 16－7）。

4. 胚外中胚层形成　细胞滋养层增生，在胚泡腔内弥散分布，形成一些星状多突的间充质细胞，又称胚外中胚层（extraembryonic mesoderm）。随着胚胎发育，胚外中胚层细胞之间逐渐出现一个大腔，称胚外体腔。由于胚外体腔的出现，使得胚外中胚层附着在细胞滋养层的内面、羊膜腔的外表面和卵黄囊的外表面。另外，在羊膜腔顶壁尾侧与滋养层之间仍有一束密集的胚外中胚层，称体带（body stalk），起连接胚体和滋养层的作用。体带是形成脐带的原基（图 16－8、9）。

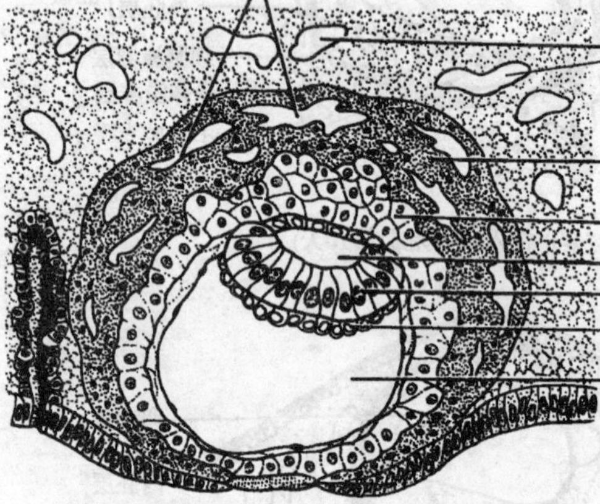

图 16－7　人胚两胚层胚盘形成

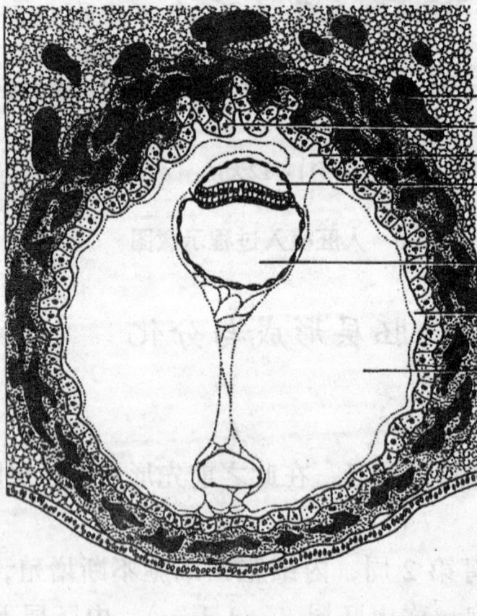

图 16－8　13 天人胚示意图

5. 三胚层胚盘形成　三胚层胚盘发生在胚胎发育第三周。原条、原结形成与三胚层胚盘形成密切相关。

(1) 原条形成：第 3 周初，胚盘外胚层细胞增殖，并由胚盘两侧向尾端正中线迁移，形成一条细胞索，称原条（primitive streak）。因此原条所在的一端即为胚体的尾端，此时的胚盘即可区分头、尾和左、右两侧。以后原条的中央出现一浅沟，称原沟（primitive groove）

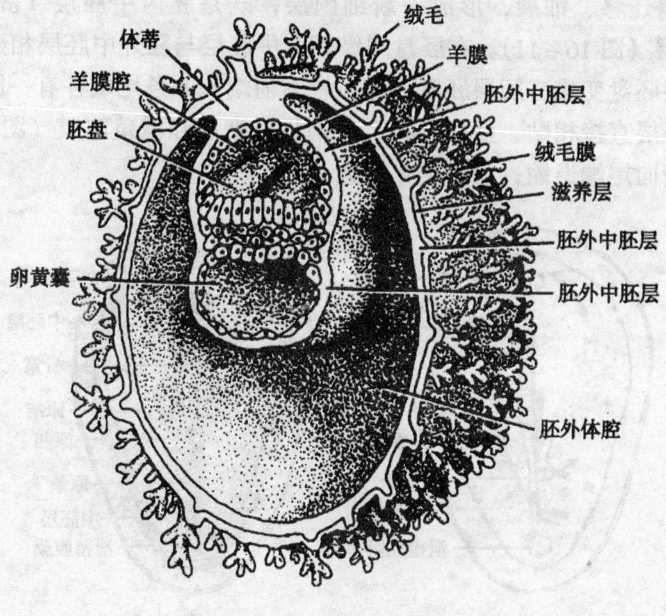

图 16－9　第 3 周初人胚剖面膜式图

（图 16－10）。

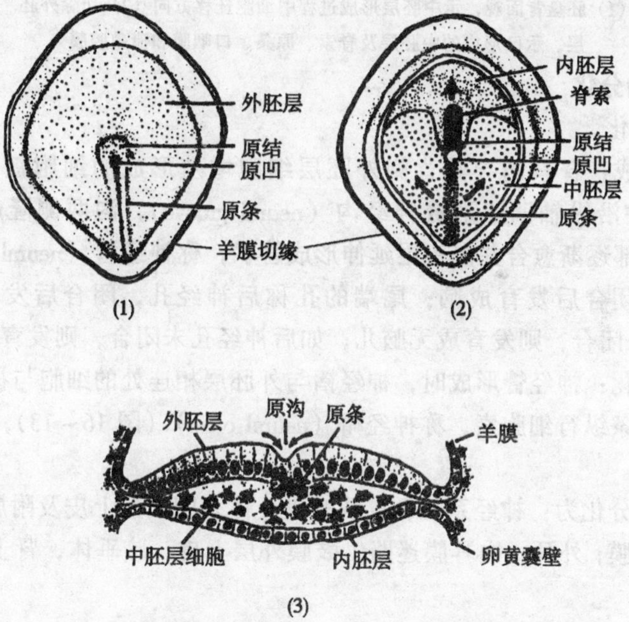

图 16－10　第 16 天人胚示三胚层胚盘形成过程

（1）胚盘背面观　（2）切除外胚层，示中胚层和脊索（3）通过原条的胚盘横切，示中胚层细胞的形成

（2）原结形成：原条头端细胞迅速增生，形成一个结状结构称原结（primitive node）。原结中央有一凹陷，称原凹（primitive pit）（图 16－10）。

（3）脊索与中胚层形成：原结细胞增殖，从原凹向头端迁移，在内外胚层之间形成一条单独的细胞索，称脊索（notochord）（图 16－10）。脊索以后演化为椎间盘髓核。在脊索形成同时，两胚层胚盘进一步发育，原条细胞迅速增殖，从原沟处开始，在内外胚层之间向胚体头端和左、右两侧迁移、铺展，形成一新细胞层，既是胚内中胚层（intra-embryonic mesoderm），简称中胚层（图 16－11）。在胚盘周缘胚内中胚层与胚外中胚层相延续。随着中胚层的出现，由两胚层胚盘变成三胚层胚盘。但在脊索前端和原条尾端各有一圆形致密区没有中胚层细胞，内外胚层直接相贴，呈薄膜状，分别称口咽膜和泄殖腔膜（图 16－11）。随着胚体发育，原条逐渐向尾端退缩，最后退化消失。

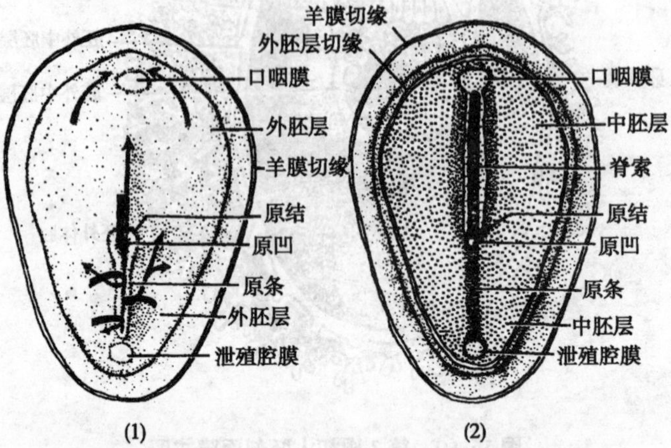

图 16－11　第 18 天人胚，三胚层已形成

（1）胚盘背面观，示中胚层形成过程中细胞迁移方向（2）切除外胚层，示已形成的中胚层及脊索、原条、口咽膜和泄殖腔膜

（二）三胚层的分化

1. 外胚层的分化

（1）神经管形成：脊索诱导其背侧外胚层细胞增殖形成的细胞板，称神经板（neural plate）；神经板中央沿纵轴凹陷形成神经沟（neural groove），沟两侧隆起称神经褶（neural fold）；神经褶由中部逐渐愈合并向头尾延伸形成管状，称神经管（neural tube）；神经管头端的孔称前神经孔，闭合后发育成脑；尾端的孔称后神经孔，闭合后发育成脊髓（图 16－12）。如前神经孔未闭合，则发育成无脑儿；如后神经孔未闭合，则发育成脊柱裂或脊髓裂。

（2）神经嵴分化：神经管形成时，神经褶与外胚层相连处的细胞与神经管分离，在神经管的背外侧形成两条纵行细胞索，称神经嵴（neural crest）（图 16－13），将分化成周围神经系统和肾上腺髓质。

小结：外胚层分化为：神经系统；皮肤表皮、体表凹陷处上皮及附属器；眼结合膜，角膜，晶状体，视网膜；外耳，内耳膜迷路，鼓膜外层上皮；脑垂体，肾上腺髓质和腮腺上皮等。

2. 中胚层的分化　中胚层首先分化为三部分，从脊索两旁由内向外依次为：轴旁中胚层、间介中胚层和侧中胚层（图 16－14）；散在的中胚层细胞，填充在各胚层之间，称间充质。

（1）轴旁中胚层：为脊索两侧的细胞索，以后断裂成团块，称体节（somite），将来分化成皮肤真皮、中轴骨和骨骼肌。

（2）间介中胚层：位于轴旁中胚层与侧中胚层之间，将来分化为泌尿生殖系统的主要器官。

（3）侧中胚层：位中胚层最外侧，分为两层：①体壁中胚层，与外胚层相贴，将分化成

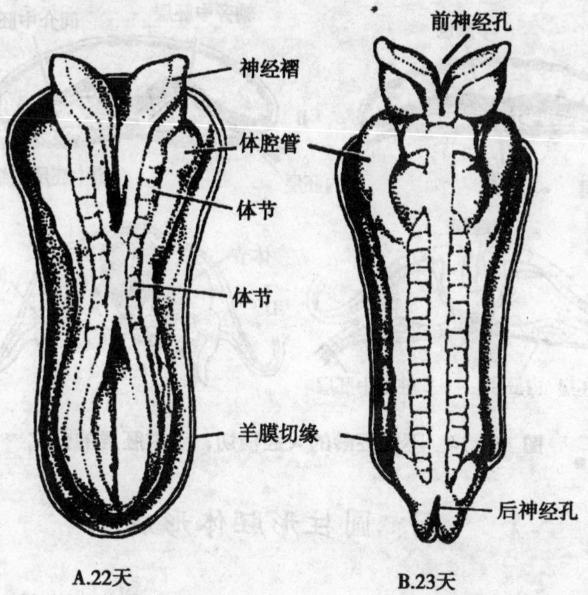

图 16－12　第 22 和 23 天人胚，示神经管形成

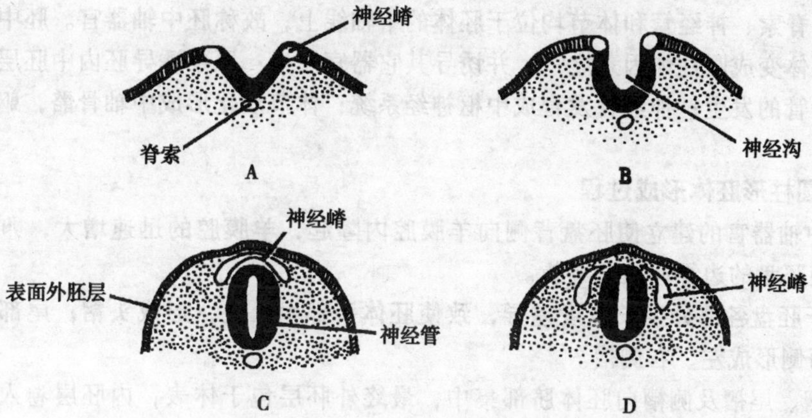

图 16－13　神经嵴发生示意图

A、B、C、D 示不同胚龄时神经嵴的发育

体壁的骨骼、肌肉、结缔组织和血管；②脏壁中胚层，与内胚层相贴，将分化成消化和呼吸系统的肌肉组织、结缔组织和血管。③体壁中胚层与脏壁中胚层之间的腔称胚内体腔，将分化成胸腔、腹腔和心包腔。

（4）间充质：将分化成肌肉组织、结缔组织和血管。

小结：中胚层分化为：皮肤真皮、结缔组织；肌肉组织；循环系统；泌尿生殖系统和肾上腺皮质。

3. 内胚层的分化　内胚层卷入体内，形成原始消化管。

小结：内胚层分化为：消化道上皮，消化腺上皮；呼吸道上皮，肺上皮；甲状腺上皮，甲状旁腺上皮；中耳；胸腺上皮；膀胱、尿道上皮（图 16－15）。

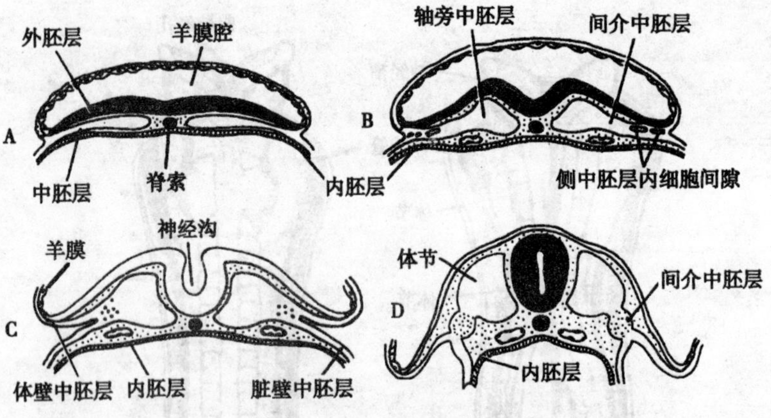

图 16－14　不同胚龄的人胚横切，示中胚层的分化

五、圆柱形胚体形成

随着三胚层的形成与分化，发育至第四周，胚体由扁盘状逐渐演变成圆柱体。

（一）胚中轴器官的建立

原条、脊索、神经管和体节均位于胚体的中轴线上，故称胚中轴器官。胚中轴器官的建立是促使胚体变成圆柱体因素之一，并诱导其它器官发生：原条诱导胚内中胚层的发生；脊索诱导神经管的发生；神经管发育成中枢神经系统；体节演化形成中轴骨骼，躯干肌肉和皮肤真皮。

（二）圆柱形胚体形成过程

1. 胚中轴器官的建立使胚盘背侧向羊膜腔内隆起，羊膜腔的迅速增大，卵黄囊的逐渐缩小，致使胚盘的边缘向腹侧卷折。

2. 由于胚盘各部分生长速度差异，致使胚体头部生长快，形成头褶；尾部生长快，形成尾褶；两侧形成左、右侧褶。

3. 头褶、尾褶及侧褶向胚体脐部集中，最终外胚层包于体表，内胚层卷入胚体内，羊膜反包在体蒂和卵黄囊外面，胚盘逐渐演变成圆柱形胚体，并凸入羊膜腔内（图 16－15）。

（三）圆柱形胚体形成结果

1. 胚体凸入羊膜腔，浸在羊水中；
2. 原始脐带形成　外包羊膜，内含卵黄囊和体蒂；
3. 口咽膜和心区由头侧转向腹侧；
4. 泄殖腔膜由尾侧转向腹侧；
5. 外胚层包于体表；
6. 内胚层卷入体内，形成原始消化管（图 16－15）。

第 8 周末，胚体颜面形成，外表可见眼、耳和鼻原基及上、下肢，胚胎已初具人形（图 16－16）。

六、胎膜和胎盘

胎膜和胎盘是对胚体起保护、营养、呼吸和排泄作用的胎儿附属结构。

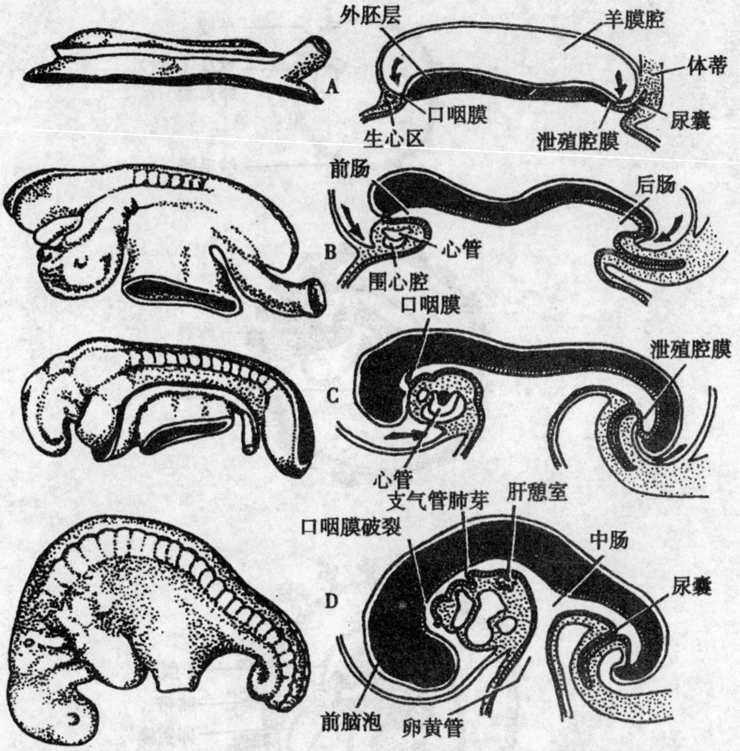

图 16－15　圆柱形胚体形成过程

(一) 胎膜

人胎膜（fetal membrane）包括卵黄囊、尿囊、羊膜、绒毛膜和脐带。

1. 卵黄囊（yolk sac）　卵黄囊是连于原始消化管腹侧的一个囊状结构，由胚外内胚层与胚外中胚层组成（图 16－17）。人卵黄囊不发达，没有卵黄。卵黄囊被包入脐带后，与原始消化管相连部称卵黄蒂。卵黄蒂第 6 周闭锁，卵黄囊逐渐退化。其存在意义是：①人体造血干细胞来源于卵黄囊壁上的胚外中胚层。②人类原始生殖细胞来源于卵黄囊尾侧的胚外内胚层。

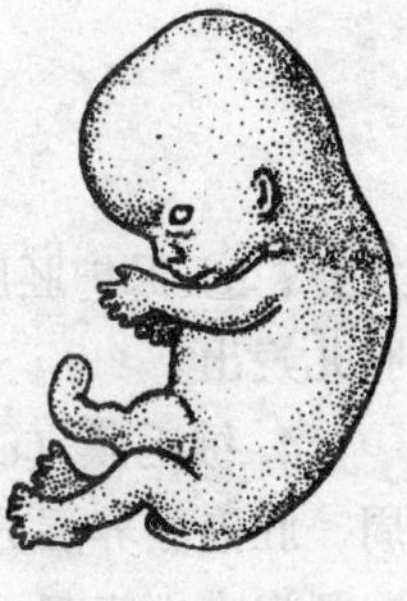

图 16－16　8 周人胚，已初具人形

2. 尿囊（allantois）　胚胎发育第 3 周，从卵黄囊尾侧向体蒂内伸出的一个指状盲囊为尿囊（图 16－17）。人胚尿囊很不发达，以后被卷入脐带，仅存数周即退化，尿囊闭锁后形成脐正中韧带。尿囊存在意义是：尿囊壁上的胚外中胚层形成的尿囊动脉与尿囊静脉分别演变成两条脐动脉和一条脐静脉，这三条血管是胎儿与母体进行物质交换的重要通道。

3. 羊膜（amnion）　为一层半透明的薄膜，坚韧，无血管。由羊膜上皮和胚外中胚层组成（图 16－17）。羊膜作用：①参与形成原始脐带，由于胚体长大、羊膜腔扩大和胚体凸入羊膜腔内，羊膜在胚体的腹侧包裹卵黄囊、体蒂及尿囊形成原始脐带。②羊膜上皮产生羊水，羊膜腔内充满羊水，胚胎在羊水中生长发育。羊水微黄，呈弱碱性，含有脱落的上皮细胞和胎儿的代谢产物，不断更新。正常足月胎儿羊水量约为 1000～1500ml，羊水少于 500ml 为羊水过少；若羊水多于 2000ml 为羊水过多；羊水过少或过多均影响胎儿的正常发育。

羊水作用：① 使胎儿均等发育，防止粘连；② 胚胎可在羊水中自由运动，有利于骨骼

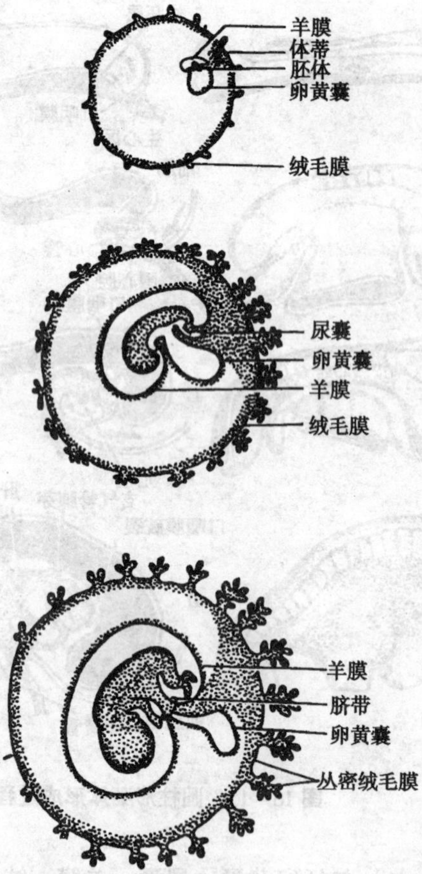

图 16－17 人胎膜与胚胎关系示意图

发育；③ 保护胚胎，免受外力的压迫与震荡；④ 分娩时羊水可扩张宫颈，冲洗产道，利于胎儿娩出。

4．绒毛膜（chorion） 绒毛膜由滋养层和衬于其内面的胚外中胚层组成。胚胎发育第 2 周，胚泡滋养层分化成合体滋养层（syncytiotrophoblast）和细胞滋养层（cytotrophoblast），一起向胚泡表面突起，形成初级绒毛干。第 2 周末绒毛膜上布满密集的初级绒毛干；胚第 3 周，胚外中胚层长入初级绒毛干中轴内，初级绒毛干即称次级绒毛干；此后次级绒毛干中轴的胚外中胚层分化形成结缔组织与毛细血管，此时的绒毛干称三级绒毛干。绒毛干之间的腔隙，称绒毛间隙（图 16－18）。母体子宫螺旋动脉开口于绒毛间隙。

绒毛膜演变：胚胎发育前 6 周，绒毛均匀分布在整个绒毛膜表面。第 3 个月时，绒毛膜渐分成两部分：基蜕膜侧血供充足，绒毛分支，生长茂密，称丛密绒毛膜。包蜕膜侧血供不足，绒毛萎缩、退化、消失，形成平滑绒毛膜（图 16－17）；随着胚胎发育，羊膜腔扩大，羊膜、平滑绒毛膜、包蜕膜和壁蜕膜融合，子宫腔逐渐消失（图 16－19）。

绒毛膜作用：为早期胚胎发育提供营养和氧气，丛密绒毛膜参与形成胎盘。

5．脐带（umbilical cord） 脐带是连于胚胎脐部与胎盘间的索带（图 16－17，图 16－19）。其外被羊膜，内含体蒂分化的粘液性结缔组织和两条脐动脉与一条脐静脉，是胎儿血与母血进行物质交换的通道。足月胎儿脐带长 40～60cm，粗 1.5～2cm，过长或过短会影响胎儿发育或分娩。

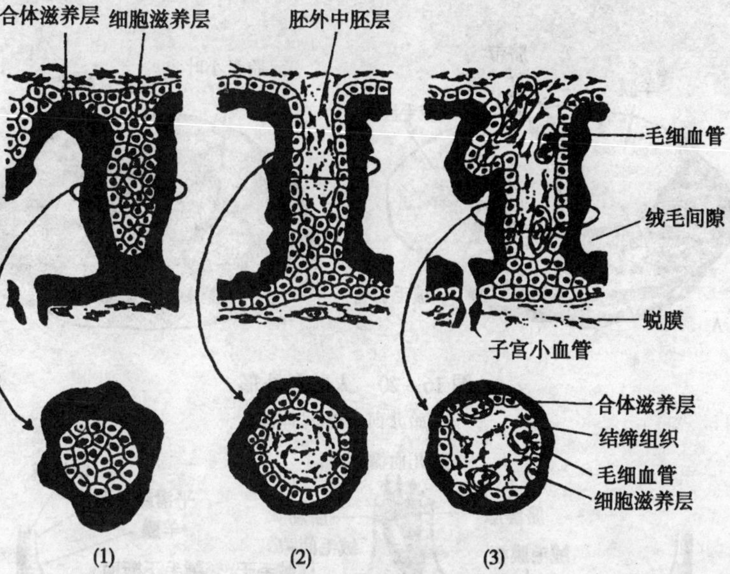

图 16-18　绒毛干的分化发育

上图为绒毛干纵断面，下图为绒毛干横断面

(1) 初级绒毛干　(2) 次级绒毛干　(3) 三级绒毛干

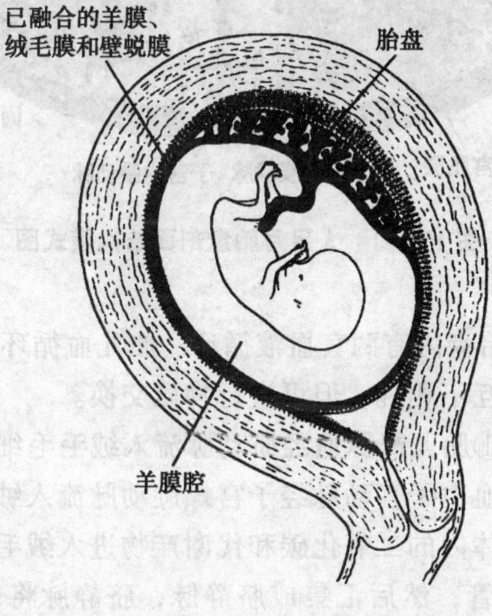

图 16-19　第 3 个月末胎膜、蜕膜与胎盘示意图

（二）胎盘

人胎盘（placenta）是由胎儿的丛密绒毛膜与母体的基蜕膜共同构成的圆盘状结构。

1. 胎盘结构

(1) 一般结构：足月胎盘呈圆盘状，重 500g，直径 15～20cm，中央厚，边缘薄，分两个面：胎儿面光滑，表面覆盖有羊膜，脐带一般附于中央；母体面粗糙，可见 15～30 个胎盘小叶（图 16-20）。

(2) 组织结构：胎儿面由丛密绒毛膜与表面的羊膜组成。丛密绒毛膜形成绒毛膜板，板上发出 40～60 个绒毛干。绒毛干发出的侧支称游离绒毛，浸浴在绒毛间隙的母血中，绒毛内的毛细血管是脐血管的分支。母体面为子宫基蜕膜，绒毛间隙之间的基蜕膜组织称胎盘隔

（图 6－21）。

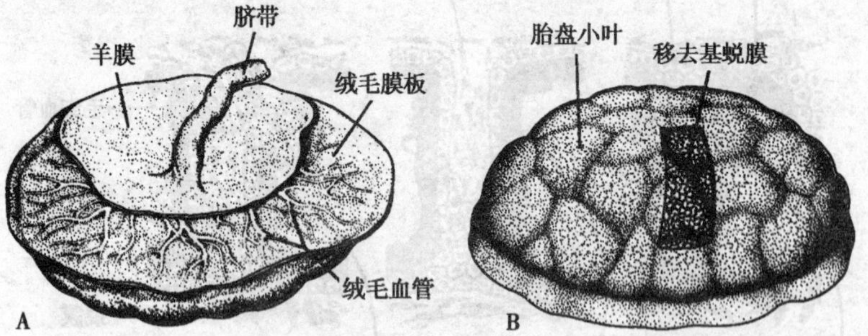

图 16－20　人胎盘外形

A. 胎儿面　B. 母体面

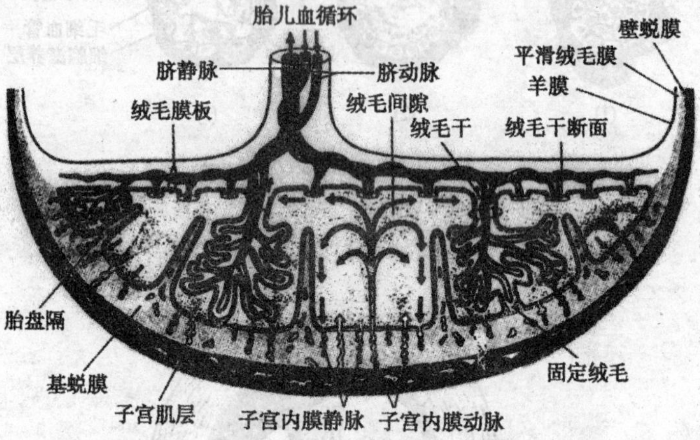

图 16－21　人足月胎盘剖面结构模式图

2. 胎盘血循环

（1）胎盘血循环特点：胎盘内有两套血液循环：胎儿血循环和母体血循环。两者的血液在各自的封闭管道内循环，互不相混，但可进行物质交换。

（2）胎盘血循环途径：①胎儿静脉血经脐动脉流入绒毛毛细血管，绒毛直接浸浴在绒毛间隙的母血中；②母体动脉血由子宫动脉经子宫螺旋动脉流入绒毛间隙。在此部位母体血与胎儿血进行物质交换：胎儿体内的二氧化碳和代谢产物进入绒毛间隙，绒毛间隙母血中的氧和营养物质进入绒毛毛细血管，然后汇集成脐静脉，脐静脉将氧气和营养物质运入胎儿体内；物质交换后母体动脉血变成静脉血，由子宫静脉流入母体内。

3. 胎盘膜　胎儿血与母体血在胎盘内进行物质交换所通过的结构，称胎盘膜（placental membrane）或称胎盘屏障（placental barrier）。早期胎盘膜较厚，从绒毛间隙至绒毛毛细血管内依次为合体滋养层、细胞滋养层及基膜、绒毛结缔组织、毛细血管内皮基膜及内皮；胚发育后期，胎盘膜变薄，母血与胎儿血之间仅隔合体滋养层、绒毛毛细血管内皮及其共同基膜，通透性增强，有利于物质交换（图 16－22）。

4. 胎盘的功能

（1）物质交换：胎儿通过胎盘从母血中获得氧、营养、抗体和激素等物质，排出二氧化碳和代谢产物等（图 16－23）。

（2）内分泌功能：胎盘的内分泌功能，对维持妊娠至关重要。胎盘合体滋养层细胞主要

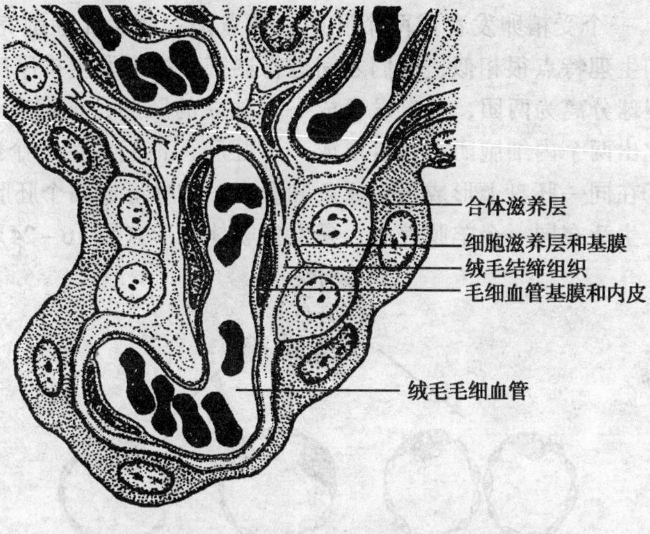

图 16-22 人胎盘屏障结构示意图

分泌的激素有：①人绒毛膜促性腺激素：促进妊娠黄体发育，维持妊娠；②人绒毛膜促乳腺生长激素：促进母体乳腺发育；③雌激素和④孕激素：母体妊娠黄体退化后，替代卵巢功能，抑制子宫平滑肌收缩，继续维持妊娠。

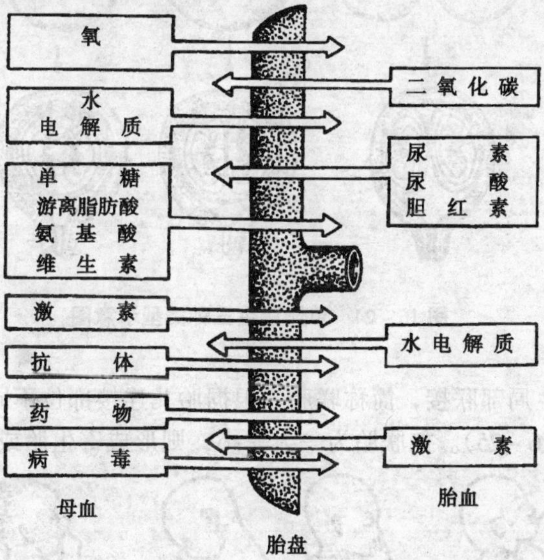

图 16-23 胎儿血与母体血间物质交换示意图

七、双胎、联胎与多胎妊娠

（一）双胎

双胎（twins）又称孪生，其发生率约占新生儿的1%。

1. 双卵孪生　一次排出两个卵细胞，均受精后发育两个胚胎。特点是：两胎儿性别相同或不相同；遗传基因型不完全一样；相貌和生理特点的差别如同一般兄弟姐妹；每个胚胎有各自的胎膜和胎盘。

2. 单卵孪生　一个受精卵发育成两个胚胎。特点是：两胎儿性别完全相同；遗传基因完全一样；相貌和生理特点很相似；他们之间进行器官移植不发生排斥反应。单卵孪生产生原因如下：①卵裂球分离为两团，各自发育成一个独立的胚胎，他们有各自的胎膜和胎盘。②一个胚泡内分化出两个内细胞团，各自形成一个胚胎，他们共用一个绒毛膜和一个胎盘，但有各自羊膜；③在同一胚盘上形成两个原条和脊索，诱导形成两个胚胎，他们共用一个绒毛膜和一个胎盘，生活在同一个羊膜腔内，易发生联体畸形（图 16－24）。

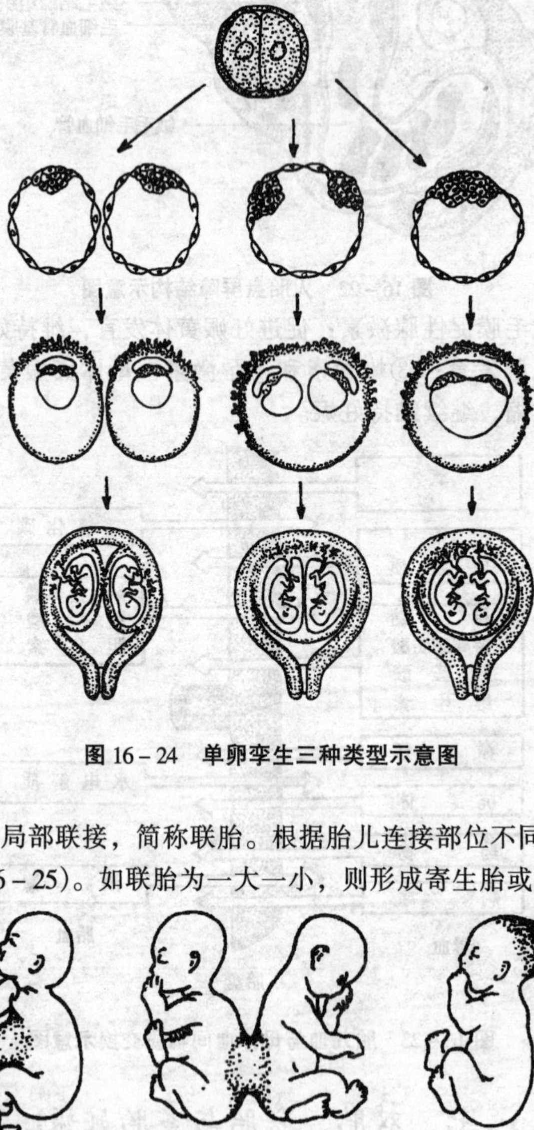

图 16－24　单卵孪生三种类型示意图

（二）联胎

两个孪生胎体发生局部联接，简称联胎。根据胎儿连接部位不同，可分为头联胎、臀联胎、胸腹联胎等（图 16－25）。如联胎为一大一小，则形成寄生胎或胎中胎（图 16－26）

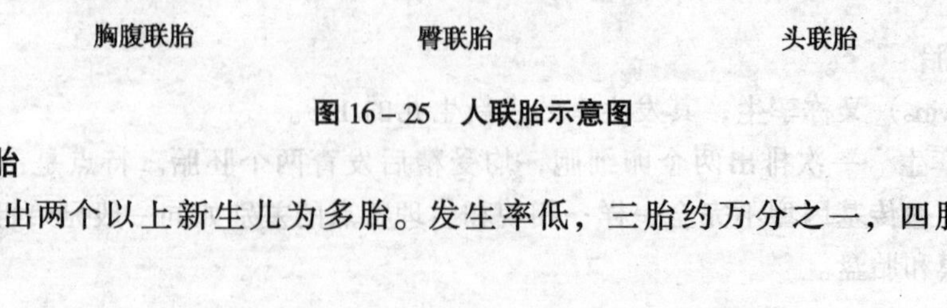

图 16－25　人联胎示意图

（三）多胎

一次分娩出两个以上新生儿为多胎。发生率低，三胎约万分之一，四胎约百万分之一。

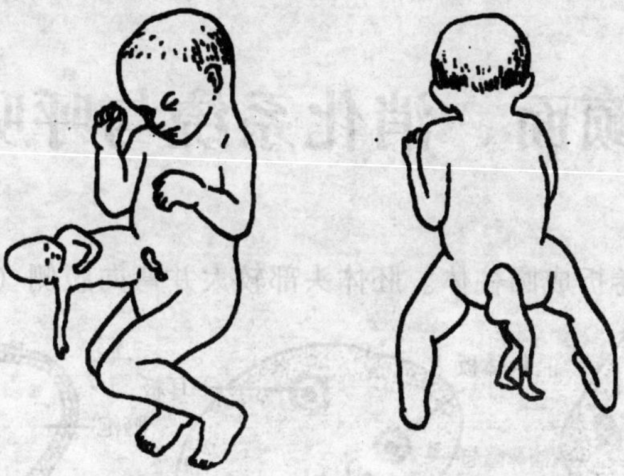

图 16-26　人寄生胎示意图

（李　英）

第十七章　颜面、消化系统与呼吸系统的发生

第 4 周时，胚盘已卷折成圆柱体。胚体头部较大并弯向腹侧（图 17－1）。

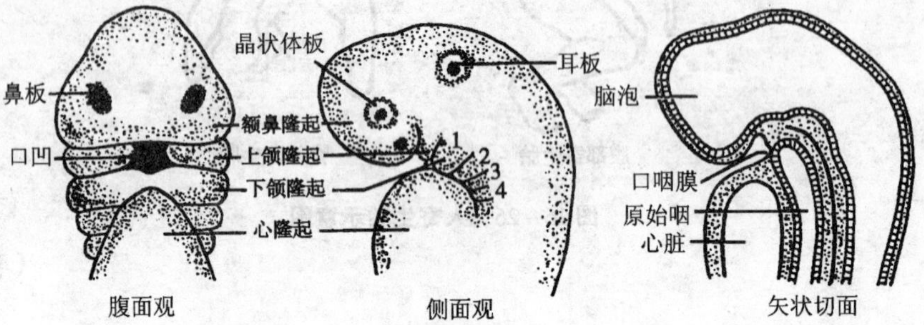

图 17－1　第 4 周人胚头部（1～4 示鳃弓）

一、颜面的发生

（一）鳃弓的发生

第 4 周人胚头部两侧的间充质增生，形成左右对称、背腹走向的 6 对柱状隆起，称鳃弓（bronchial arch）。相邻鳃弓之间的凹陷为鳃沟（bronchial groove），共 5 对。在鳃弓发生的同时，原始消化管头段（原始咽）侧壁内胚层向外膨出，形成左右 5 对囊状结构，称咽囊（pharyngeal pouch），它们分别与 5 对鳃沟相对应，二者之间的隔膜称鳃膜（图 17－2）。

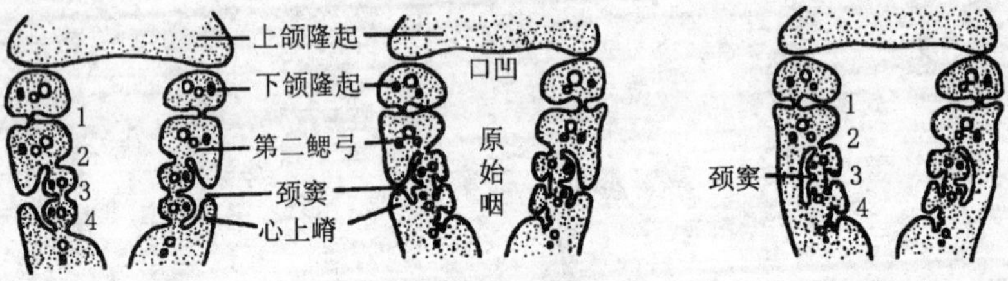

图 17－2　第 5～6 周人胚头部冠状切面示鳃器及颈部形成，1～4 示咽囊

（二）颜面的形成

颜面是由胚体头端的 5 个隆起愈合而成。胚体头端较大的圆形隆起称额鼻隆起。第一对鳃弓的腹侧部分为上、下两支，分别称为左右上颌隆起和左右下颌隆起。这 5 个隆起中央的凹陷称口凹（stomodeum）（图 17－2），口凹即原始口腔。口凹的底是口咽膜，此膜将口凹与原始咽分隔开。口咽膜于第 4 周破裂，口凹便与原始咽相通。在额鼻隆起的下缘两侧，局部外胚层组织增生变厚，形成左右一对鼻板。继而鼻板中央凹陷为鼻窝，鼻窝周缘部的间充质增生而隆起，鼻窝内侧的隆起称内侧鼻隆起，外侧的称外侧鼻隆起（图 17－3），此时颜面可见九个隆起。

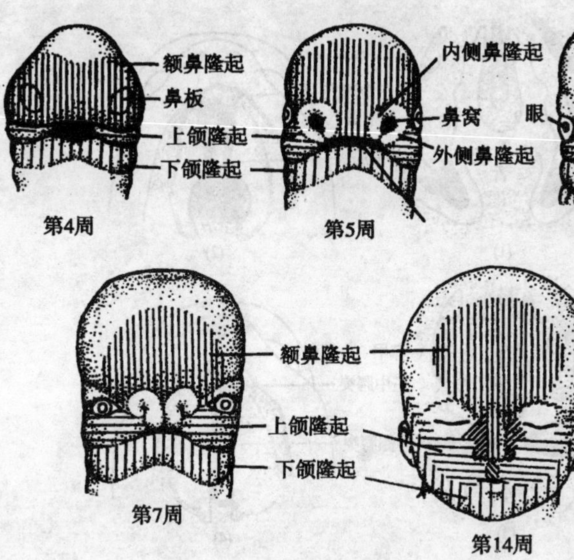

图 17-3　颜面形成过程

颜面的形成是从两侧向中央方向发展的。首先左右下颌隆起在胚腹侧中线愈合，发育形成下颌和下唇。继而左右上颌隆起也向中线生长，分别与同侧的外侧鼻隆起和内侧鼻隆起愈合，形成上颌和上唇的外侧大部分。两侧鼻窝彼此靠近，左右内侧鼻隆起在中线愈合并向下延伸，形成人中和上唇的正中部分。额鼻隆起的下部正中组织呈嵴状增生，形成鼻梁和鼻尖，其上部则发育为前额。外侧鼻隆起参与形成鼻外侧壁和鼻翼。同侧上、下颌隆起愈合形成颊部，(图 17-3)。至胚胎第 8 周末，颜面初具人形。

(三) 腭的发生与口鼻分隔

腭起源于正中腭突与外侧腭突两部分（图 17-4）。

1. 正中腭突　左右内侧鼻隆起愈合后，向原始口腔内长出一个短小突起，称正中腭突，演化为腭前部的一小部分。

2. 外侧腭突　为左右上颌隆起向原始口腔内长出的一对扁平突起。左右呈水平方向生长，并在中线愈合，形成腭的大部。其前缘与正中腭突愈合。(图 17-4)。

腭的形成将原始口腔与原始鼻腔分隔为永久的口腔与鼻腔。伴随腭的形成，额鼻隆起下部在原始鼻腔内垂直向下延伸，形成板状的鼻中隔，并与腭在中线愈合，鼻腔即被一分为二(图 17-4)。

(四) 颜面常见畸形

1. 唇裂　上颌隆起与同侧的内侧鼻隆起未愈合所致，唇裂多为单侧，也可见双侧者(图 17-5)。

2. 腭裂　左、右外侧腭突未愈合或正中腭突与外侧腭突未愈合所致。腭裂有时伴唇裂(图 17-6)。

3. 面斜裂　面斜裂位于眼内眦与口角之间，是因上颌隆起与同侧外侧鼻隆起未愈合所致（图 17-5)。

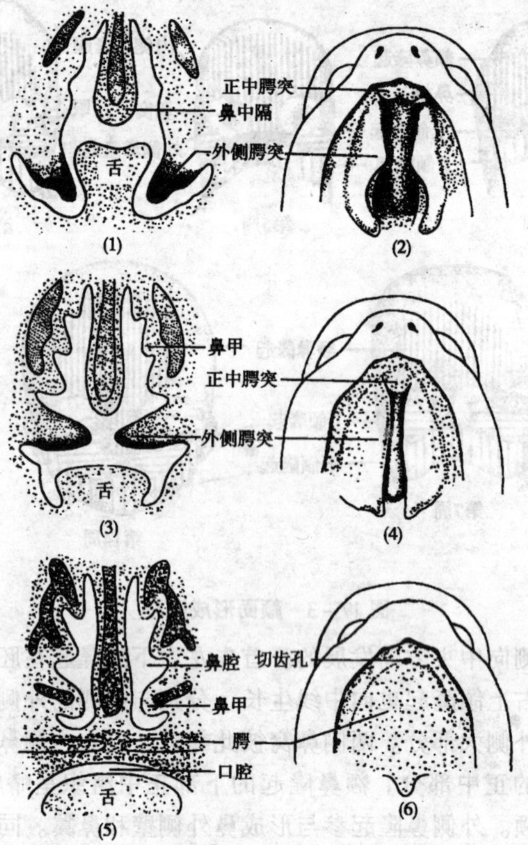

图 17－4　腭的发生及口腔与鼻腔的分隔

(1)、(3)、(5) 冠状切面 (2)、(4)、(6) 口腔顶部观

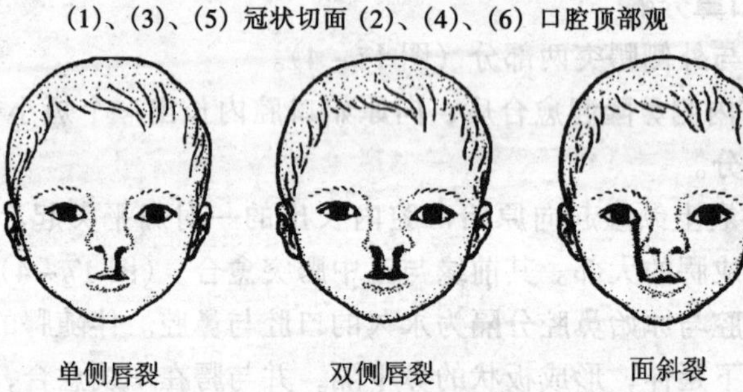

图 17－5　颜面畸形

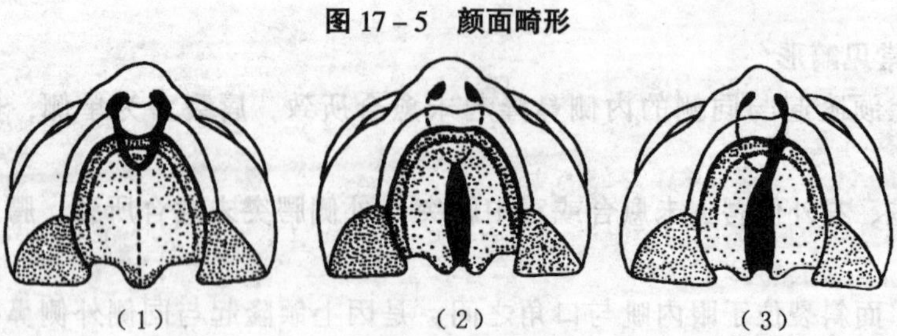

图 17－6　腭裂

(1) 双侧前腭裂合并唇裂 (2) 正中腭裂 (3) 腭裂合并单侧唇裂

二、消化系统的发生

消化系统和呼吸系统的大多数器官是由原始消化管分化而成。

(一) 原始消化管的发生和分化

人胚发育至第3周末，胚体由扁盘状变为圆柱状。内胚层与脏壁中胚层在胚体内形成一条纵行的管道，称原始消化管。原始消化管的头部和尾部分别称为前肠和后肠，中部腹侧与卵黄囊通连，称中肠。前肠的头端与后肠的尾端分别由口咽膜和泄殖腔膜封闭，中肠与卵黄囊的连接部逐渐变细，形成卵黄蒂，卵黄蒂最后退化消失（图17－7）。

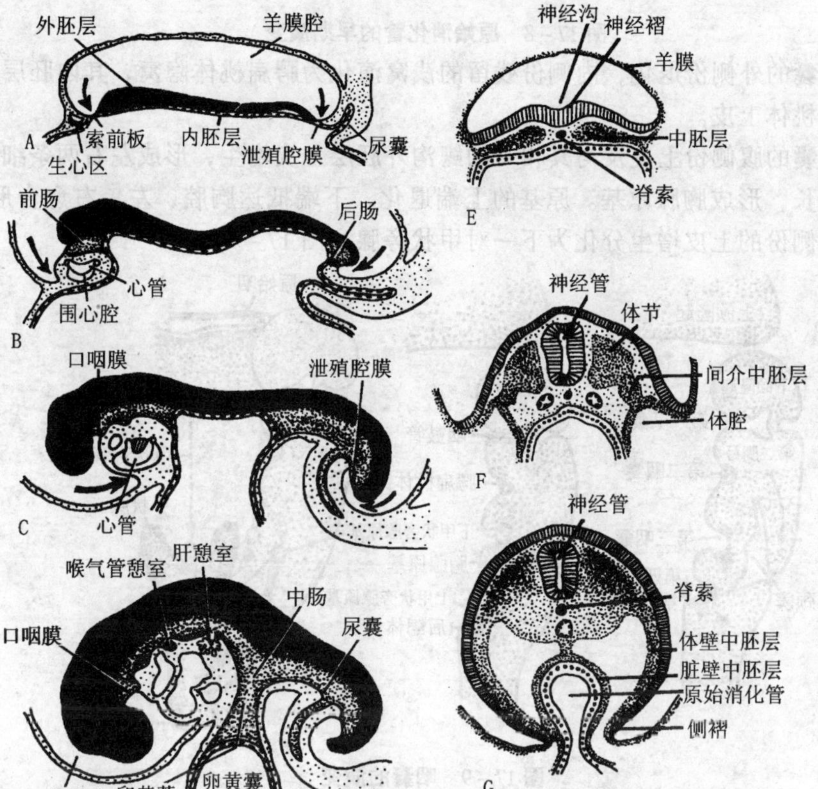

图17－7　原始消化管的形成和分段

A、B、C、D为胚体纵切面，E、F、G为胚体横切面

胚胎继续发育，随之前肠分化为咽、食管、胃和十二指肠的上段及呼吸系统的原基。从十二指肠下段至横结肠的右2/3部，由中肠分化而成；从横结肠的左1/3至肛管上段，由后肠分化而来（图17－8）。消化系统中消化管和消化腺上皮成分大部分来自内胚层，其结缔组织和肌组织均由脏壁中胚层分化而成。

(二) 咽囊的演变

前肠头端的膨大部为原始咽，呈左右宽、背腹扁、头端粗、尾端细的漏斗状。原始咽侧壁上的5对咽囊，分别与其外侧的5对鳃沟相对。

第1对咽囊向外侧伸长，演化为咽鼓管，末端膨大，形成中耳鼓室，其鳃膜分化为鼓膜，鼓膜外侧为第一鳃沟形成的外耳道（图17－9）。

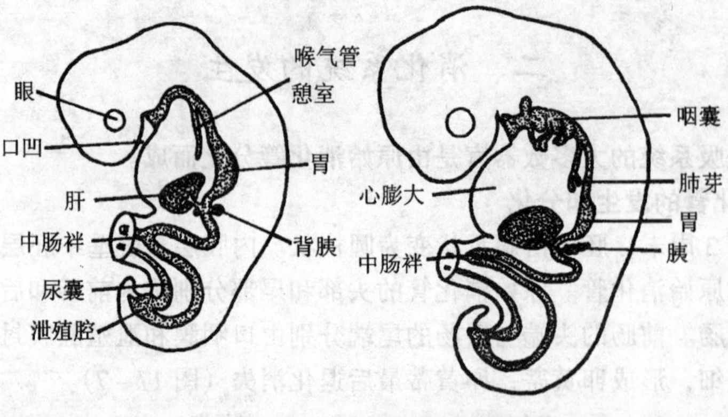

图 17-8　原始消化管的早期演变

第 2 对咽囊的外侧份退化，内侧份残留的浅窝演化为腭扁桃体隐窝，其内胚层分化为隐窝上皮和腭扁桃体上皮。

第 3 对咽囊的腹侧份上皮及与其相对的鳃沟外胚层上皮增生，形成左右两条细胞索，并向胚体尾端伸长，形成胸腺原基。原基的上端退化，下端抵达胸腔，左、右愈合形成胸腺。第 3 对咽囊背侧份的上皮增生分化为下一对甲状旁腺（图 17-9）。

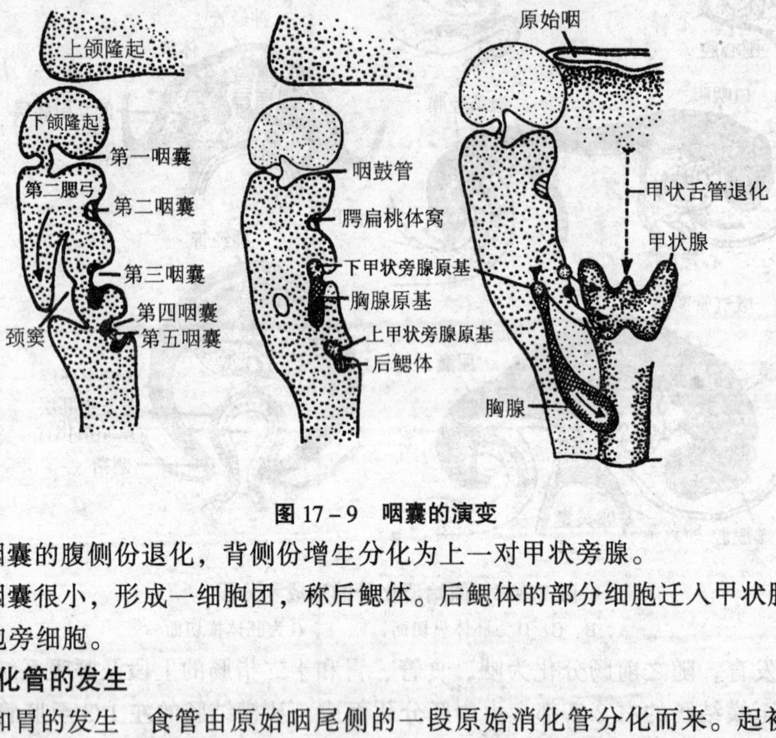

图 17-9　咽囊的演变

第 4 对咽囊的腹侧份退化，背侧份增生分化为上一对甲状旁腺。

第 5 对咽囊很小，形成一细胞团，称后鳃体。后鳃体的部分细胞迁入甲状腺，分化为甲状腺内的滤泡旁细胞。

（三）消化管的发生

1. 食管和胃的发生　食管由原始咽尾侧的一段原始消化管分化而来。起初很短，以后迅速增长。

胚胎发育至第 4 周，在前肠尾端出现一梭形膨大，此即胃的原基（图 17-10）。胃原基以背系膜和腹系膜与体壁相连，其背侧缘生长迅速，形成胃大弯，胃大弯的头端膨出形成胃底；腹侧缘生长缓慢，形成胃小弯。由于胃背系膜发育增长，并向左侧膨出形成网膜囊，致使胃大弯由背侧转向左侧，胃小弯由腹侧转向右侧。又由于肝的增大，使胃由原来的垂直方位变成了由左上斜向右下的方位。（图 17-10）。

2. 肠的发生　肠发生于前肠的尾段、中肠和后肠。

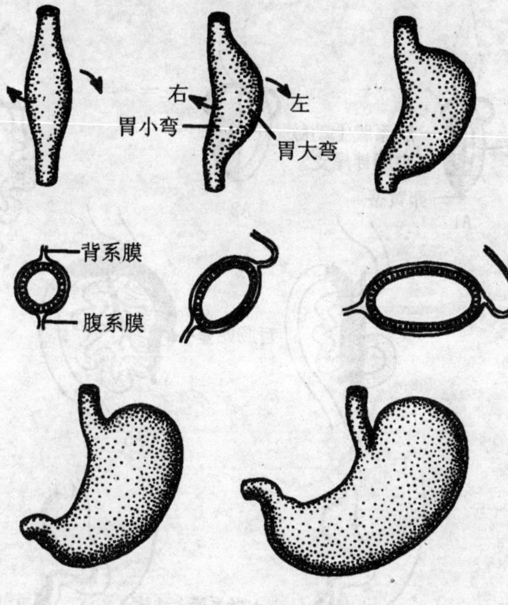

图 17－10　胃的发生

(1) 中肠的演变：肠的大部是由中肠发育演变的。胚体第 4 周时，由于中肠的增长速度远比胚体快，致使肠管形成一凸向腹侧的"U"形弯曲，称中肠袢（midgut loop）。中肠袢顶部与卵黄蒂通连，肠系膜上动脉走行于肠袢系膜的中轴部位。卵黄蒂以上为中肠袢头支，卵黄蒂以下为中肠袢尾支（图 17－11）。

胚胎第 6 周，中肠袢生长迅速，腹腔容积相对变小，迫使中肠袢进入脐腔，形成胚胎期生理性脐疝。肠袢在脐腔内继续增长，并以肠系膜上动脉为轴，逆时针方向（从胚腹面观）旋转 90°，中肠袢则由矢状方向转向水平方向，即头支从胚体头侧转向右侧，尾支从尾侧转向左侧，并在尾支上出现一囊状盲肠突，为盲肠和阑尾的原基，也是大肠与小肠的分界。胚胎第 10 周，腹腔增大，中肠袢从脐腔退回腹腔，脐腔随之闭锁。在中肠袢退回腹腔时，头支在前，尾支在后，并且以肠系膜上动脉为轴逆时针方向再旋转 180°，头支转至左侧，尾支转至右侧。

在中肠复位与旋转同时，中肠袢继续发育，头支生长快，演变成空肠和回肠大部，蟠曲于腹腔中部；盲肠突以前的尾支形成回肠小部分；盲肠突以后的尾支横过十二指肠腹侧形成横结肠的右 2/3；盲肠突近端膨大形成盲肠，始居腹腔右上方，紧邻肝右叶，以后下降至右髂窝，升结肠随之形成（图 17－11）。盲肠突远端狭窄部分形成阑尾。

(2) 后肠的演变：中肠袢退回腹腔时，后肠被推向左侧，形成横结肠的左 1/3 部分、降结肠和乙状结肠（图 17－11A5、B4）。后肠末端的膨大部分称为泄殖腔（cloaca），腹侧与尿囊相连，末端由泄殖腔膜封闭。

(3) 泄殖腔的分隔：胚胎第 6～7 周，尿囊起始部与后肠之间的间充质增生，形成尿直肠隔。它与泄殖腔膜相连，将泄殖腔分隔为背腹两份，腹侧份称尿生殖窦（urogenital sinus），将发育成膀胱和尿道；背侧份为原始直肠，分化为直肠和肛管上段（图 17－12）。泄殖腔膜也被分为背腹两份，腹侧份称尿生殖膜，背侧份称肛膜。肛膜外周为一浅凹，称肛凹或原肛。它演变为肛管下段。故肛管上段的上皮来自内胚层，下段的上皮来自外胚层。

（四）消化腺的发生

1. 肝和胆的发生　人胚 4 周初，前肠末端腹侧壁的上皮增生，向外长出一囊状突起，

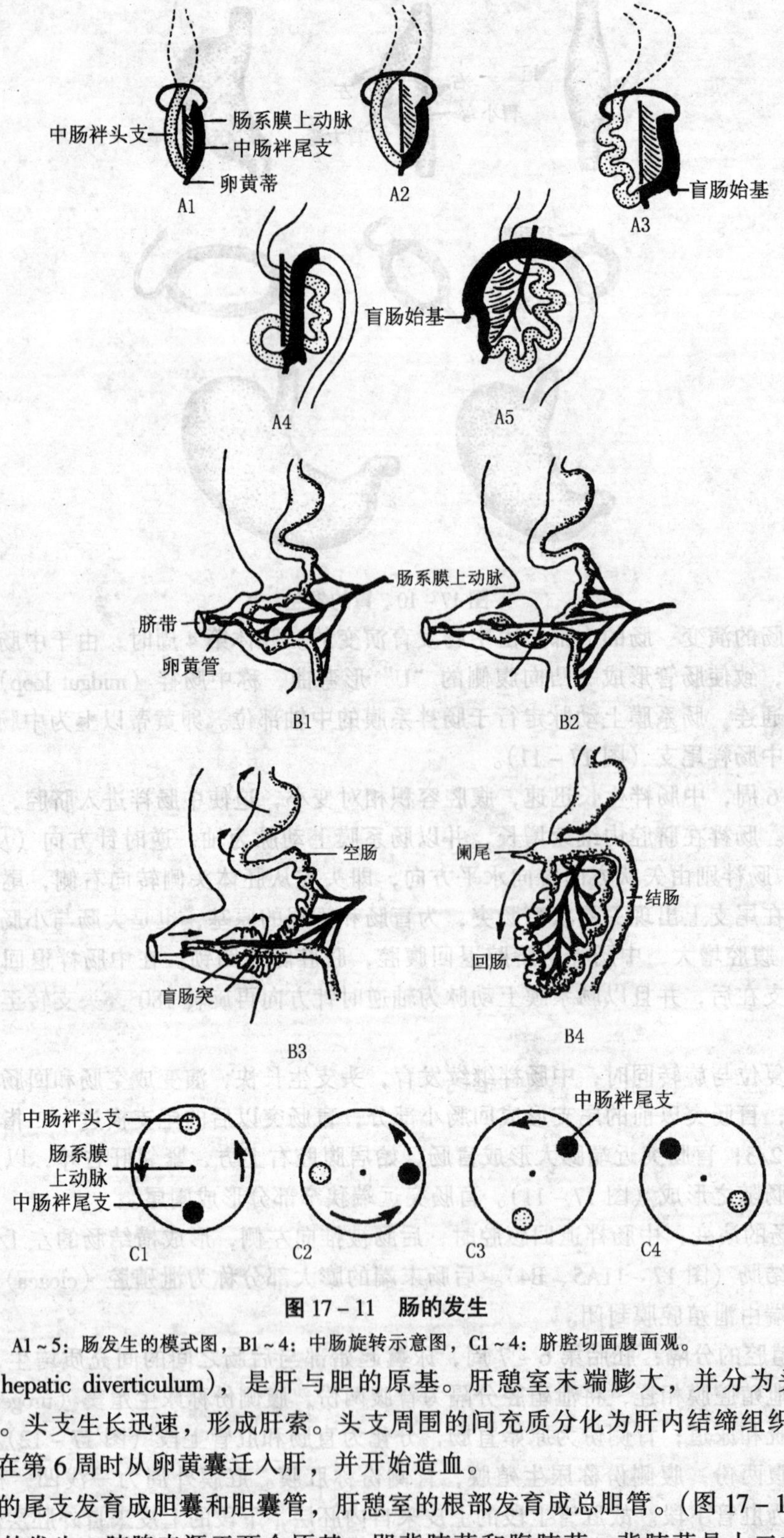

图 17－11　肠的发生

A1～5：肠发生的模式图，B1～4：中肠旋转示意图，C1～4：脐腔切面腹面观。

称肝憩室（hepatic diverticulum），是肝与胆的原基。肝憩室末端膨大，并分为头、尾两支（图 17－13）。头支生长迅速，形成肝索。头支周围的间充质分化为肝内结缔组织和肝被膜。造血干细胞在第 6 周时从卵黄囊迁入肝，并开始造血。

肝憩室的尾支发育成胆囊和胆囊管，肝憩室的根部发育成总胆管。（图 17－13）。

2. 胰腺的发生　胰腺来源于两个原基，即背胰芽和腹胰芽。背胰芽是十二指肠背侧壁内胚层细胞向外突出形成，腹胰芽则从肝憩室基部的下方分出。背胰位置稍高，并大于腹胰

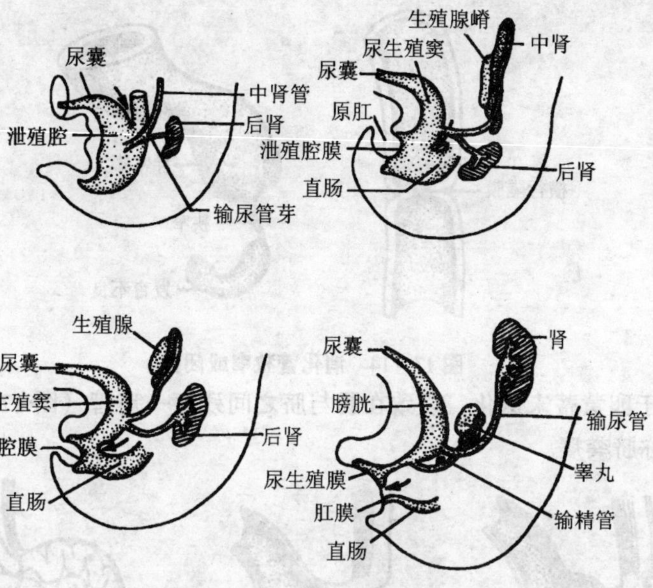

图 17－12　泄殖腔的分隔

↑示尿直肠隔

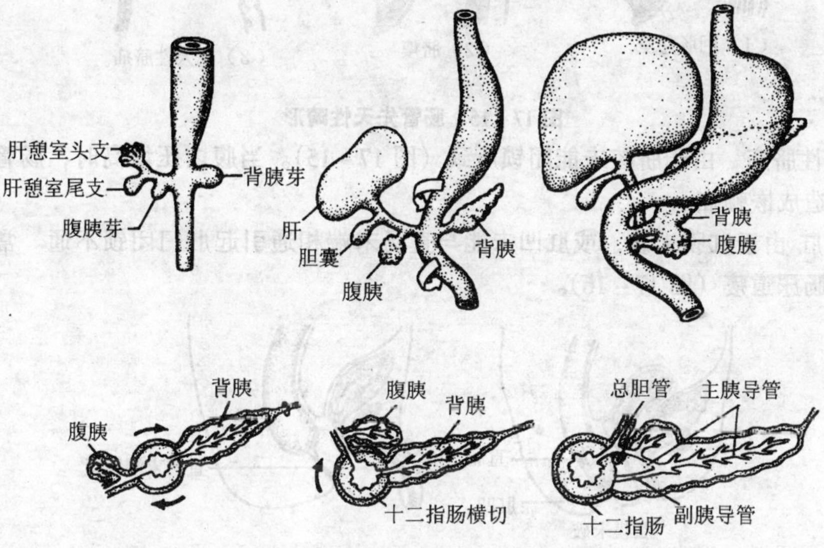

图 17－13　肝、胆道及胰的发生

芽。随着胃肠的扭转，腹胰芽与背胰芽融合，形成一个单一的胰腺（图 17－13）。腹胰芽构成胰头的下份，背胰芽构成胰头上份、胰体和胰尾。腹胰管与背胰管远侧段通连，形成胰腺的主胰导管。部分内胚层细胞形成孤立的细胞团，由此分化为胰岛。

（五）消化系统的常见畸形

1．消化管闭锁或狭窄　在消化管的发生过程中，管壁上皮细胞过度增生，致使消化管某段管腔或闭锁或狭窄。常见于食管和十二指肠（图 17－14）。

2．回肠憩室　又称麦克尔憩室（Meckel diverticulum），是距回盲部 40～50cm 处回肠壁上的一个小的囊状突起（图 17－15）。这种畸形是由于卵黄蒂退化不全引起的，一般多无症状。

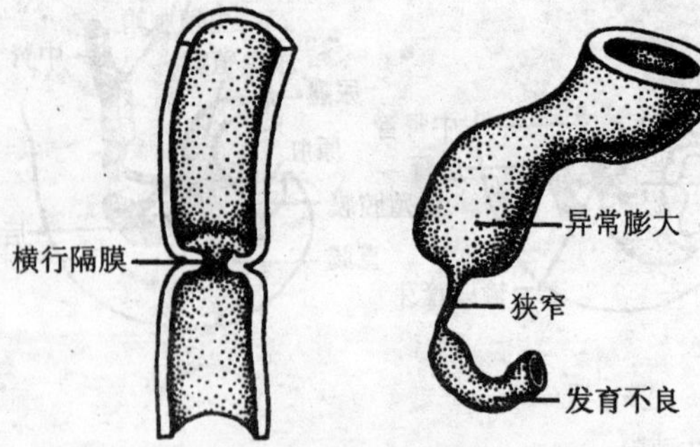

图 17-14　消化管狭窄或闭锁

3. 脐瘘　由于卵黄蒂未退化，以致在肠与脐之间残存一瘘管（图 17-15），粪便可通过瘘管溢出，故又称脐粪瘘。

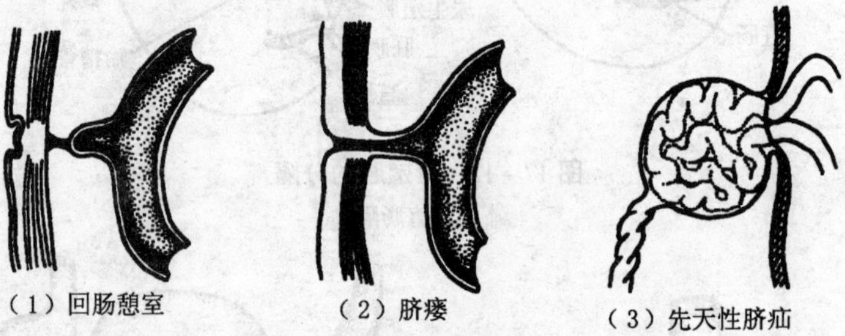

图 17-15　肠管先天性畸形

4. 先天性脐疝　由于脐腔未能闭锁所致（图 17-15）。当腹内压增高时，肠管便从脐部膨出，甚至造成嵌顿疝。

5. 不通肛 由于肛膜未破，或肛凹未能与直肠末端相通引起肛门闭锁不通。常伴有直肠阴道瘘或直肠尿道瘘（图 17-16）。

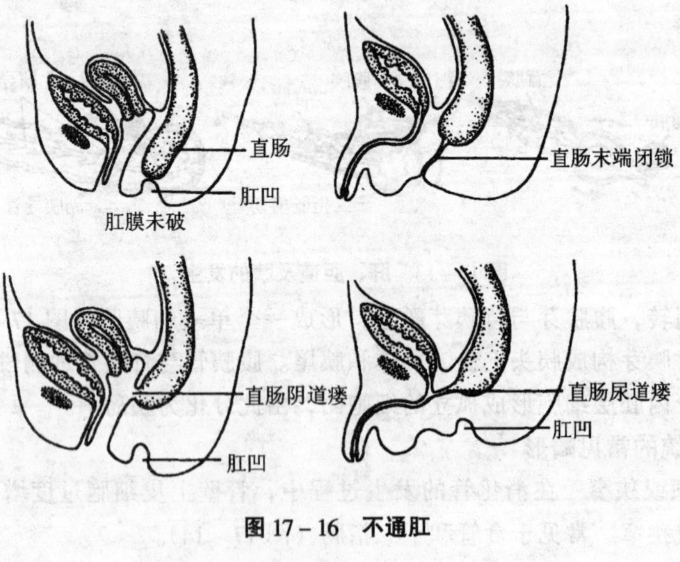

图 17-16　不通肛

三、呼吸系统的发生

呼吸系统除鼻腔、鼻窦和鼻咽部上皮源于外胚层外，其他部分包括喉、气管、支气管直至肺泡上皮均源于原始咽底壁的内胚层。其平滑肌、软骨、结缔组织、血管和淋巴管等源于中胚层。

(一) 喉、气管和肺的发生

胚胎第4周时，原始咽的尾端底壁正中出现一纵行浅沟，称喉气管沟（laryngotracheal groove)。此沟逐渐加深，并从其尾端开始愈合，愈合过程向头端推移，最后形成一个长形盲囊，称喉气管憩室，它是喉、气管、支气管和肺的原基。喉气管憩室位于食管的腹侧，两者之间的间充质隔称气管食管隔（图 17－17)。喉气管憩室的上端开口于咽的部分发育为喉，其余部分发育为气管。其末端膨大并分成左右两支，称肺芽（lung bud)，肺芽反复分支形成支气管树和肺泡（图 17－18)。

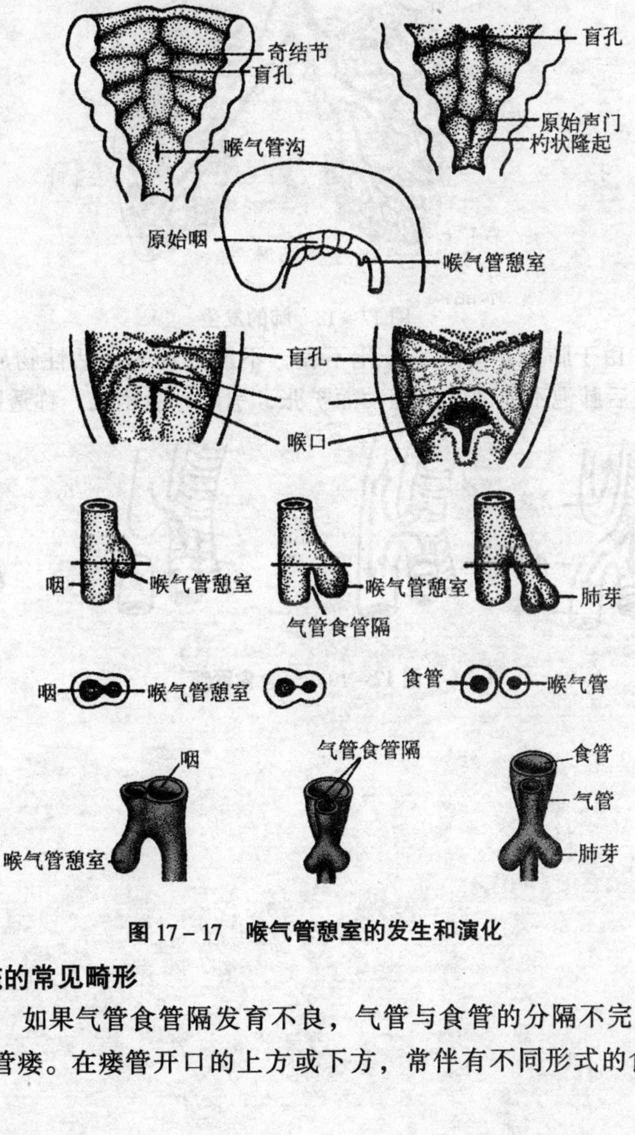

图 17－17　喉气管憩室的发生和演化

(二) 呼吸系统的常见畸形

1. 气管食管瘘　如果气管食管隔发育不良，气管与食管的分隔不完全，两者间有瘘管相连，即称气管食管瘘。在瘘管开口的上方或下方，常伴有不同形式的食管闭锁（图 17－19)。

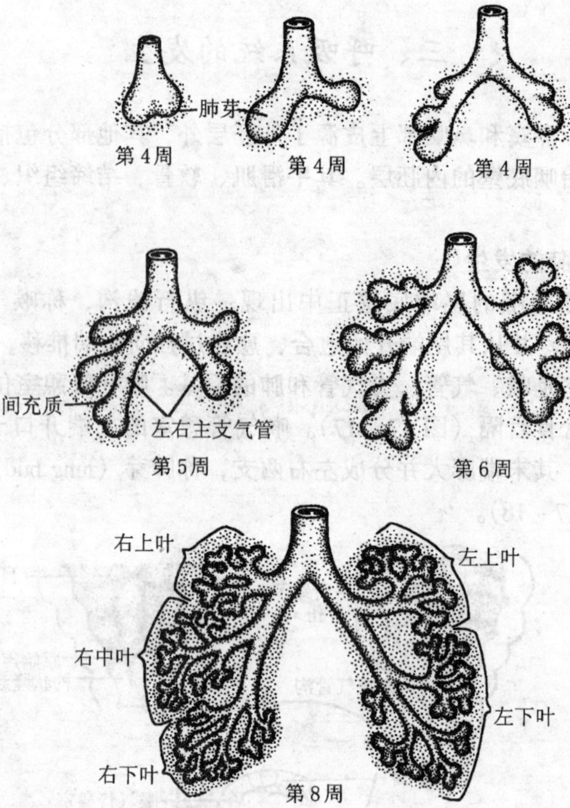

图 17－18　肺的发生

2. 透明膜病　由于肺泡Ⅱ型细胞分化不良，不能分泌表面活性物质，致使肺泡表面张力增大，胎儿出生后肺泡不能随呼吸运动而扩张，引起呼吸困难，称透明膜病。

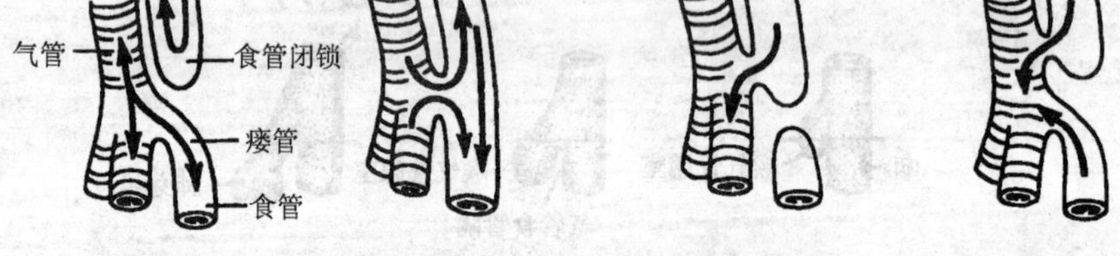

图 17－19　气管食管瘘

（吴　俊）

第十八章　泌尿系统和生殖系统的发生

泌尿系统和生殖系统均起源于间介中胚层。胚胎第 4 周，间介中胚层形成左、右两条纵行的索状结构，称生肾索（nephrogenic cord），生肾索增大，从胚体后壁突向体腔，形成左右对称的一对纵行隆起，称尿生殖嵴（urogenital ridge），它是发生肾、生殖腺及生殖管道的原基（图 18－1）。不久，尿生殖嵴中部出现一条纵沟，将其分为内、外两部分，外侧部为中肾嵴（mesonephric ridge）；内侧部为生殖腺嵴（gonadial ridge）（图 18－2）。

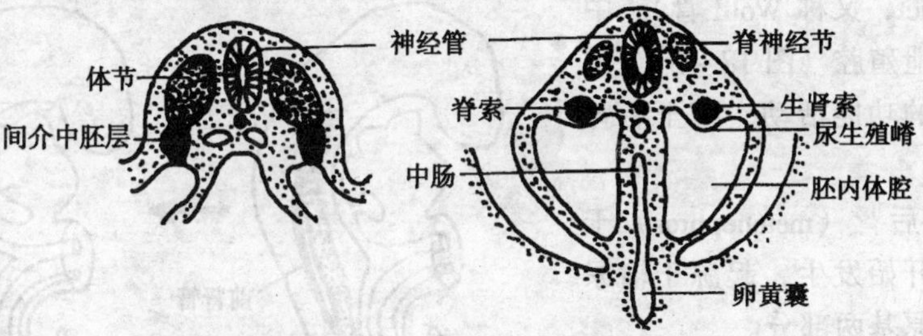

图 18－1　生肾索与尿生殖嵴的形成（第 4 周人胚横切）

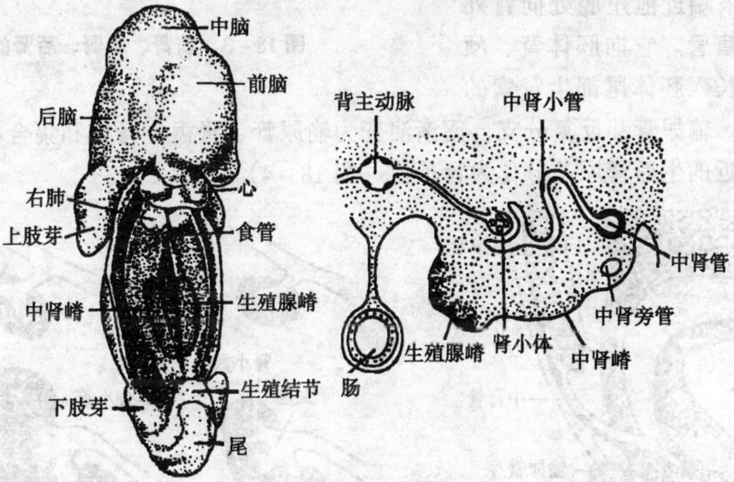

图 18－2　中肾嵴和生殖腺嵴发生

一、泌尿系统的发生

（一）肾和输尿管的发生

人胚肾的发生可分为三个阶段，即前肾、中肾和后肾，最终只有后肾形成永久肾脏。

1. 前肾　前肾（pronephros）发生最早，人胚第 4 周初，位于颈部的生肾索（即生肾索头端）形成数条横行的上皮细胞索（前肾小管），其外侧端均向尾部延伸，并互相连接成一条纵行的前肾管（pronephric duct）。前肾退化，但前肾管的大部分保留，向尾部继续延伸，成为中肾管（图 18-3）。

2. 中肾　中肾（mesonephros）发生于第 4 周末。继前肾之后，在中肾嵴内，从头至尾相继发生许多横行小管，称中肾小管。中肾小管呈“S”形弯曲，其内侧端膨大并凹陷成肾小囊，内有从背主动脉分支而来的毛细血管球，两者共同组成肾小体；中肾小管外侧端与向尾侧延伸的前肾管相吻合，于是前肾管改称为中肾管（mesonephric duct，又称 Wolff 管）。中肾管尾端通入泄殖腔（图 18-3）。中肾可能有短暂的功能活动，直至后肾形成。

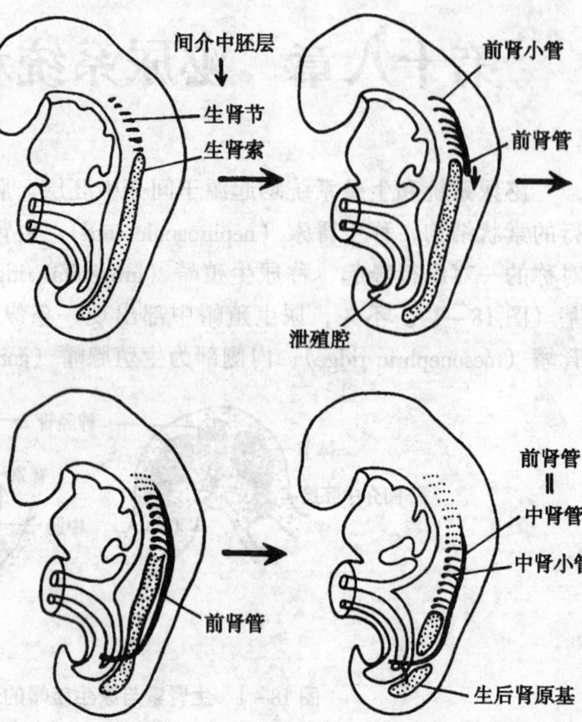

图 18-3　前肾、中肾、后肾的发生

3. 后肾　后肾（metanephros）于人胚第 5 周初开始发生，起源于输尿管芽和生后肾原基两部分。

（1）输尿管芽：输尿管芽（ureteric bud）是中肾管末端近泄殖腔处向背外侧长出的一个盲管。它向胚体背、颅侧方向延伸，长入胚体尾部生肾索的中胚层组织中。输尿管芽反复分支，逐渐演变为输尿管、肾盂、肾盏和集合小管。集合小管的末端诱导邻近的生后肾原基分化为肾单位（图 18-4）。

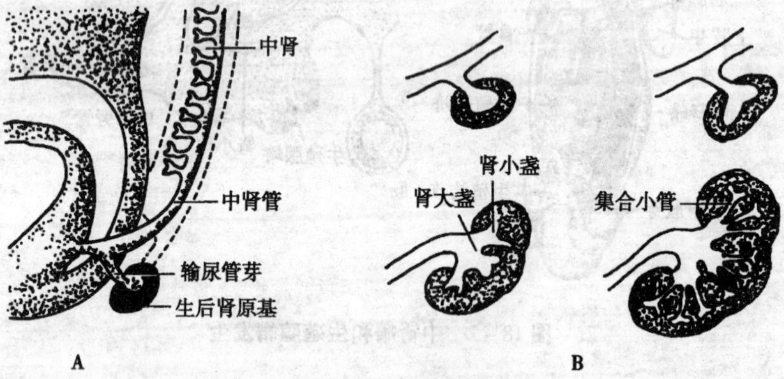

图 18-4　后肾的发生

A. 第 5 周人胚尾部侧面观　B. 第 5～8 周人胚后肾的发育

（2）生后肾原基：生后肾原基（metanephrogenic blastema）是胚体尾端的生肾索受输尿管芽的诱导而产生的。生肾索的细胞密集并呈帽状包围在输尿管芽的末端，即成为生后肾原基。生后肾原基的外周部分演变为肾的被膜，内侧部分形成多个细胞团，附于弓形集合小管末端两侧。这些上皮细胞团逐渐分化成“S”形弯曲的后肾小管，一端与弓形集合小管的盲端相连，另一端膨大凹陷形成肾小囊，并与伸入囊内的毛细血管球组成肾小体。“S”形小管逐渐增长，分化成肾小管各段，与肾小体共同组成肾单位，每个远端小管曲部与一个弓形集合小管相连接，继而内腔相通连（图 18-5）。

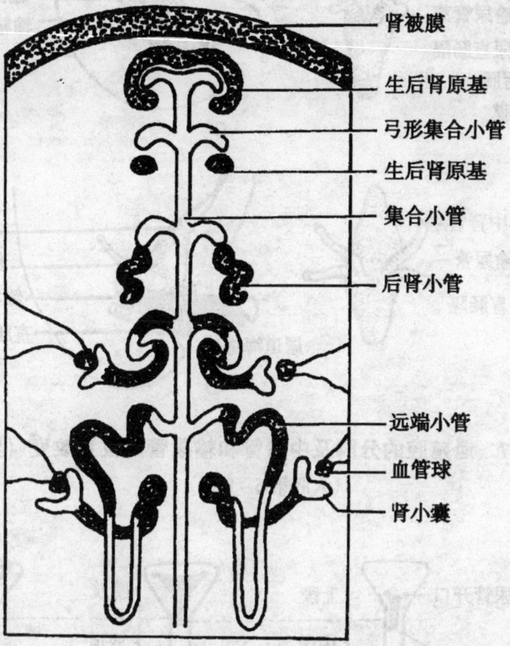

图 18-5　集合小管与肾单位的发生

肾的原始位置较低，随着胚胎腹部生长和输尿管芽的伸展，肾逐渐上升至腰部，肾门也由朝向腹侧转为朝向内侧（图 18-6）。

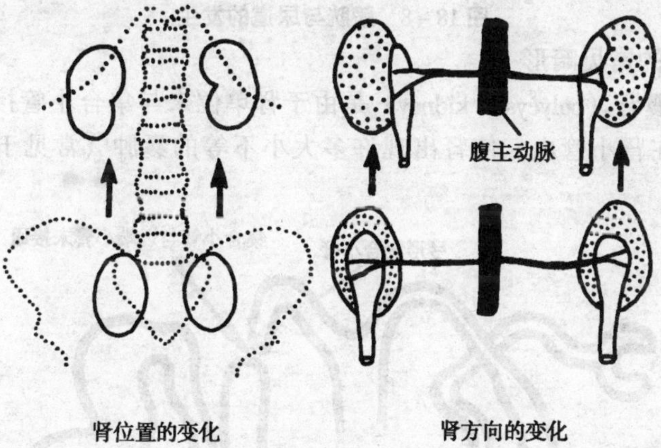

图 18-6　肾位置与方向的变化

（二）膀胱和尿道的发生

在人胚第 4~7 周时，尿直肠隔将泄殖腔分隔为背侧的直肠和腹侧的尿生殖窦两个部分。尿生殖窦又分为三段：①上段较大，发育为膀胱，它的顶端与尿囊相接，胎儿出生前从脐到膀胱顶的尿囊退化成脐中韧带。②尿生殖窦的中段颇为狭窄，保持管状，在女性形成尿道，在男性成为尿道的前列腺部和膜部。③下段在男性形成尿道海绵体的大部，女性则扩大成阴道前庭（图 18-7，图 18-8）。

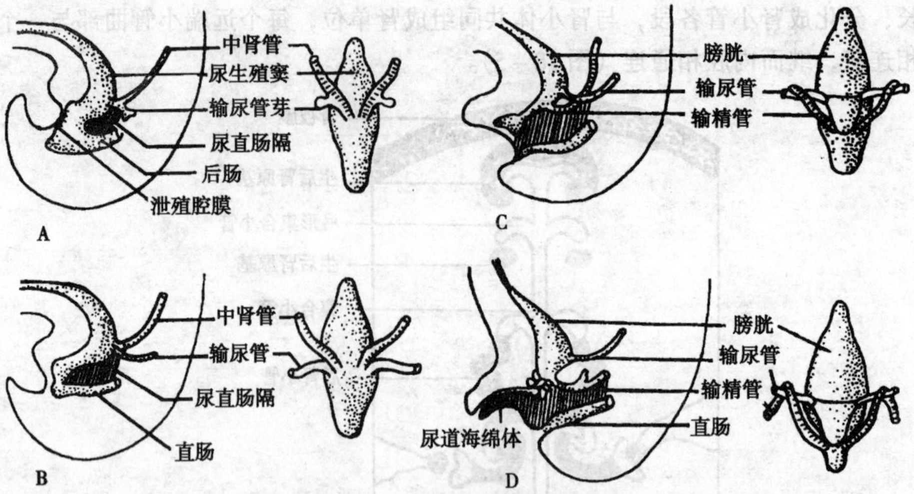

图 18-7　泄殖腔的分隔及中肾管和输尿管的位置改变（男性）

（人胚第 5~8 周）

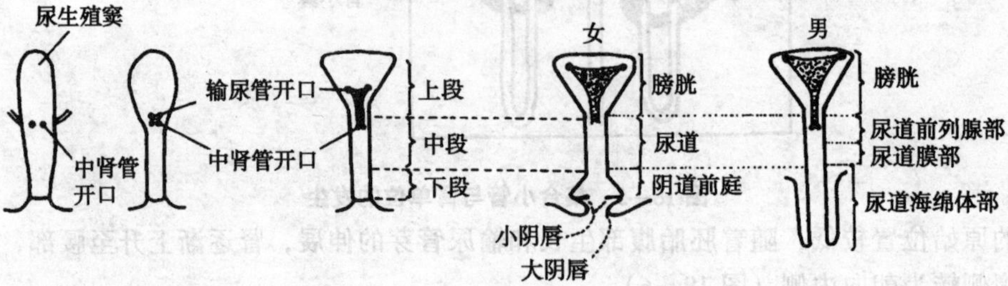

图 18-8　膀胱与尿道的发生

（三）泌尿系统的常见畸形

1．多囊肾　多囊肾（polycystic kidney）是由于肾单位未与集合小管接通，肾单位产生的尿液不能排出，积在肾小管内，使肾出现许多大小不等的囊肿（常见于皮质）（图 18-9，图 18-10A）。

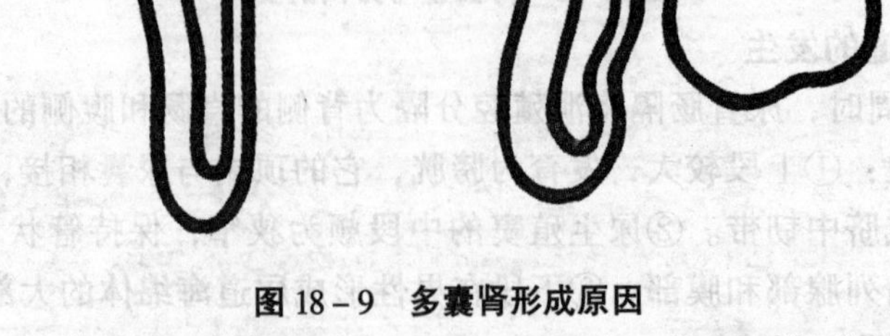

图 18-9　多囊肾形成原因

2．肾位置异常　较常见为马蹄肾（horseshoe kidney）：由于两肾的下端异常融合而形成

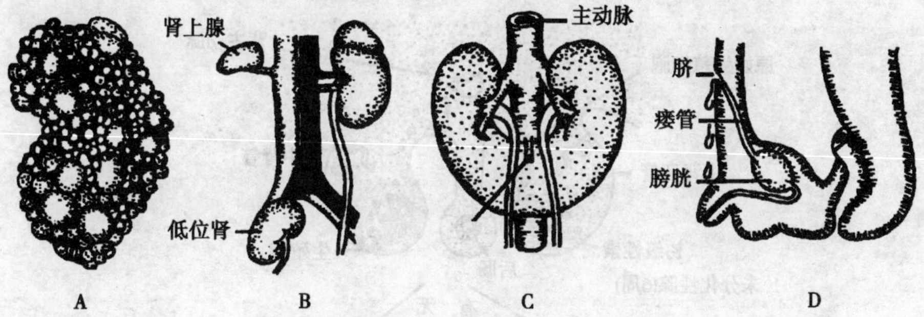

图 18－10　泌尿系统先天性畸形

A 多囊肾　B 低位肾　C 马蹄肾　D 脐尿瘘

一个马蹄形的大肾，其位置较正常为低。其它凡肾在上升过程中受阻，使出生后的肾未达到正常位置者，均称为异位肾（ectopic kidney）（图 18－10）。

3. 脐尿瘘　膀胱顶端与脐之间的脐尿管未闭锁，出生后尿液可从脐部漏出，称为脐尿瘘（urachal fistula）（图 18－10）。若仅部分脐尿管残留并扩张，则形成脐尿管囊肿。

二、生殖系统的发生

生殖系统（包括生殖腺、生殖管道及外生殖器）在发生中均可分为性未分化和性分化两个阶段。

（一）睾丸和卵巢的发生

生殖腺来自体腔上皮、生殖腺嵴的间充质及原始生殖细胞三个不同的部分。

1. 未分化性腺的发生　第 5 周，生殖腺嵴的表面体腔上皮增生呈索状伸入其下方的间充质内，形成初级性索（primary sex cord）。胚胎第 4 周，卵黄囊近尿囊处的内胚层分化成原始生殖细胞（primodial germ cell），它们于第 6 周经背侧肠系膜向生殖腺嵴内迁移，进入初级性索内（图 18－11）。

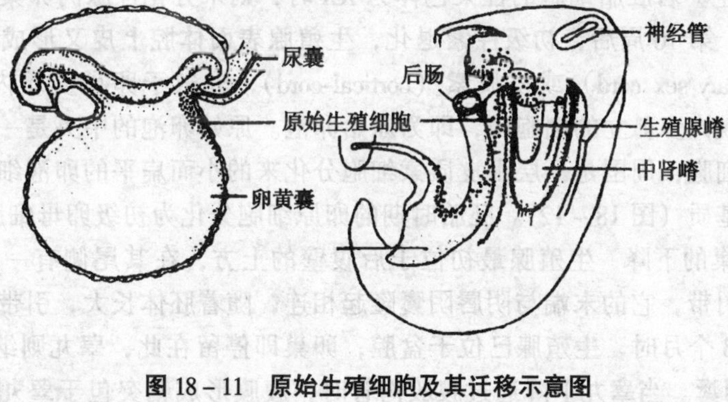

图 18－11　原始生殖细胞及其迁移示意图

2. 睾丸的发生　若胚胎细胞的性染色体为 XY 时，未分化性腺向睾丸发育。第 7 周，初级性索增殖，并与表面上皮分离，向生殖腺嵴深部生长，分化为细长弯曲的袢状生精小管，其末端形成直精小管和睾丸网。表面上皮下方的间充质形成一层白膜，分散在生精小管之间的间充质细胞分化为睾丸间质细胞，并分泌雄激素。胚胎时期的生精小管为实心细胞索，内含两类细胞，即由初级性索分化来的支持细胞和原始生殖细胞分化的精原细胞。生精小管的这种结构状态持续至青春期前（图 18－12）。

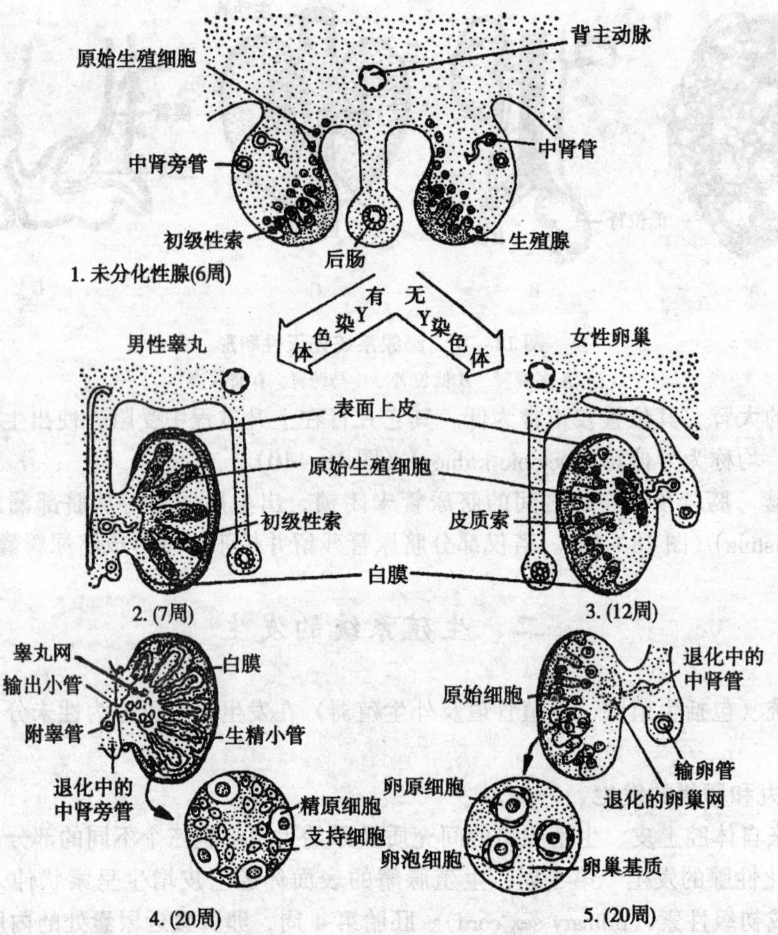

图 18－12　睾丸与卵巢的分化

3. 卵巢的发生　若胚胎细胞的性染色体为 XX 时，则未分化性腺向卵巢方向分化。卵巢的形成比睾丸晚。第 10 周后，初级性索退化，生殖腺表面体腔上皮又形成新的细胞索，称次级性索（secondary sex cord）或皮质索（cortical-cord），分散于卵巢皮质内。约在第 16 周时，皮质索断裂成许多孤立的细胞团，即为原始卵泡。原始卵泡的中央是一个由原始生殖细胞分化来的卵原细胞，周围是一层由皮质索细胞分化来的小而扁平的卵泡细胞。卵泡之间的间充质组成卵巢基质（图 18－12）。胚胎时期的卵原细胞分化为初级卵母细胞。

4. 睾丸和卵巢的下降　生殖腺最初位于后腹壁的上方，在其尾侧有一条由中胚层形成的索状结构，称引带，它的末端与阴唇阴囊隆起相连，随着胚体长大，引带相对缩短，导致生殖腺下降。第 3 个月时，生殖腺已位于盆腔，卵巢即停留在此，睾丸则继续下降，于第 7～8 个月时抵达阴囊。当睾丸下降通过腹股沟管时，腹膜形成鞘突包于睾丸的周围，随同睾丸进入阴囊，鞘突成为鞘膜腔。然后，鞘膜腔与腹膜腔之间的通道逐渐封闭（图 18－13）。

（二）生殖管道的发生和演变

1. 未分化期　人胚第 6 周时，男女两性胚胎都具有两套生殖管，即中肾管和中肾旁管（paramesonephric duct，又称 Müller 管）。中肾旁管由中肾嵴的体腔上皮内陷卷褶而成，上段位于中肾管的外侧，与中肾管平行；中段弯曲，到达中肾管的内侧；左、右下段在中线合并。中肾旁管上端开口于腹腔，下端是盲端，突入尿生殖窦的背侧壁，在此处形成一隆起，称窦

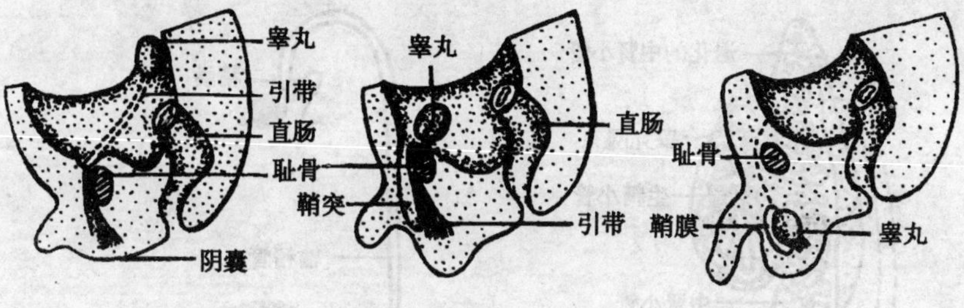

图 18-13　睾丸下降

结节（sinus tubercle，又称 Müller 结节）。中肾管开口于窦结节的两侧（图 18-14）。

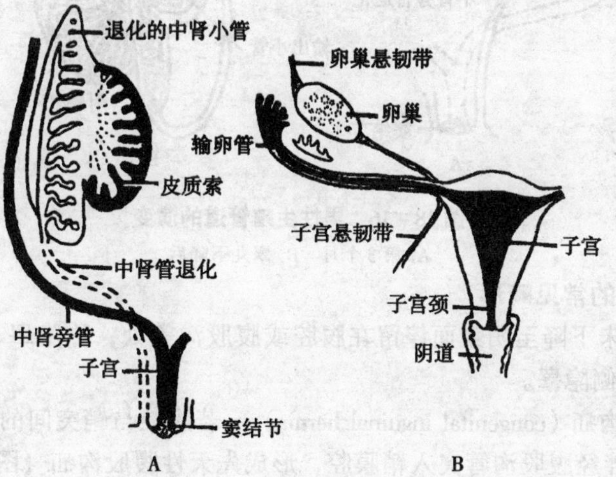

图 18-14　女性生殖管道的演变

A 第 3 个月　B 卵巢下降后

2. 女性生殖管道的分化　若生殖腺分化为卵巢，中肾管退化，中肾旁管则充分发育。中肾旁管上段和中段形成输卵管；下段形成子宫与阴道穹隆部。窦结节增生形成实心的阴道板，后演变成阴道，其外端与尿生殖窦腔之间有处女膜相隔（图 18-14、15）。

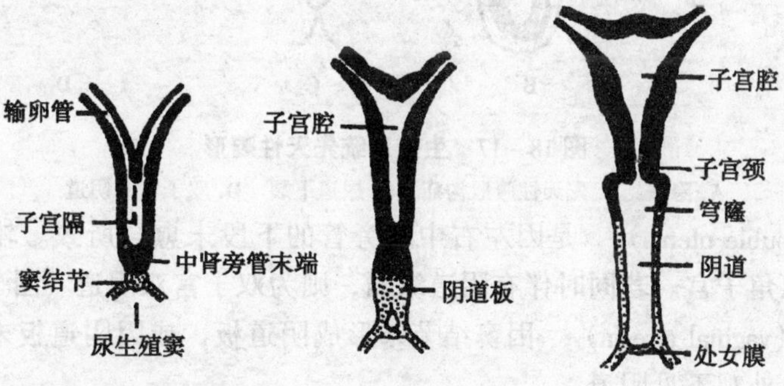

图 18-15　子宫和阴道的形成

3. 男性生殖管道的分化　若生殖腺分化为睾丸，间质细胞分泌的雄激素促使中肾管发育，中肾旁管则退化。与睾丸相邻的十几条中肾小管发育为附睾的输出小管，中肾管头端增长弯曲成附睾管，中段变直形成输精管，尾端成为射精管和精囊腺（图 18-16）。

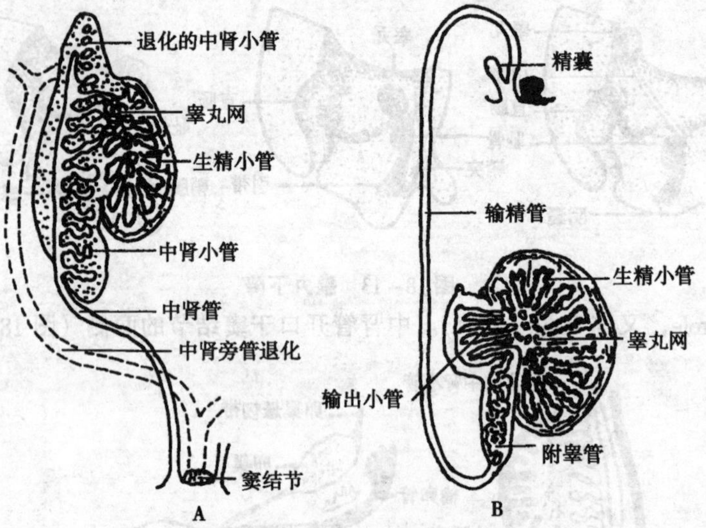

图 18-16　男性生殖管道的演变

A. 第 3 个月　B. 睾丸下降后

（三）生殖系统的常见畸形

1. 隐睾　睾丸未下降至阴囊而停留在腹腔或腹股沟等处，称隐睾（cryptorchism）（图 18-17）。可单侧或双侧隐睾。

2. 先天性腹股沟疝（congenital inguinal hernia）　若腹腔与鞘突间的通道没有闭合，当腹压增大时，部分肠袢经腹股沟管突入鞘膜腔，形成先天性腹股沟疝（图 18-17）。

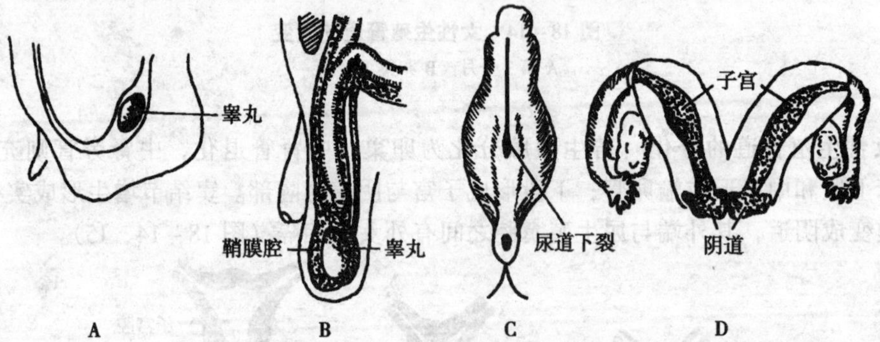

图 18-17　生殖系统先天性畸形

A. 隐睾　B. 先天性腹股沟疝　C. 尿道下裂　D. 双子宫双阴道

3. 双子宫（double uterus）　是因左右中肾旁管的下段未愈合所致。较常见的是上半部未全愈合，形成双角子宫。若同时伴有阴道纵隔，则为双子宫双阴道（图 18-17）。

4. 阴道闭锁（vaginal atresia）　因窦结节未形成阴道板，或因阴道板未形成管腔。有的为处女膜未穿通，外观不见阴道。

5. 两性畸形（hermaphroditism）　又称半阴阳，它是外生殖器呈间性状态。又可分为：①真两性畸形：体内同时有睾丸和卵巢，染色体具有 46，XX 和 46，XY 两种组型。②假两性畸形：体内只有一种性腺，如有睾丸而外生殖器呈间性者称男性假两性畸形；如有卵巢，外生殖器呈间性者称女性假两性畸形。

（吴　俊）

第十九章 循环系统的发生

循环系统是由中胚层分化而来，是胚胎发生中功能活动最早的系统，约在第3周开始血液循环，到第4周形成原始心血管系统。

一、原始心血管系统的建立

人胚第3周初，卵黄囊壁的胚外中胚层细胞聚集成团，形成血岛（blood island）。血岛周边的细胞分化为扁平的内皮细胞，相邻血岛的内皮细胞相互连接，形成原始血管。血岛中央的细胞变圆，称为造血干细胞，进一步分化形成原始血细胞（primitive blood cell）（图19-1）。与此同时，在体蒂和绒毛膜的胚外中胚层也以同样的方式形成原始血管。并相互连接形成胚外原始血管网。稍后，胚体内间充质细胞之间，以出现裂隙的方式也形成血管，并互相连接形成胚内原始血管网。第3周末，胚内、外血管网彼此连接沟通，形成原始心血管系统，开始有血液循环。

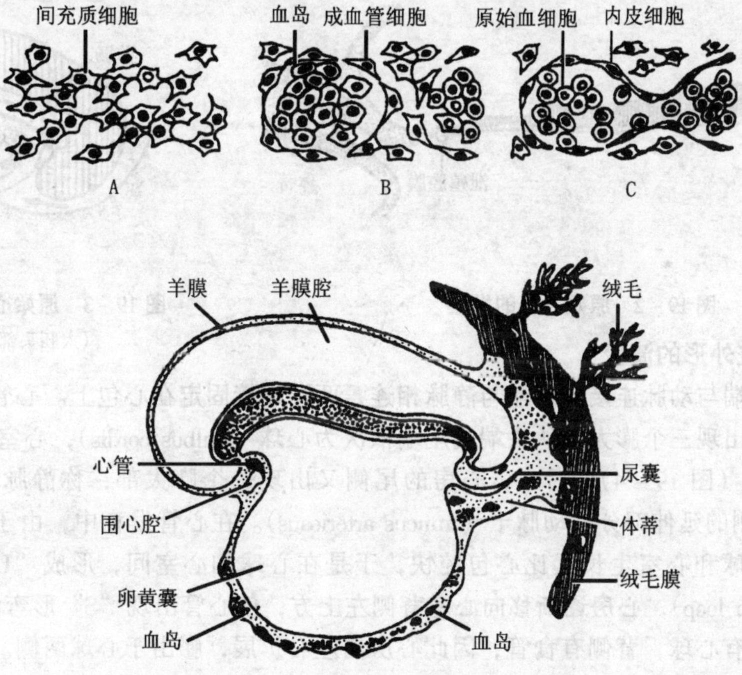

图19-1 19天胚示血岛和血管的形成

二、心脏的发生

（一）心管的发生

人胚第3周，口咽膜前方的脏壁中胚层形成生心区（图19-2）。生心区的脏壁中胚层内出现围心腔（pericardiac coelom），该腔腹侧的脏壁中胚层细胞增生分化成两条纵行的一对细胞索，称生心索（cardiogenic cord）。以后生心索内出现腔，形成一对原始心管（primitive heart tube）。随着胚胎头褶的形成，原来位于口咽膜头侧的围心腔和生心索转到前肠的腹侧，围心腔也由原始心管的背侧转到腹侧（图 19－3）。进而当胚体发生侧褶时，左右心管逐渐靠拢，融合成一条心管，两个围心腔合并称为心包腔。心管发育为心脏。

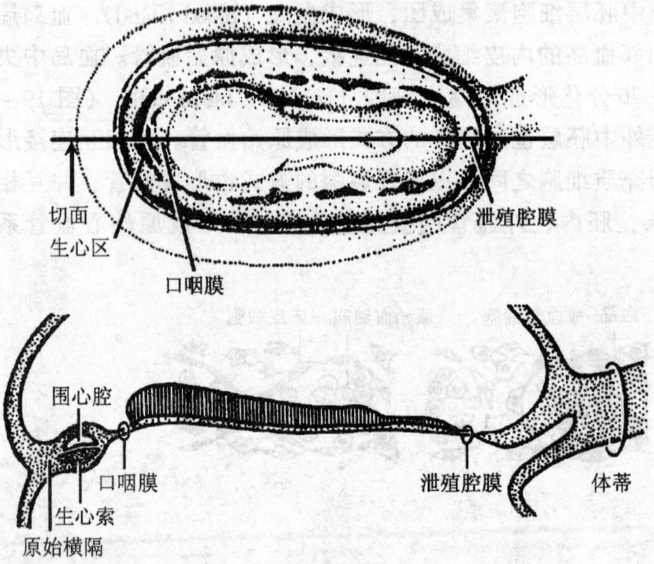

图 19－2　原始心脏的发生

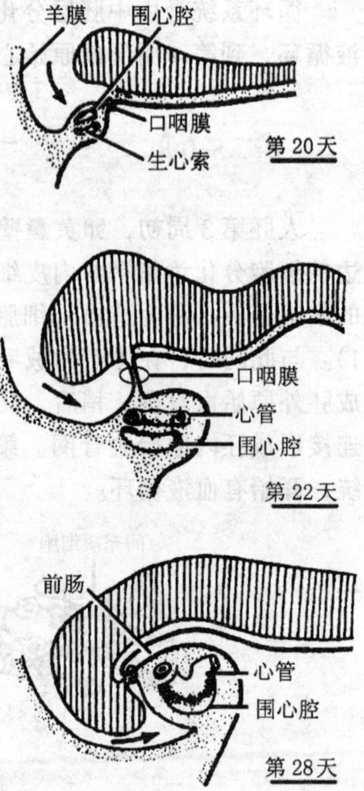

图 19－3　原始心脏的位置变化

（人胚头部纵切面）

（二）心脏外形的演变

心管的头端与动脉连接，尾端与静脉相连，两端连接固定在心包上。心管各段因生长速度不同，首先出现三个膨大，从头端到尾端依次为心球（bulbus cordis），心室（ventricle）和心房（atrium）（图 19－4）。后来，心房的尾侧又出现一个膨大部，称静脉窦（sinus venosus）。心球头侧的延伸部分称动脉干（truncus arteriosus）。在心管发育中，由于其两端固定在心包上，而心球和心室生长远比心包腔快，于是在心球和心室间，形成“U”字形球室袢（bulboventricular loop），心房逐渐移向心室背侧左上方，使心管出现“S”形弯曲（图 19－4）。由于心房腹侧有心球，背侧有食管，因此心房向左右扩展，膨出于心球两侧。心房扩大，房室沟加深，房室之间形成狭窄的通道，称房室管（atrioventricular canal）。第 5 周，心房已位于心室背侧上方，心室移至心房的尾端，至此心脏已初具成体心的外形，但内部仍未完全分隔。

（三）心脏内部的分隔

心脏内部的分隔，一般开始于胚第 4 周，到第 8 周末完成 。心脏各部的分隔是同时进行的。

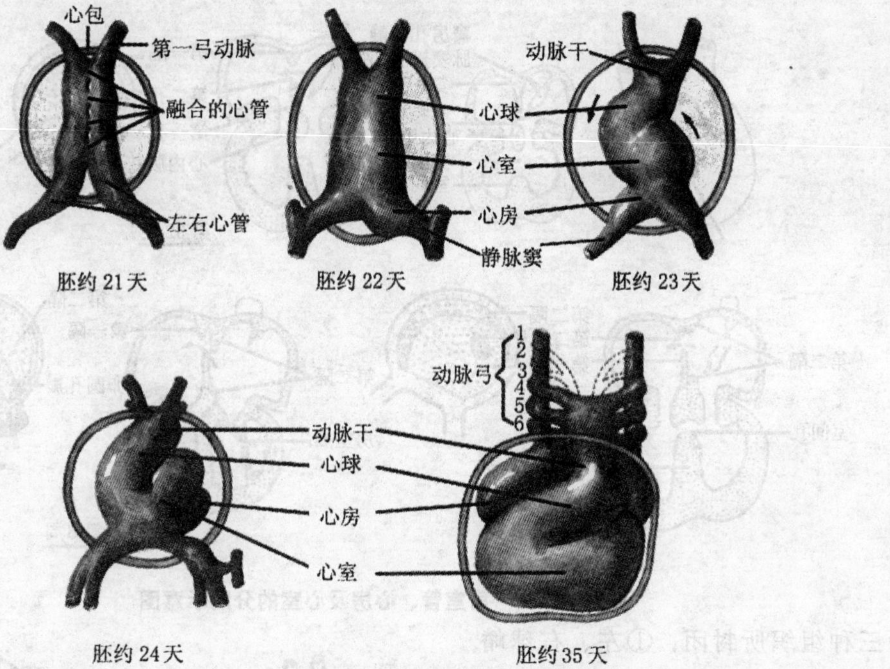

图19-4　心脏外形的演变示意图（3~5周）

1. 房室管的分隔　胚第4周末，房室管壁的背侧和腹侧壁上，心内膜组织增生，分别形成背、腹心内膜垫（endocardial cushion）（图19-5）。第5周，背、腹心内膜垫相互靠拢融合，将房室管分成左、右两个。在左、右房室管口部位，心内膜组织分别演变成二尖瓣和三尖瓣（图19-6）。

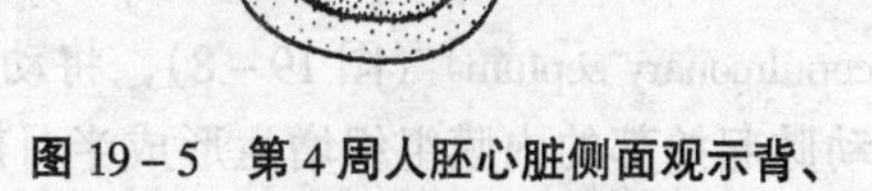

图19-5　第4周人胚心脏侧面观示背、腹心内膜垫的发生

2. 心房的分隔　在心内膜垫发生的同时，心房顶部背侧壁的中央，发生一镰状隔膜，称第一隔或原发隔（septum primum），它向心内膜垫方向生长，其下缘与心内膜垫之间留有一孔，称第一孔或原发孔（foramen primum）。约在第一孔封闭前，又在第一隔的上部发生了第二孔或继发孔（foramen secundum）。与此同时，第一隔与心内膜垫完全融合，第一孔消失。第5周末，在第一隔的右侧又产生一较厚的新月形隔膜，称第二隔或继发隔（septum secundum），此隔也向心内膜垫方向生长，逐渐盖住了第一隔上的第二孔。但第二隔与心内膜垫之间仍留有一卵圆形孔，称卵圆孔（foramen ovale），而覆盖于卵圆孔上的第一隔部分，称卵圆孔瓣（valve of foramen ovale）（图19-6）。出生前，右心房的压力大于左心房，由于卵圆孔瓣的存在，只允许右心房的血液流入左心房，反之则不能。出生后，肺循环开始，左心房内压力大于右心房，第一隔与第二隔紧贴，左右心房完全分隔，卵圆孔约在出生后一年左右封闭，形成卵圆窝。

3. 心室的分隔　人胚第4周末，心室底壁组织向心内膜垫方向增生，形成一半月性的肌性隔膜，称室间隔肌部（muscular part of interventricular septum）（图19-6）。其上缘凹陷，并与心内膜垫之间留有一孔，称室间孔（interventricular foramen）。于第8周末，室间孔由以

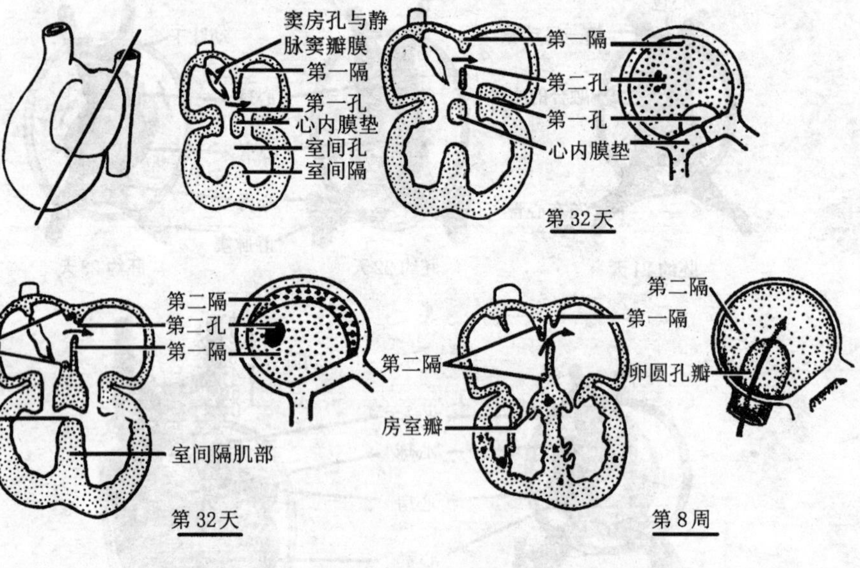

图 19-6　房室管、心房及心室的分隔示意图

下三种组织所封闭，①左、右球嵴融合并向下延伸；②心内膜垫向下延伸；③室间隔肌部游离缘。这三种组织共同形成室间隔膜部（membranous part of interventricular septum）（图 19-7）。这样形成了完整的室间隔，使左、右心室完全分隔。

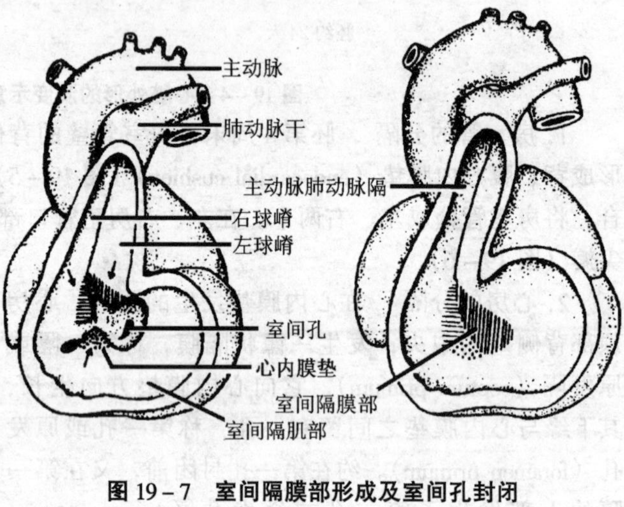

图 19-7　室间隔膜部形成及室间孔封闭

4. 心球和动脉干的分隔　人胚第5周，动脉干和心球内膜组织局部增生，形成一对位置相对的嵴，分别称动脉干嵴和心球嵴。这对嵴向下延伸，在中线融合成一条螺旋形的隔膜，称主动脉肺动脉隔（aorticopulmonary septum）（图 19-8），将动脉干和心球分隔成肺动脉干和升主动脉。主动脉和肺动脉起始部的内膜组织增生形成半月瓣。

三、胎儿血循环及出生后的改变

（一）胎儿血循环

1. 胎儿血循环途径　由胎盘来的含氧量高的营养物质丰富的血液经脐静脉进入胚体，流经肝脏时，大部分血液经静脉导管注入下腔静脉，小部分血液通过肝血窦，与门静脉来的血混合，经肝静脉注入下腔静脉。下腔静脉还收集来自下肢、腹腔、盆腔的静脉血。下腔静脉将动、静脉混合血送入右心房，其中由脐静脉来的血液大部分经卵圆孔进入左心房，再经左心室入主动脉。经主动脉的三个分支供应头、颈和上肢。小部分血流入降主动脉，供应下肢、躯干和内脏。而下腔静脉中的静脉血与从头、颈部及上肢回流到上腔静脉的静脉血混

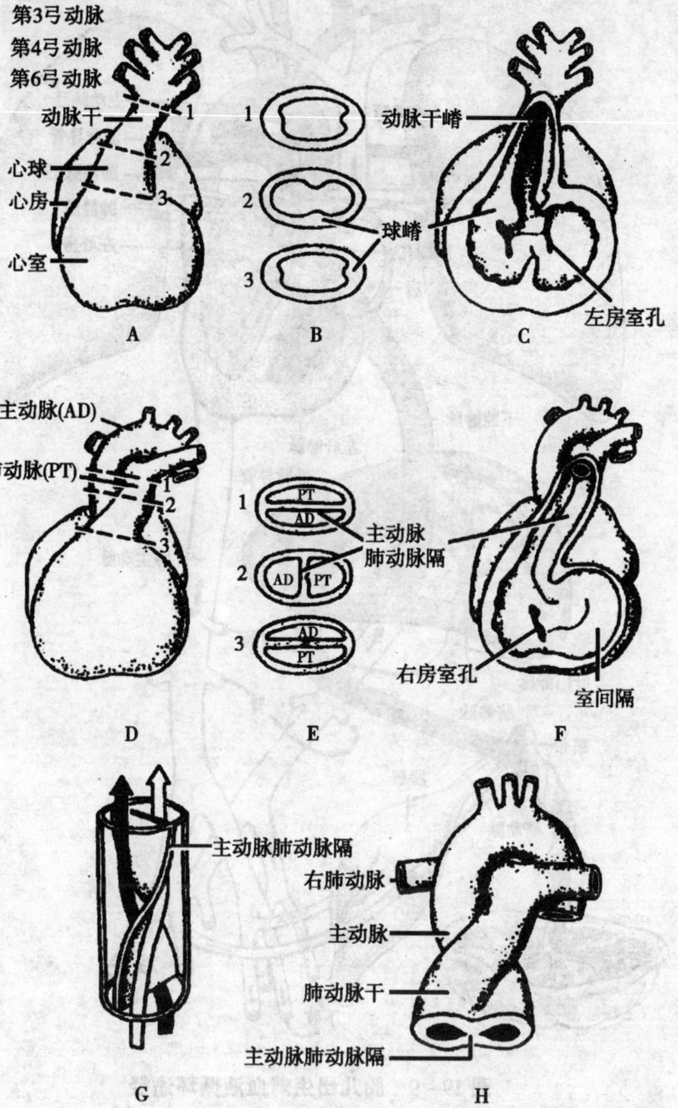

图 19－8　动脉干和心球的分隔（第 5～6 周）

合，进入右心室，然后入肺动脉。由于胎儿肺不具有呼吸功能，因而肺动脉的大部分血液则经动脉导管注入降主动脉，再经脐动脉将静脉血运送至胎盘，在胎盘内与母体血进行气体和物质交换后，经脐静脉再送往胎儿体内（图 19－9）。

2. 胎儿血循环特点　胎儿血循环的主要特点是：①胎儿有两条脐动脉和一条脐静脉通向胎盘；②静脉导管存在，使脐静脉的血很快流入下腔静脉；③卵圆孔和第二孔起心内分流作用，使右心房的血很快进入左心房；④动脉导管存在，使肺动脉血快速注入降主动脉。

（二）胎儿出生后血循环的改变

胎儿出生后，脐带剪断，胎盘血循环中断，肺呼吸开始，与之相适应，血循环发生了一系列变化（图 19－10）：

1. 脐动脉，脐静脉和静脉导管相继闭锁，形成脐外侧韧带、肝圆韧带和静脉韧带。

2. 卵圆孔封闭　胎儿出生后，肺开始呼吸，大量血液由肺静脉回流入左心房，左心房

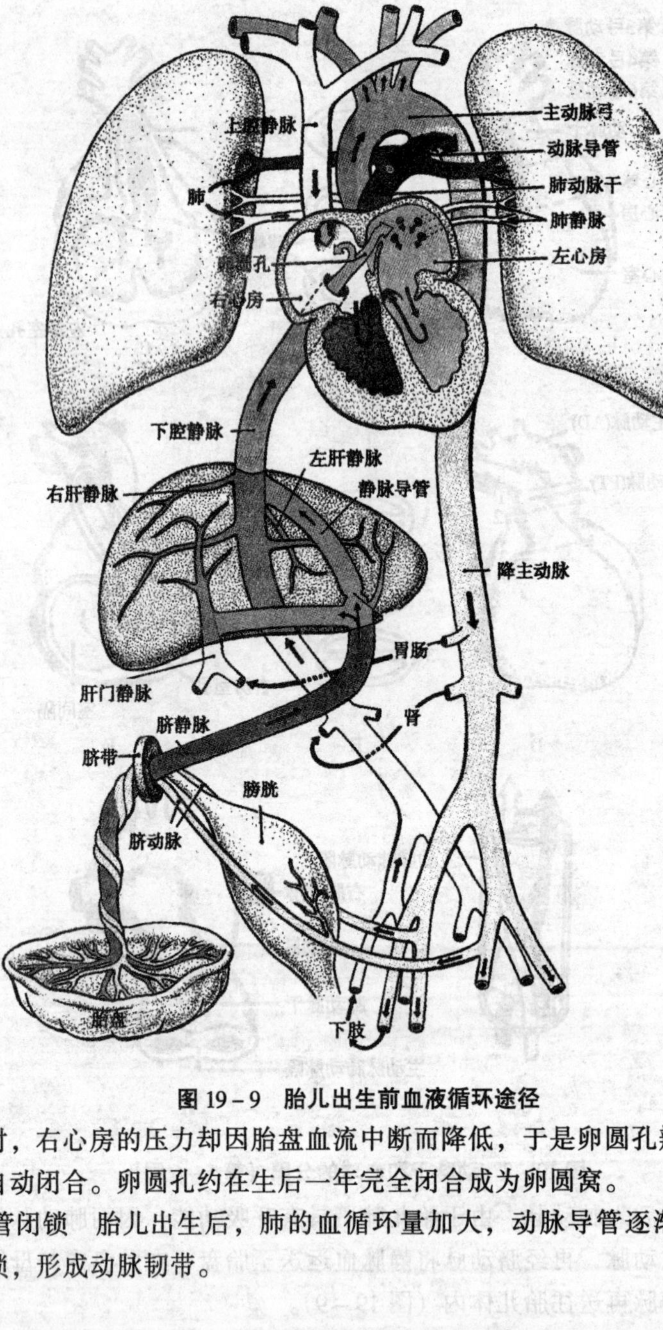

图 19－9　胎儿出生前血液循环途径

压力增大。同时，右心房的压力却因胎盘血流中断而降低，于是卵圆孔瓣紧贴于第二隔，卵圆孔在功能上自动闭合。卵圆孔约在生后一年完全闭合成为卵圆窝。

3. 动脉导管闭锁　胎儿出生后，肺的血循环量加大，动脉导管逐渐退化，于生后 3 个月左右完全闭锁，形成动脉韧带。

四、循环系统的先天畸形

1. 房间隔缺损（atrial septal defect）　是最常见的先天畸形，大多因第二孔过大或卵圆孔过大，致使第一隔不能完全遮盖卵圆孔所致。(图 19－11)。

2. 室间隔缺损（ventricular septal defect）　最常见于膜性室间隔部。多由于心内膜垫发育不良，室间隔膜部形成时不能与心球嵴和室间隔肌部融合所致。

3. 动脉导管未闭　女性多于男性，多因出生后的动脉导管壁肌组织不能收缩所致。

4. 法洛四联症（tetralogy of Fallot）　是一种典型而常见的心脏畸形。包括四种缺陷：肺

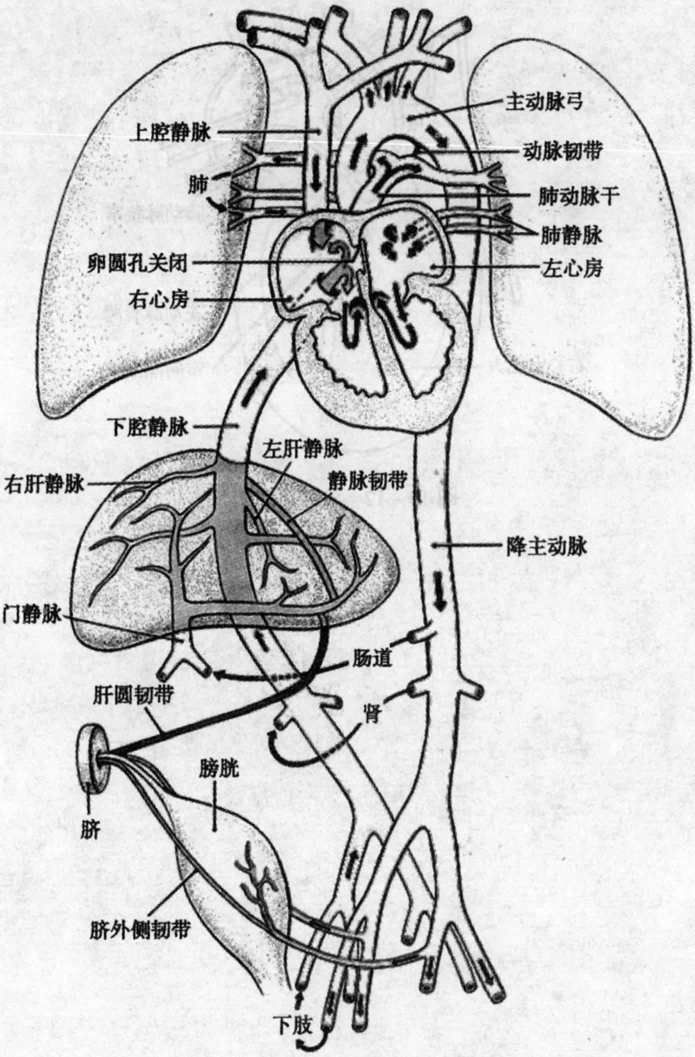

图 19 10　胎儿出生后血液循环途径

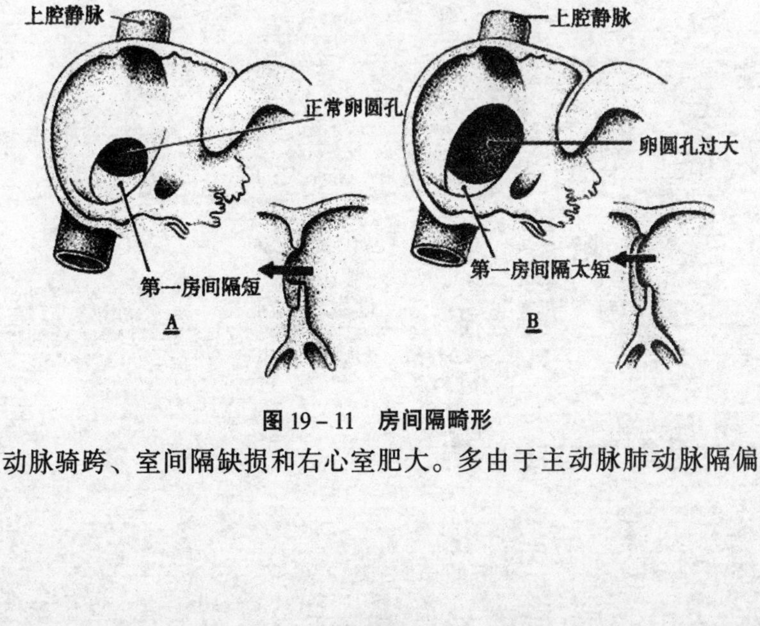

图 19－11　房间隔畸形

动脉狭窄、主动脉骑跨、室间隔缺损和右心室肥大。多由于主动脉肺动脉隔偏位所致。（图19－12）。

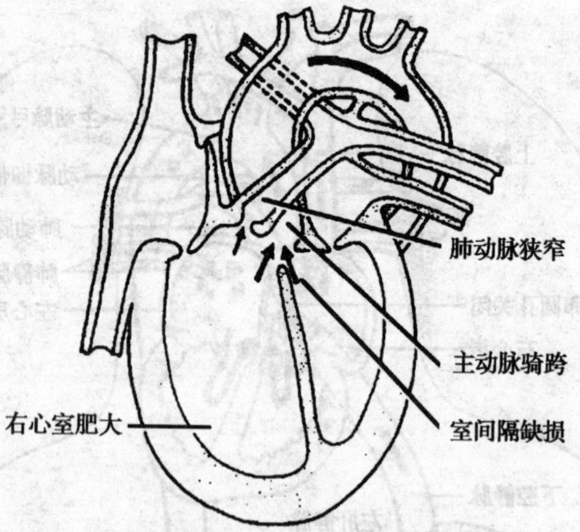

图 19－12　法洛四联症

（马太芳）